SAÚDE MENTAL
NA ATENÇÃO PRIMÁRIA
Abordagem multiprofissional

SAÚDE MENTAL
NA ATENÇÃO PRIMÁRIA
Abordagem multiprofissional

Carmen Luiza C. Fernandes
Isabel Cristina de Moura
Lêda Chaves Dias
Mariana Correa Fernandes

Copyright © Editora Manole Ltda., 2022, por meio de contrato com as autoras.

Capa: Ricardo Yoshiaki Nitta Rodrigues
Imagem da capa: istockphoto.com
Projeto gráfico: Departamento Editorial da Editora Manole
Editoração eletrônica e ilustrações: Luargraf

CIP-BRASIL. CATALOGAÇÃO NA PUBLICAÇÃO
SINDICATO NACIONAL DOS EDITORES DE LIVROS, RJ

S272

Saúde mental na atenção primária : abordagem multiprofissional / Carmen Luiza C. Fernandes ... [et al.]. - 1. ed. - Santana de Parnaíba [SP] : Manole, 2022.
; 23 cm.

Inclui bibliografia e índice
ISBN 9786555763904

1. Serviços de saúde mental - Brasil. 2. Medicina - Prática. 3. Cuidados primários de saúde - Brasil. 4. Humanização dos serviços de saúde - Brasil. 5. Abordagem interdisciplinas do conhecimento. I. Fernandes, Carmen Luiza C.

21-73723   CDD: 362.10981

                            CDU: 364.622(81)

Meri Gleice Rodrigues de Souza - Bibliotecária - CRB-7/6439

Todos os direitos reservados.
Nenhuma parte deste livro poderá ser reproduzida,
por qualquer processo, sem a permissão expressa dos editores.
É proibida a reprodução por fotocópia.

A Editora Manole é filiada à ABDR – Associação Brasileira de Direitos Reprográficos.

Editora Manole Ltda.
Alameda América, 876
Tamboré – Santana de Parnaíba – SP – Brasil
CEP: 06543-315
Fone: (11) 4196-6000
www.manole.com.br | https://atendimento.manole.com.br/

Impresso no Brasil | *Printed in Brazil*

Autoras

Carmen Luiza C. Fernandes

Médica, graduada na Universidade Federal de Pelotas (UFPEL). Trabalha como médica no Serviço de Saúde Comunitária do Grupo Hospitalar Conceição (GHC) desde 1986. Especialista em Medicina de Família e Comunidade (GHC). Preceptora e Coordenadora do Programa de Residência Médica em Medicina de Família e Comunidade. Terapeuta de Casal e Família pelo Instituto da Família de Porto Alegre (INFAPA). Especialista em Saúde Mental Coletiva pela Universidade Luterana do Brasil (ULBRA). Mestre em Epidemiologia pela Universidade Federal do Rio Grande do Sul (UFRGS). Coautora do 1º Curso para Capacitar Médicos de Família e Comunidade em preceptoria da Sociedade Brasileira de Medicina de Família e Comunidade – Ministério da Saúde.

Isabel Cristina de Moura

Mediadora de Conflitos, com especialização em conflitos familiares e escolares. Facilitadora de círculos de diálogo. Advogada Colaborativa, especialista em Família. Mestre em Direito na linha métodos extrajudiciais de resolução de controvérsias pela EPD/SP. Pós-graduanda em Psicopedagogia pela UCS/RS. Sócia da Enfoque Gestão de Conflitos e do Multivozes na escola.

Lêda Chaves Dias

Médica de Família e Comunidade. Preceptora da Residência Médica de Medicina de Família e Comunidade do Grupo Hospitalar Conceição. Especialista em Saúde Pública e Terapia de Família e Casal. Mestre em Epidemiologia. Coautora da 1ª Oficina para Capacitar Médicos de Família e Comunidade em preceptoria e co-organizadora do *Tratado de Medicina de Família e Comunidade*.

Mariana Correa Fernandes

Mediadora de Conflitos. Especialista em Conflitos Familiares, condominiais e escolares. Advogada colaborativa. Psicóloga em formação pela PUC/RS. Facilitadora de círculos restaurativos. Mestre em Direito, na linha métodos extrajudiciais de resolução de controvérsias empresariais, pela EPD/SP. Professora do Instituto Vercita. Professora convidada da pós-graduação da FMP/RS e do Meu Curso/SP. Sócia da Enfoque Gestão de Conflitos e do Multivozes na escola.

Dedicatória

Dedicamos este livro a todos os profissionais da Atenção Primária à Saúde que têm a necessidade de conhecer e buscar ferramentas para entender famílias e cuidar de pessoas.

Sumário

Apresentação...XI

1. Premissas da abordagem sistêmica...1
2. Fundamentos de abordagem familiar..7
3. Família: segredos, mitos e crenças..17
4. Abordagem em saúde mental...24
5. Técnicas para abordagem familiar..34
6. Técnicas de abordagem para uma consulta rápida em saúde mental..........49
7. Pequenas intervenções em saúde mental que funcionam..................55
8. Comunicação eficiente nos cuidados da atenção primária................68
9. A importância de perguntar de forma eficaz.................................80
10. Empatia e compaixão no cuidado com famílias..............................91
11. Construindo vínculos...102
12. Entendendo o *feedback* em saúde...108
13. Aconselhamento...119
14. Comunicando notícias difíceis...126
15. O início da família..136
16. Abordagem da família em crise..145
17. Mediação de conflitos familiares...151
18. Conflitos intergeracionais...160
19. A família no processo de divórcio..167
20. Parentalidade e guarda compartilhada.......................................179

X Saúde mental na atenção primária

21. Alienação parental e a importância da sua identificação pelo profissional que atende em atenção primária à saúde 187

22. Violência doméstica..195

23. Famílias reconstituídas..209

24. Conhecendo a resiliência familiar..218

25. Abordagem com doença crônica 227

26. Cuidado domiciliar...232

27. Perdas e luto..239

28. Terminalidade...250

Índice remissivo 256

Apresentação

É de conhecimento popular que a paixão é um amor com tempo marcado para terminar, mas também sabemos que ao nascerem os filhos a paixão se torna infinita. Hoje, dou-me conta de outra paixão infinita, a paixão pela Medicina de Família e Comunidade, que, assim como meus filhos, faz meu coração pulsar fortemente todos os dias, afastando o medo da finitude.

Os 34 anos na Medicina de Família e Comunidade foram marcados e abençoados por modelos inesquecíveis, oportunidades únicas e uma inquietude pelo desejo de dominar conhecimentos. A paz a essa inquietude só foi possível quando me aproximei dos meus mestres e formamos parcerias que iluminaram nossos caminhos.

Este livro é o resultado de uma dessas parcerias.

Em conjunto com a mestre, Carmen Luiza Correa Fernandes, que dividiu comigo sua amizade e conhecimento, foi possível idealizar este livro. Carmen, que é uma pessoa cheia de energia, profundamente envolvida com o serviço e 100% engajada em fazer dar certo foi uma das pioneiras, no nosso país, dessa especialidade em que a premissa é acreditar que todas as pessoas têm o direito de receber uma saúde qualificada e que qualidade em saúde parte de conhecer as pessoas, de saber olhar para elas e por elas, de saber ouvir e valorizar, de oferecer o melhor de si com conhecimento e estudo em todos os momentos e, quando faltam recursos, de acreditar que o recurso humano é o mais valioso. A gratificação do médico de família e comunidade é colhida de pouquinho em pouquinho no dia a dia, após esforço árduo e persistência.

Assim, durante os últimos 30 anos, idealizamos dividir com mais profissionais da atenção primária à saúde um pouco do conhecimento que conseguimos sistematizar na nossa prática e, para torná-lo real, nos unimos, no último ano, a duas jovens advogadas, especialistas em práticas colaborativas e mediação de conflitos, mestres em Direito e Soluções Alternativas de Controvérsias Empresariais. Duas pessoas iluminadas que unem harmonicamente conhecimento e determinação! O resultado é este livro que a Editora Manole nos deu a honra de escrever a oito mãos. *Saúde mental na atenção primária: abordagem multiprofissional*!

Lêda Chaves Dias

Durante o processo de edição desta obra, foram tomados todos os cuidados para assegurar a publicação de informações técnicas, precisas e atualizadas conforme lei, normas e regras de órgãos de classe aplicáveis à matéria, incluindo códigos de ética, bem como sobre práticas geralmente aceitas pela comunidade acadêmica e/ou técnica, segundo a experiência do autor da obra, pesquisa científica e dados existentes até a data da publicação. As linhas de pesquisa ou de argumentação do autor, assim como suas opiniões, não são necessariamente as da Editora, de modo que esta não pode ser responsabilizada por quaisquer erros ou omissões desta obra que sirvam de apoio à prática profissional do leitor.

Do mesmo modo, foram empregados todos os esforços para garantir a proteção dos direitos de autor envolvidos na obra, inclusive quanto às obras de terceiros e imagens e ilustrações aqui reproduzidas. Caso algum autor se sinta prejudicado, favor entrar em contato com a Editora.

Finalmente, cabe orientar o leitor que a citação de passagens da obra com o objetivo de debate ou exemplificação ou ainda a reprodução de pequenos trechos da obra para uso privado, sem intuito comercial e desde que não prejudique a normal exploração da obra, são, por um lado, permitidas pela Lei de Direitos Autorais, art. 46, incisos II e III. Por outro, a mesma Lei de Direitos Autorais, no art. 29, incisos I, VI e VII, proíbe a reprodução parcial ou integral desta obra, sem prévia autorização, para uso coletivo, bem como o compartilhamento indiscriminado de cópias não autorizadas, inclusive em grupos de grande audiência em redes sociais e aplicativos de mensagens instantâneas. Essa prática prejudica a normal exploração da obra pelo seu autor, ameaçando a edição técnica e universitária de livros científicos e didáticos e a produção de novas obras de qualquer autor.

1
Premissas da abordagem sistêmica

> "Embora possamos discernir partes individuais em qualquer sistema, a natureza do todo é sempre diferente da mera soma de suas partes".
> (CAPRA, 1982, p. 260)

 Ao final deste capítulo você deverá:

- Conhecer a lógica da abordagem sistêmica.
- Entender os fundamentos da teoria sistêmica.
- Entender os fundamentos da cibernética.
- Conhecer cenários da lógica sistêmica.
- Reconhecer aplicabilidades.

INTRODUÇÃO

Na década de 1950 surge uma nova forma de abordagem em saúde mental, a terapia familiar. Ela amplia a percepção sobre o sofrimento de uma pessoa vinculado ao contexto, principalmente o familiar, não excluindo outras práticas. Antes desse período, por exemplo, se uma criança apresentasse um problema de mau comportamento na escola, seus pais teriam sido orientados a buscar ajuda psicoterápica para a criança em si. O terapeuta tentaria descobrir o que ocorreu de errado com ela e, independentemente da linha terapêutica, seriam evocadas soluções com enfoque no indivíduo sintomático. Essa nova possibilidade de abordagem que inclui a família no espaço da terapia e observa a dinâmica familiar como parte integrante do processo de desenvolvimento dos problemas é chamada de terapia de família. A proposta de realizar a abordagem sistêmica na atenção primária à saúde (APS) é utilizar as ferramentas que a terapia de família reúne para facilitar a compreensão do contexto que cada pessoa traz à consulta.

Segundo Nichols e Schwartz (2007, p. 23), "a terapia familiar não é apenas um novo conjunto de técnicas; é uma abordagem inteiramente nova ao entendimento do comportamento humano – que é em essência moldado por seu contexto social."

A intenção deste capítulo é fornecer informações básicas sobre a lógica sistêmica, que é usada na terapia familiar, e facilitar as abordagens de famílias na APS.

Para Starfield (2002), a atenção primária é a porta de entrada ao sistema de saúde e deve fornecer respostas aos problemas apresentados pelas pessoas, e não somente às suas patologias. "Desta forma, fornece atenção para todas as condições, exceto às muito incomuns ou raras, e coordena ou integra a atenção fornecida em algum outro lugar ou por terceiros". Sendo assim, o foco de atenção na pessoa, dentro do seu contexto, é essencial.

Na atenção primária à saúde, espera-se que a equipe avalie sistematicamente as pessoas dentro do seu contexto e planeje intervenções para ajudá-la a lidar com seus problemas. Isso implica entender o que a pessoa compreende sobre o seu problema e ter em mente questões-chave, como (STEWART et al., 2017):

- Qual o significado desse problema em sua vida?
- O que está acontecendo com a pessoa, em sua família, ou no seu contexto que possibilita ou não o aparecimento do sintoma?
- Quais sentimentos estão envolvidos nas condições apresentadas?
- Quais impactos ocorrem?
- Qual é a experiência que ela e sua família têm sobre as circunstâncias?
- Como lidam com a situação?
- Qual o plano?

CONCEITOS FUNDAMENTAIS

Essas questões-chave definem uma lógica de pensamento e abordagem a que denominamos abordagem sistêmica.

A base científica da abordagem sistêmica leva em consideração dois conceitos: a teoria geral dos sistemas e a cibernética.

"A concepção sistêmica vê o mundo em termos de relações e integrações" (CAPRA, 1982, p. 260).

A teoria geral dos sistemas, que é uma das bases da abordagem sistêmica, se preocupa com a interação entre os indivíduos de uma família e os seus diversos contextos, na medida em que estabelece relações entre eles. A teoria geral dos sistemas veio valorizar a família, a influência das comunidades, da cidade, do país e da humanidade. Ela coloca ênfase na interação e suas consequências (MOURA, 2000).

Segundo Nichols e Schwartz (2007, p. 103):

"O maior desafio enfrentado por aqueles que tratam famílias é enxergar além das personalidades e perceber os padrões de influência que determinam o comportamento dos membros da família. Estamos tão acostumados a ver o que acontece nas famílias como produto de qualidades individuais, como egoísmo, generosidade, rebeldia, passividade, tolerância, submissão e assim por diante, que aprender a ver padrões de relacionamento requer uma mudança radical de perspectiva."

Dessa forma, a teoria geral dos sistemas (concebida nos anos 1940 pelo biólogo austríaco Ludwig Von Bertalanffy) chama a atenção para a busca dos padrões de relacionamento, e não somente das partes dentro de um conjunto. Assim, sob a perspectiva sistêmica, a entrevista com uma família enriqueceria a compreensão das partes individuais de comportamento.

Para se mediar, influenciar, ou mesmo intervir, é preciso compreender o funcionamento das famílias.

A cibernética é a outra teoria que fundamenta o princípio da abordagem sistêmica.

Nichols e Schwartz (2007, p. 101-102) explicam muito bem isso:

"A cibernética foi fruto da imaginação do matemático do MIT (Massachussets Institute of Technology) Norbert Wiener (1948), que desenvolveu o que se tornaria o primeiro modelo de dinâmica familiar em um ambiente muito improvável. Durante a Segunda Guerra Mundial, Wiener foi solicitado a estudar o problema de como as armas de defesa antiaérea poderiam derrubar os aviões alemães, que voavam tão rápido que era impossível ajustar as baterias de artilharia com rapidez suficiente para atingir os alvos. Sua solução foi incorporar um sistema de feedback interno, em vez de confiar em observadores para reajustar as armas depois de cada erro de alvo. Gregory Bateson entrou em contato com a cibernética em uma série notável de encontros multidisciplinares, as conferências Macy, que iniciaram em 1942 (Heins, 1991). Bateson e Wiener travaram uma camaradagem imediata nesses encontros, e seus diálogos tiveram um profundo impacto sobre Bateson, levando-o a aplicar a teoria dos sistemas à terapia familiar."

O modelo da teoria da cibernética tenta explicar a forma como as famílias se autorregulam. Em seu entendimento, todos os sistemas tentam a estabilidade (funcionar como está funcionando, sem mudança). Para manter a estabilidade, utilizam informações de *feedback* sobre seu desempenho. O sistema de *feedback* fornece informações a fim de manter o curso estável, levando em consideração as relações com o ambiente externo e entre as partes internas do sistema. Os *feedbacks* podem ser positivos ou negativos, não em relação a benefícios ou prejuízos, e sim relativos à manutenção do sistema. Um *feedback* negativo sinaliza que ele precisa manter-se igual, não fazer diferente. O *feedback* positivo confirma e reforça uma nova direção.

CENÁRIO ILUSTRATIVO

A família Ferreira é constituída pelo Sr. Pedro, o pai, pela Sra. Judite, a mãe, e por seus dois filhos, Mário e Marcelo. Mário é um rapaz de 17 anos que, ao ir às festas da turma da escola, sempre volta alcoolizado. Por conta disso, Sr. Pedro o coloca de castigo, corta sua internet por 1 semana e o proíbe de ir à festa do próximo fim de semana. Ao ficar sem internet, Mário tem ataques de fúria e sua mãe começa a dizer que está passando mal. O pai fica mais irritado e amplia o corte da internet por mais uma semana.

Identificar o problema

Para compreender o sistema familiar sob a ótica da cibernética:

- Aumentar o castigo e passar mal são compreendidos como *feedback* negativo dos pais para diminuir o desvio de Mário dentro do sistema, dentro das regras da família.
- Mário reagir com ataques de fúria é compreendido como *feedback* positivo na tentativa de mudar o sistema.

Dissecar o problema e dominar a situação

A cibernética ajuda a explicar a mudança da lógica de causalidade linear sobre o entendimento do problema para a causalidade circular.

Como Nichols e Schwartz (2007, p. 101) referem: "O sistema cibernético acabou se tornando uma metáfora particularmente útil para descrever como as famílias mantêm sua estabilidade". É um fenômeno a ser observado que expressa a lógica do funcionamento familiar e garante a sua homeostase. Por exemplo: as regras familiares sendo ou não testadas; os sentimentos e atitudes contrapondo ou reforçando as normas; e interações reativas possibilitando o aparecimento de sintomas.

Walsh (2016, p. 29) refere que "embora as abordagens de terapia familiar variem, elas compartilham uma fundamentação conceitual comum, com pressupostos básicos sobre a influência mútua dos membros da família." Ainda acrescentaríamos: e da comunidade.

Possibilidades

A aplicabilidade da lógica sistêmica pode ser amplamente aproveitada desde a chamada do paciente na sala de espera, em uma unidade de saúde ou no consultório, em uma visita domiciliar e em um reconhecimento de território da comunidade. É o olhar que busca as correlações que ajudarão a criar hipóteses que podem ser confirmadas ou não.

Antes de se chamar uma pessoa para a consulta na sala de espera, por exemplo, ao saber apenas a idade desta, a conexão dessa informação ao ciclo de vida pode facilitar, inclusive, a forma de cumprimentá-la ao recebê-la.

Asen (2012, p. 14) exemplifica o trabalho sistêmico referindo:
"Isso pode ser feito de muitas formas diferentes:

- Simplesmente ao pensar maneira diferente
- Olhando as anotações de casos por uma nova perspectiva
- Olhando para a pessoa e sua doença a partir de um ângulo diferente em uma consulta de rotina
- Observando os múltiplos contextos de vida ao longo de consultas subsequentes
- Vendo mais de um membro da família
- Tendo conversas com colegas para ampliar as lentes de abordagem"

ALGUMAS PREMISSAS DA ABORDAGEM SISTÊMICA PARA TOMAR DECISÃO E ACOMPANHAR A FAMÍLIA

- Uma comunicação perturbada entre dois indivíduos unidos por um vínculo significativo conduzirá, inevitavelmente, a condições que propiciam a manifestação de patologia (ANDOLFI, 2003).
- A família continua sendo uma unidade relacional básica na sociedade (McDANIEL, 2005). Sem levar em consideração a pessoa em seu contexto, o profissional pode inadvertidamente limitar tanto a compreensão sobre o problema como coibir soluções.
- Um problema individual pode ser a chave para compreender um problema familiar (STEPHENSON, 2004).
- Profissionais da APS não separam a doença da pessoa nem a pessoa de seu ambiente (FREEMAN, 2018).

CONSIDERAÇÕES

Durante longo período, o solo da saúde mental foi fertilizado com ideias de que os problemas nesse campo seriam desvendados com o aprofundamento exclusivo sobre a patologia e seu indivíduo portador. Investimentos tecnológicos e descobertas biológicas fomentaram essa corrente de pensamento, a ponto de novas ideias serem inicialmente rechaçadas. A abordagem familiar surge, incluindo a família no *setting* terapêutico e tendo o entendimento de que o contexto propicia condições para o aparecimento dos sintomas, assim como facilita seu processo de cura. A abordagem sistêmica é a forma de compreender a pessoa dentro de seus diversos contextos, pois conecta tudo com tudo!

CUIDADOS ESPECIAIS NA COMUNICAÇÃO REMOTA

Um dos cuidados especiais a serem tomados quando o atendimento ocorre por contato virtual é não antecipar o entendimento da situação por meio de conclusões precipitadas sobre as hipóteses iniciais. Dissecar o problema é essencial para ter domínio da situação.

REFERÊNCIAS

1. ANDOLFI M. Manual de psicologia relacional: la dimensión familiar. Roma: Corporación Andolfi González e Accademia di Psicoterapia della Famiglia, 2003. p. 23.
2. ASEN Y, et al. Dez minutos para a família: intervenções sistêmicas em atenção primária à saúde. Tradução: Sabrina Mello Souza; revisão técnica: José Mauro Ceratti Lopes. Porto Alegre: Artmed, 2012. P.14.
3. CAPRA F. O ponto de mutação. São Paulo: Cultrix, 1982. p.260.
4. FREEMAN TR. Manual de medicina de família e comunidade de McWHINNEY. 4.ed. Porto Alegre: Artmed, 2018. p.47.
5. McDANIEL SH, et al. Family-oriented primary care. 2.ed. Nova York: Springer, 2005. p.1-15.
6. MOURA, MS. A Trajetória do amor: ensaio sobre a medicina familiar. 1.e. Execução gráfica Corlito/Setubal, 2000.
7. NICHOLS MP, SCHWARTZ RC. Terapia familiar: conceitos e **métodos**. 7.ed. Porto Alegre: Artmed, 2007. p.23, 102, 103.
8. STARFIELD B. Atenção primária: equilíbrio entre necessidades de saúde, serviços e tecnologia. Brasília: Unesco, Ministério da Saúde, 2002. Disponível em: <http://bvsms.saude.gov.brbvspublicacoesatencao_primaria_p1.pdf>. Acesso em: 06 nov.2020.
9. STEPHENSON A. A textbook of general practice. 2.ed. London: Arnold, 2004. p.55.
10. STEWART M, et al. Medicina centrada na pessoa: transformando o método clínico. 3.ed. Porto Alegre: Artmed, 2017.
11. WALSH F. Processos normativos da família: diversidade e complexidade. 4.ed. Porto Alegre: Artmed, 2016. p.29.

2
Fundamentos de abordagem familiar

> "O que permanece constante é a centralidade e a necessidade fundamental. O que permanece constante é a centralidade e a necessidade fundamental do parentesco. Nossa diversidade crescente requer um pluralismo inclusivo, além da tolerância das diferenças e o respeito às muitas formas diferentes de ser família, reconhecendo suas diferenças e semelhanças."
> (WALSH, 2016, p. 22)

 Ao final deste capítulo você deverá:

- Conhecer mais sobre famílias e sua influência na vida da pessoa.
- Entender o porquê de um funcionamento não linear; a homeostase; a importância da comunicação e da retroalimentação.
- Compreender o porquê da existência de múltiplas possibilidades de intervenções para um mesmo objetivo.
- Ser capaz de construir intervenções adequadas e eficientes.

INTRODUÇÃO

A família é o primeiro grupo social (sistema) do qual fazemos parte e do qual sofremos a influência do pertencimento, independentemente das condições de presença, distância, raça, religião, cor, escolaridade, gênero e classe social. O patrimônio afetivo e cultural será a base com a qual estabeleceremos relações dialéticas e circulares em uma realidade social complexa.

Considerando a importância das experiências vividas no grupo familiar na formação do indivíduo – em que a interação social ali construída define as relações futuras –, é fundamental que o profissional entenda como se dão essas relações familiares e de que forma influenciam na experiência individual.

Para compreender uma família ou um de seus membros, é necessário conhecer sua história, o momento de evolução pessoal e familiar, as influências da intergeracionalidade, seus mitos, suas crenças, seus papéis, suas funções e o entendimento da competência em executá-los ao longo da vida familiar. Como se vê, esta não é tarefa fácil, uma vez que, além de compreender o sistema familiar, seria importante trabalhar também a interação deste com outros.

Independentemente do tipo de abordagem a ser feita, esta sempre deve ter a cooperação e a concordância de todas as partes envolvidas. Para que a família possa ter esse entendimento, o profissional deve auxiliá-la contextualizando o motivo da abordagem.

O foco neste capítulo será o de trabalhar o sistema familiar em si, analisando seus elementos, suas relações internas e suas interações com outros sistemas. Propõe-se organizar a atuação do profissional de saúde com famílias para que possam construir intervenções que façam sentido aos pacientes e, portanto, sejam mais eficientes no atendimento de suas necessidades.

CONCEITOS FUNDAMENTAIS

Família

Neste capítulo, para que possamos trabalhar com abordagem familiar sistêmica, necessitamos conhecer *a* família sob essa ótica. Esta será vista sob três aspectos:

1) A família como um sistema em constante transformação

A família é um sistema em constante transformação e se adapta durante seu ciclo de desenvolvimento com o objetivo de assegurar continuidade e crescimento psicossocial de seus membros (MINUCHIN,1999). Esse processo ocorre por meio de duas funções aparentemente contraditórias, *homeostase* (tendência a ficar como está) e *transformação* (possibilidade de mudar, abrir, crescer, diminuir, adquirir resiliência), que constituem o ciclo de vida familiar.

O ciclo de vida familiar deve ser entendido como um processo dinâmico, em que a relação de continuidade e mudança se traduz em fases contínuas ao longo de todo o desenvolvimento familiar. É importante lembrar que algumas delas podem ser previsíveis (esperadas para a fase do desenvolvimento), enquanto outras são imprevisíveis (em que uma crise importante ocorre e modifica as características da passagem de uma fase a outra do ciclo). Situações imprevisíveis (p. ex., uma morte precoce, uma gestação não planejada, um divórcio, a falência pessoal ou familiar) fazem com que as pessoas tenham de assumir funções e papéis para os quais ainda não estavam preparadas. Os problemas na dinâmica familiar muitas vezes surgem daí, em consequência de seus membros terem mudado de posição, função ou papel na família.

2) A família é um sistema que tem um funcionamento com autorregulação de suas relações

A família desenvolve uma série de regras que se modificam ao longo do tempo. Por meio delas, é possível que seus membros exercitem e experimentem uma série de vivências que funcionam como treino das experiências de pertencimento – afastamento, independência, autonomia, papéis, funções, regras relacionais intra e intersistemas.

Minuchin (1999) afirma que:

> "Os modelos transicionais que regulam o comportamento dos membros de uma família são mantidos por 2 sistemas de constrições. O 1º compreende as regras que governam habitualmente a organização familiar e a presença de *uma hierarquia de poder* – em que pais e filhos têm diferentes níveis de autoridade – *e uma complementaridade de funções* – em que os membros do núcleo parental aceitam uma interdependência recíproca etc. O 2º é representado fundamentalmente pelas expectativas mútuas dos vários membros da família A origem dessas expectativas é sedimentada em anos de negociações explícitas e implícitas sobre pequenos ou grandes acontecimentos do cotidiano."

3) A família é um sistema aberto em interação com outros sistemas

O grupo familiar interage como um todo ou como partes que interagem entre si e com outros sistemas, estabelecendo relações dinâmicas que devem ser conhecidas e contextualizadas.

O entendimento desse funcionamento é essencial para que o profissional possa compreender comportamentos, mitos e crenças de forma a construir uma abordagem (intervenção) efetiva.

Abordagem familiar/sistêmica

A abordagem familiar é uma intervenção (processo) em um grupo de pessoas significativas entre si, entendido como família, ou representado por uma delas. Esse entendimento é feito a partir de fundamentos que lhe conferem características de sistema.

O entendimento da família enquanto sistema (entendimento sistêmico) tem o objetivo de avaliar as interações, as influências, os papéis e as funções, de forma a dar um sentido à intervenção, estabelecendo um foco e um plano de acompanhamento. Daí surge a necessidade de compreensão de "abordagem sistêmica".

Na abordagem sistêmica, passamos a conhecer, entender, compreender e intervir a partir do reconhecimento de fundamentos essenciais aos sistemas, tais como: a morfogênese, a globalidade, a ideia de que soma das partes não é o todo, a comunicação, a homeostase, a retroalimentação e a equifinalidade. Para um melhor entendimento desses conceitos, pode ser acessado o capítulo "Premissas da abordagem sistêmica".

Teoria sistêmica para a abordagem familiar

No capítulo "Premissas da abordagem sistêmica", trazemos um pouco da aplicabilidade dos conceitos universais para o entendimento do contexto da pessoa e sua família. Eles nos fornecem ferramentas para colocar o entendimento a serviço do cuidado de pessoas e famílias no âmbito da atenção primária, sob a ótica de uma perspectiva ampliada.

Apresentamos a seguir, independentemente das configurações familiares existentes e dos vários tipos de abordagens teóricas, um conjunto de fundamentos para a elaboração de intervenções com famílias (PAYÁ, 2017).

Todas essas premissas podem ser compreendidas como sistêmicas, já que a abordagem familiar é um recorte da abordagem sistêmica.

Impossibilidade de soma das partes e a não representatividade da parte como o todo

A família é um sistema único, e não a soma das partes. Portanto, o conhecimento de uma ou mais partes não é o acúmulo de informações lineares sobre ele. Dentro do sistema, as partes interagem continuamente, obedecem a uma série de regras, padrões de relações, organização, papéis e funções, o que torna necessário a análise do conjunto que transcende o conhecimento de suas partes.

Causalidade circular

Os membros da família interagem de forma interdependente. A mudança no funcionamento de uma das partes (sistema) gera uma sequência de modificações nas outras partes de forma multidimensional, e isso repercute provocando uma mudança em todos os membros do grupo, na relação entre os subgrupos, e altera o sistema como um todo.

Homeostase

Todas as famílias se caracterizam por buscar manter a homeostase (equilíbrio) frente a qualquer fato que ameace o seu funcionamento – tensões, crises, rupturas e outras variáveis impostas pelo momento individual da família ou do meio em que estão inseridos (*feedback* negativo). A tendência das famílias em qualquer situação de vulnerabilidade é reagir evitando a mudança.

Quando o risco de "mudar" ocorre, cria-se no grupo uma divisão. Existem partes que desejam a manutenção do *status quo* e outras que desejam mudança. Quando existe uma diferença significativa no modo de funcionar, a família reage tendendo a voltar à condição anterior (*feedback* negativo) como forma de manter a estabilidade, a continuidade e a coesão familiar. Esse movimento de autopreservação é responsável pela condição, mas isso não representa "saúde" no funcionamento. Em muitas situações é a manutenção de sintomas ou de problemas no funcionamento familiar.

Morfogênese

A morfogênese é uma característica dos sistemas vivos. No sistema familiar, ela se caracteriza por uma série de movimentos de avanço e retrocesso, cresce, expande e retrai, flexibiliza e inflexibiliza sucessivamente, durante todo o ciclo da vida, de forma a atender às demandas de seus componentes. Essa característica proporciona o treinamento de pertencimento e distância, dependência e independência; estabelece regras e cumpre as tarefas das partes (indivíduos) e do sistema familiar.

Feedback ou retroalimentação

Essa é a característica de circularidade no funcionamento dos sistemas. Tudo o que ocorre em uma das partes é transmitido às outras partes e ao sistema como um todo, provocando mudanças que, quando positivas, estabelecem um fluxo que segue em direção ao crescimento e, quando negativas, fazem o sistema reagir de forma a estancar ou retroceder na busca de homeostase.

Comunicação ou linguagem

> "É todo tipo de troca dos seres vivos entre si e destes com o meio ambiente (gestos, posturas, silêncios, ouvidos, equívocos etc.). As pessoas se comunicam de forma digital (verbal) e analógica (não verbal, corporal, facial)."
>
> (Dias, 2017)

A família é um sistema complexo que utiliza todas as possibilidades de comunicação e grande parte das suas disfuncionalidades ocorre por problemas na sua comunicação, seja na emissão ou na recepção. É importante entendermos que a comunicação ocorre em vários níveis e de diversas formas verbais e não verbais (p. ex.: gestos, olhares, tom de voz, expressões faciais), denominada metacomunicação, utilizada na abordagem sistêmica para a compreensão das relações interpessoais.

O sistema familiar necessita de comunicações feitas continuamente aos seus integrantes de forma a garantir o seu funcionamento. A comunicação ocorre de várias formas e adquire características personalizadas em cada sistema.

A comunicação visa transmitir informações, pensamentos, sentimentos e a intenção (congruente ou não) nas relações interpessoais e destes com o seu contexto.

Equifinalidade

A equifinalidade é uma característica dos sistemas abertos, vivos, que interagem continuamente com o meio em que estão inseridos, tornando-os mutuamente interdependentes, qualificando o sistema. Esse princípio aponta que não existe apenas um único modo de chegar a um resultado, mas várias formas de alcançá-lo.

Essa premissa considera que o mesmo acontecimento ou fonte pode ter resultados diferentes e que o mesmo resultado pode ser proveniente de diferentes fontes ou origens. Como em todo sistema aberto, apresenta limites e obstáculos que conferem a sua amplitude na interação com o contexto.

Regras ou normas

Nos sistemas vivos (família), as regras são construídas com o objetivo de estabelecer o funcionamento e a sua homeostase familiar. A mediação das normas e das expectativas, explícitas e implícitas, é o processo que regula as interações familiares, criando assim o estilo de vida da família. Ainda, modulam a rigidez do sistema e estabelecem limites para o comportamento de seus membros.

Padrões de interação

Os padrões de interação são o resultado das relações estabelecidas no sistema familiar (funcionamento) e deste com o meio em que estão inseridos. Esses padrões são repetitivos e estáveis e definem como irão ocorrer os limites, as relações nos subsistemas, no sistema e na relação deste com outros sistemas.

O conhecimento dos fundamentos sistêmicos facilita o olhar sobre as famílias, levando-nos a uma aproximação do conhecimento e entendimento de como se formaram, como construíram seus valores, suas regras de funcionamento e estrutura, sua forma de se comunicar, demonstrar afeto, interagir, enfrentar crises e a capacidade de construir resiliência. Quando associamos esse conhecimento e o entendimento de outras ferramentas de abordagem familiar como genograma, ciclo de vida familiar, ecomapa e ainda, se necessário, outros mais específicos para intervenção em saúde mental, podemos propor intervenções mais adequadas, realistas e contextualizadas às famílias que são fonte da nossa atenção.

> "(...) O objetivo da terapia de família não é simplesmente afastar os sintomas ou ajustar a personalidade ao meio ambiente, mas, mais que isso, criar uma nova maneira de viver." (Foley, 1990)

No mesmo livro, Foley (1990) acrescenta, ainda, que "não basta apenas melhorar as comunicações, mas que também é necessário mudar as atitudes".

A abordagem familiar vem se adequando ao longo do tempo, acompanhando as mudanças histórico-sociais da configuração familiar de forma a propor intervenções pertinentes ao contexto social no qual elas estão inseridas.

CENÁRIO DE INTERVENÇÃO

A paciente Andrea, 34 anos, casada, do lar, mãe de três filhos: Lucas, de 14 anos, Luciana, de 12 anos, e Caio, de 2 anos. Vem à consulta por sentir-se muito cansada e triste, refere que em algumas situações perdeu a paciência com Caio e sabe que às vezes exagera ao corrigi-lo. Relata que esses sintomas começaram quando a família se mudou para Porto Alegre – vieram morar em algumas peças na casa de sua sogra, dona Ana. O pai de Caio trabalha na construção civil; Andrea relata que ele costuma chegar em casa muito cansado e que, por esse motivo, não consegue ajudar. Refere também que após o trabalho frequentemente ele vai direto para a casa de seus pais, onde tem um papel importante na resolução dos problemas da sua família de origem.

Existem algumas perguntas que você necessita fazer a fim de compreender o contexto da pessoa que veio à consulta e levantar questões para entender a queixa.

- O que ela acha que está acontecendo?
- Se essa situação já ocorreu antes e, se sim, se ela fez algo sobre.
- Há diálogo com o companheiro sobre isso?
- A que ela atribui essa tristeza?
- Quem deve participar da consulta?

Identificar o problema

Nessa fase da entrevista, reconhecemos o problema e buscamos a compreensão de sua repercussão na vida familiar.

Andrea sente-se sobrecarregada e triste com a mudança ocorrida na sua vida. Houve uma mudança de cidade, a estrutura da família mudou e os papéis familiares estão insuficientes. A não participação do companheiro aumenta a sobrecarga, a intolerância e a agressividade. Consequentemente, ganha espaço a percepção de insatisfação com seu papel de mãe e esposa.

Dissecar o problema e dominar a situação

- Conectar a paciente com o que está sentindo.
- Entender se existe um desencadeante para a situação e se ela já ocorreu outras vezes.
- Conhecer as alternativas já executadas por ela em situações como essa.
- Avaliar a dimensão do problema no seu cotidiano, se existem riscos para ela ou aos membros da família.
- Avaliar a relação do casal.
- Avaliar a rede de apoio.

Possibilidades

- Buscar o fortalecimento da própria pessoa.
- Envolver o companheiro.
- Avaliar a relação parental com os filhos mais velhos.
- Avaliar o impacto da mudança para Porto Alegre, incluindo a rede de apoio familiar.
- Avaliar a depressão e possíveis intervenções psicoterápicas e/ou medicamentosas.

Quem deve comparecer à consulta?

A participação na consulta é condicionada ao tema. Sempre que for envolvida a intimidade do casal ou desempenho dos pais e guarda, os filhos não devem estar presentes. Dessa forma, visa-se proteger a imagem dos pais no desempenho da parentalidade.

Criar um plano de ação

Conversar sobre o plano pessoal de desenvolvimento de Andrea. Sugerir consulta de casal para envolvimento do companheiro. Avaliar a dinâmica de cuidado com os filhos e a divisão de tarefas. Buscar alternativas de suporte na rede familiar (incluindo os avós) e escolar. Encaminhar para uma consulta clínica, visando avaliação dos sintomas depressivos.

Acompanhar a execução do plano de ação

Planejar um acompanhamento regular que inclua consultas individuais e encontros necessários com a família (p. ex., com o companheiro).

CONSIDERAÇÕES

A consulta de Andrea é individual, mas a abordagem contextualizada amplia a visão do problema apresentado, avalia seus determinantes e busca uma mudança do contexto mais próximo a ela, objetivando o enfrentamento do problema.

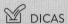
DICAS

- Sempre avalie a pessoa que o procura de uma maneira contextualizada no seu ciclo de vida.
- Verifique se os papéis e funções estão sendo exercidos de maneira adequada e se encontram sobrepostos (o papel e a função devem estar sendo exercidos pela mesma pessoa ao mesmo tempo – o papel de mãe sendo exercido pela mãe, por exemplo).
- Lembre-se de que quando você é demandado por uma queixa de tristeza ou agressividade, a conceituação e a dimensão dessas queixas dependem da história, da cultura e da crença da pessoa que as faz. Busque entender a magnitude do problema e avalie riscos.

CUIDADOS ESPECIAIS NA COMUNICAÇÃO REMOTA

Avalie e quantifique as queixas e, se necessário, agende uma entrevista presencial.

REFERÊNCIAS

1. ASEN E, TOMSON D, YOUNG V, et al. Dez minutos para família: intervenções sistêmicas em Atenção Primária à Saúde. Trad.: Souza PM. Porto Alegre: Artmed, 2012.
2. BREUNLIN DC. Metaconceitos: transcendendo os modelos de terapia familiar. Trad.: Douglas C. Breunlin, Richard C. Schwartz e Betty Mac Kune-Karrer. 2.ed. Porto Alegre: Artes Médicas; 2000.

3. COLE-KELLY K, Seaburn DB. A family-oriented approach to individual patients. Family-Oriented Primary Care. Philadelphia: Springer, 2005. p. 43-53.
4. ELKAIN M (org.). Panorama das terapias familiares. Trad.: Eleny Corina Heller. São Paulo: Summus,1998.
5. FERNANDES CLC, DIAS LC. Ferramentas da prática do médico de família e comunidade: abordagem familiar. In: Sociedade Brasileira de Medicina de Família e Comunidade PROMEF Programa de Atualização em Medicina de Família e Comunidade - Ciclo 10. Porto Alegre: Artmed Panamericana, 2015. p.9-60 (Sistema de Educação Continuada a Distância, vol. 3).
6. FOLEY VD. Introdução a terapia familiar. Trad. José Octávio de Aguiar Abreu. Porto Alegre: Artes Médicas,1990.
7. GUSSO G, LOPES JMC, DIAS LC (orgs.). Tratado de medicina de família e comunidade: princípios, formação e prática. Porto Alegre: Artmed, 2017. p.282-292.
8. MCGOLDRICK M, GERSON R, PETRY S. Genograms: assessment and intervention. 3.ed. New York: W.W. Norton & Company, 2008.
9. Minuchin P, Colapinto J, Minuchin S. Trabalhando com famílias pobres. Porto Alegre: Artmed, 1999.
10. PAYÁ R (org.). Intercâmbio das psicoterapias: como cada abordagem psicoterapêutica compreende os transtornos psiquiátricos. 2.ed. Rio de Janeiro: Roca, 2017.
11. WALSH F. Processos normativos da família: diversidade e complexidade. tradução: Sandra Maria Mallmann da Rosa; revisão técnica: Clarisse Pereira Mosmann: consultoria e supervisão; Adriana Wagner. 4 ed. Porto Alegre: Artmed; 2016.

3
Família: segredos, mitos e crenças

> "Suas crenças se transformam em seus pensamentos, seus pensamentos se transformam em suas palavras, suas palavras se transformam em seus atos, seus atos se transformam em seus hábitos, seus hábitos se transformam em seus valores, e seus valores se transformam em seu destino".
> GANDHI

 Ao final deste capítulo você deverá:

- Conhecer formas de transmissão transgeracional.
- Avaliar a importância de crenças e mitos na formação da pessoa.
- Diferenciar crenças e mitos.
- Entender a importância dos segredos.
- Compreender a existência de segredos na abordagem cotidiana.
- Entender a importância das motivações trazidas pela influência dos segredos, mitos e crenças na vida cotidiana das famílias.
- Questionar sobre esses temas.

INTRODUÇÃO

A prática diária da atenção primária à saúde está frequentemente associada à possibilidade de um atendimento próximo, resolutivo, de fácil acesso, equânime, integral e com características de longitudinalidade e continuidade, mas pouco discutimos sobre como aproveitar o espaço e o conhecimento acumulado para entender o adoecimento das pessoas que nos procuram.

O profissional que faz o acompanhamento longitudinal inúmeras vezes sabe muito sobre determinadas pessoas e suas famílias, conhecendo mais sobre suas histórias, hábitos, segredos, crenças e a evolução do ciclo de vida do que parte de seus membros. A organização desse conhecimento deve ser entendida como a transmissão vertical da cultura familiar (transgeracionalidade) e esta é importante no entendimento da pessoa, do casal e da família.

A identidade familiar é transmitida por meio de legados conscientes e inconscientes, segredos e rituais: expressa por seus valores, crenças e mitos; e unida por suas lealdades.

O conhecimento da importância crucial da transmissão transgeracional na abordagem sistêmica é o aspecto-chave para o indivíduo tornar-se protagonista da sua história e não repetir de forma automática sua história familiar.

- Pensamentos são a nossa representação mental, baseados em crenças. As crenças e valores estão por trás do nosso comportamento e determinam nossas ações.
- A maneira como vivemos é fortemente influenciada por uma série de aprendizados individuais e coletivos que se iniciam na concepção e nos acompanham até a morte.
- Na maioria das vezes, sabemos muito pouco sobre o momento da vida de nossos pais quando fomos concebidos, se fomos desejados ou não, qual foi o impacto da nossa gestação na vida deles e de suas famílias. Desconhecemos as expectativas e investimentos que a família fez durante o nosso desenvolvimento até o presente.
- É comum que não tenhamos o hábito de refletir sobre como adotamos ou rejeitamos determinados valores, comportamentos e crenças.

A transgeracionalidade ocorre como a primeira influência na conjugalidade e na parentalidade, conforme descrito no capítulo "O início da família".

CONCEITOS FUNDAMENTAIS

Segredo

É comum que nas consultas apareçam segredos como nascimentos, relações extraconjugais, aborto, adoção, doença física e mental, incesto, estupro, violência, adições, orientação sexual, separações, desaparecimentos, falência financeira, suicídio e morte. Frequentemente, todos esses temas aparecem de forma velada ou permeando uma série de informações que precisam ser minuciosamente investigadas. Ao ignorá-las, estaremos impedindo o completo entendimento de determinados problemas, doenças e comportamentos facilitados ou dificultados por segredos da esfera da vida pessoal e familiar. Para Imber-Black (1994):

> "Os segredos representam dilemas éticos que não são resolvidos através de regras simples. A revelação de certos segredos pode ter um efeito profundamente

curativo para indivíduos e relacionamentos, enquanto a revelação de outros segredos pode colocar as pessoas em perigo, particularmente, quando estão envolvidas questões de segurança física."

Não existe uma posição única na literatura quanto à revelação de segredos, mas a maioria dos autores estimula que sejam trabalhados e que possam ser revelados a fim de restaurar a confiança nos relacionamentos.

O entendimento dos segredos traz clareza da importância de sua existência, uma vez que, quando revelados, podem modificar a maneira de pensar de uma pessoa, um casal ou uma família, podendo auxiliá-los na estrutura do relacionamento. Por outro lado, a manutenção destes pode ser extremamente danosa e roubar possibilidades de saúde de indivíduos, famílias, relacionamentos e da sociedade.

Estudo de caso

A família Silveira, composta pelo casal e três filhos, quando em uma consulta familiar, trouxe à tona que os filhos tinham a crença de um conflito entre os pais. Estes negavam, mas quando ficava somente um deles com os filhos, referiam-se ao seu cônjuge com ressentimento e raiva. Normalmente, quando questionados sobre seu casamento, faziam questão de dizer que viviam em plena harmonia e se sentiam gratos por um relacionamento tão satisfatório. Imber-Black (1994) destaca que:

"Os segredos são fenômenos sistêmicos. Eles estão ligados ao relacionamento, moldam as díades, formam triângulos, alianças encobertas, divisões, rompimentos, definem limites de quem está dentro e de quem está fora e calibram a intimidade e o distanciamento nos relacionamentos."

Identificar o problema

O conhecimento sobre um segredo deve ser explorado em todas as suas características, como por exemplo: Para quem é segredo? Quem sabe? Quem não sabe? Qual o objetivo do segredo? A serviço de que existe esse segredo? Quem se beneficia do segredo? O que pode acontecer se ele for revelado?

Quando respondidas essas questões, podemos nos situar melhor e usar essa informação para a compreensão da dinâmica de quem nos procura. A partir desse entendimento, confirmaremos ou não as hipóteses, tendo uma clareza do contexto, das alianças, das lealdades, dos conflitos e valores e usaremos essas informações na construção do plano de intervenção.

É importante lembrar que qualquer tema que vira um segredo foi criado a partir de um entendimento das pessoas envolvidas de que mantê-lo teria um efeito protetor. A proposta de intervenção terapêutica em muitas situações pode ser percebida como uma ameaça e, portanto, necessita não só de entendimento, mas da capacidade do profissional de saúde mental em saber o momento adequado em que ele deve ser trabalhado.

Frequentemente, os temas tomados pelas famílias como segredos atrapalham a comunicação e vêm carregados de preconceito, culpa, vergonha e outros sentimentos de valor individual. A construção de um segredo nunca é um processo solitário. Ele é construído e mantido por pessoas que acreditam na necessidade de sua manutenção para um fim específico. Quando revelado, possibilita outras leituras e novos significados, dando permeabilidade para a intervenção – como no caso de famílias com doença mental, adoção, etnias, infertilidade, preferências sexuais e religião, por exemplo.

A manutenção de segredos é, sem dúvida, responsável pelo estabelecimento e perpetuação de crenças e pela criação de mitos que farão parte da história de pessoas, famílias e sociedade.

Crença

A crença representa a convicção em algo ou na possibilidade de alguma situação que se considera verdadeira e inquestionável. Ela é maior do que o conhecimento, embora este tenda a se tornar uma crença com o tempo. As crenças, então, são "certezas" que ficarão no nosso psiquismo e serão responsáveis por modular os nossos pensamentos, sentimentos e atitudes até serem objetivamente trabalhadas.

Exemplos:

- "Não tinha jeito. A gente viveu bastante tempo juntos, mas foi sempre meio forçado. E no momento em que ela começou a se tornar uma pessoa ruim pra mim, assim, eu via a minha mãe, porque meus pais também foram separados e as brigas que eu tive com ela era mais ou menos como minha mãe teve com meu pai, parecia que eu estava vendo o estilo da minha mãe depois".
- "Os homens não prestam, todos só se preocupam com o dinheiro."
- "As mulheres são todas iguais".

Alguém que tenha crescido ouvindo frases desse tipo pode, inconscientemente, seguir essa crença, construindo uma dinâmica de relacionamento na qual a confiança e as expectativas são determinadas por esse suposto conhecimento sobre as pessoas.

Mito

O mito é uma narrativa de caráter simbólico, que se utiliza de uma imagem contextualizada e evolui com as condições históricas e étnicas relacionadas a uma dada cultura. Procura preencher lacunas imagéticas, que atendam aos objetivos da sua própria criação. Andolfi (1988) refere que:

> "Em qualquer relação, mais cedo ou mais tarde, cria-se um mito, pois permanece uma margem de ambiguidade, de algo não expresso: no processo de construção de ligação e do conhecimento recíproco, esses vazios de informação são preenchidos pela formação de estereótipos que induzem os participantes a comportamentos específicos, funcionais à manutenção do vínculo."

É um construto humano, uma "ideia" estruturada entre a realidade e a fantasia, cujo objetivo é manter, conectar e responder a uma demanda importante de uma pessoa, família ou sociedade. Visa responder questões ligadas aos grandes temas da vida (vida, morte, sobrevivência, amor, medo do desconhecido, solidão, abandono etc.).

Ocorre de forma inconsciente. Não é falado, mas define a maior parte das situações de vida. É rígido, tem um objetivo irracional, disfuncional. É inadequado ao momento e ao contexto. O que mantém o mito é o segredo. Bagarozzi e Anderson (1982,1983) referem os símbolos e as metáforas como elementos essenciais na construção dos mitos, sendo estes organizadores de contexto e de significado, envoltos em conteúdos simbólicos e vivências emotivas relacionadas a eles.

CENÁRIO DE INTERVENÇÃO

Chega à unidade de saúde dona Sônia, 58 anos, casada, doméstica, mãe de três filhos (Rose, 34 anos; Maria, 30 anos; e Lucas, 22 anos). Vem à consulta porque refere que as filhas têm brigado muito com ela, pois ela não coloca limites no filho Lucas. Este não tem hora para chegar em casa, não tem limites, não estuda nem trabalha, é agressivo com a mãe e consome todas as suas economias, segundo elas.

Quando questionada sobre o que pensa, dona Sônia relata que não é bem assim, na verdade Lucas é muito parecido com o pai, que sempre foi muito inteligente, gentil e determinado no que queria fazer. Ela atribui algumas das condutas de Lucas a ser muito inteligente e a ter dificuldade de se adaptar às rotinas impostas. Dona Sônia relata que desde que o sr. Paulo saiu de casa, há 10 anos, as filhas encamparam a necessidade de educar Lucas para que ele tivesse uma formação diferente da do pai.

Identificar o problema

Conflito intergeracional, relação simbiótica da mãe com Lucas e o mito da inteligência como justificativa de uma conduta não regrada. Coalisão: mãe e filho x irmãs.

Observação: este é o momento para identificar e explorar crenças.

Objetivos da abordagem:

- Sintetizar as informações e focar na discussão.
- Auxiliar nas conexões e mudança de condutas e crenças.
- Esclarecer o entendimento das condutas e crenças do sistema.

Dissecar o problema e dominar a situação

Estabelece-se uma organização hierárquica dos mitos: o mito individual (do pai e do filho) e o familiar de que os homens são inteligentes e, portanto, estão autorizados a ter condutas não regradas. A ausência do pai conduz as irmãs mais velhas a uma condição hierárquica próxima da mãe e, portanto, conflitiva com o irmão, que é percebido como pertencente a um outro grupo (subsistema). Nessa configuração, existe uma permissão velada da mãe para que o filho mantenha os sintomas.

Possibilidades

- Trabalhar com a mãe para que esta possa exercer a parentalidade de uma maneira mais realista.
- Discutir com a mãe quem deve exercer o papel e a função parental. Fortalecer o vínculo fraterno e trabalhar com a família a existência do pai e a necessidade do seu exercício de parentalidade, independentemente da relação conjugal.

Observação: esse é o momento para trabalhar as mudanças em relação a condutas e crenças.

Criar um plano de ação

- Avaliar a saúde mental de dona Sônia.
- Discutir expectativas em relação aos papéis e funções de cada um na família.
- Fortalecer e aproximar o papel e a função parental exercidos por ela.
- Decifrar o mandato de parentalidade assumido pelas irmãs.

- Discutir as tarefas da competência de cada um da família.
- Discutir as regras de funcionamento e responsabilidades familiares.
- Restabelecer o vínculo fraterno.

Observação: faça a síntese do seu entendimento sobre as condutas e crenças da família e construa condutas colaborativas. Após essa fase, encerre a consulta com combinações de acompanhamento.

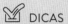

DICAS

- Quando existirem queixas intergeracionais, é sempre importante avaliar se a função e o papel estão sobrepostos.
- Trabalhar questões estruturais e a realidade ajuda a limitar a influência do mito.
- Pergunte exaustivamente até entender o objetivo da manutenção de segredos e mitos.
- Lembre-se de que a abertura de segredos e mitos vai estar carregada de crenças que você deve compreender para que possa intervir de forma adequada.

CUIDADOS ESPECIAIS NA COMUNICAÇÃO REMOTA

A abertura de segredos e mitos e o entendimento de crenças são um trabalho minucioso, curioso, criterioso e, portanto, não deve ser feito de maneira remota.

REFERÊNCIAS

1. ANDERSON SA. The use of family myths as an aid to strategic therapy. J Fam Ther. 1983;5:145-54.
2. ANDOLFI M. Tempo e mito em psicoterapia familiar. Porto Alegre: Artes Médicas, 1988.
3. ASEN E et al. Dez minutos para a família: intervenções sistêmicas em atenção primária à saúde. Souza SM (trad.); Lopes JMC (rev. tec.). Porto Alegre: Artmed, 2012. p.25-35.
4. BAGAROZZI D, ANDERSON S. The evolution of family mythological systems: Considerations for meaning, clinical assessment, and treatment. J Psychoanal Anthropol. 1982.
5. DUNCAN BB, SCHMIDT MI, GIUGLIANI ERJ, DUNCAN MS, GIUGLIANI C. Medicina ambulatorial: condutas de atenção primária baseadas em evidências. 4. ed. Porto Alegre: Artmed; 2013.
6. FOLEY VD. Introdução à terapia familiar. Porto Alegre: Artes Médicas, 1990.
7. IMBER-BLACK E. Os segredos na família e na terapia familiar. Porto Alegre: Artes Médicas, 1994.
8. POTE H, STRATTON P, COTTRELL D, BOSTON P, SHAPIRO D, HANKS H. Manual de terapia familiar sistémica. Traducción y Adaptación: Lic. Ismael Otero C. Equipo de Psicología Sistémica Constructivista EPSIC. Departamento de Psicología, Universidad de Chile, 2004. p. 29-36.
9. SLUSKY CE. La presencia de la ausencia. Barcelona: Gedisa; 2011. p. 117-160.

4
Abordagem em saúde mental

"Até 75% de todos os cuidados de saúde mental são prestados no ambiente de atenção primária."
(McCARRON et al., 2009, p.1, apud REIGER, 1988)

 Ao final deste capítulo você deverá:

- Saber as principais características da abordagem em saúde mental.
- Compreender como realizar uma abordagem em saúde mental em atenção primária à saúde (APS).
- Optar por um formato de consulta que seja apropriado para a saúde mental em APS.
- Visualizar os primeiros passos para distinguir os principais diagnósticos psiquiátricos.

INTRODUÇÃO

O âmbito de atuação dos profissionais de atenção primária à saúde (APS) é amplo e regido por princípios que orientam suas ações diante das necessidades das pessoas, famílias e comunidades (LOPES e DIAS, 2019). Dessa forma, o cotidiano de quem trabalha na linha de frente é bastante exigente. Ao lado das doenças infectocontagiosas somam-se os problemas crônicos, as queixas múltiplas e indiferenciadas e condições emocionais que as acompanham.

Esses profissionais ocupam a linha de frente para identificar e tratar os problemas emocionais e as doenças psiquiátricas (McCULLOCH et al., 1998), mas existe uma lacuna de conhecimento sistematizado que facilite o desenvolvimento desse cuidado.

A adoção da abordagem clínica centrada na pessoa, levando em consideração o indivíduo, sua doença, o contexto em que ocorrem seus problemas e a corresponsabilização do cuidado, tem sido uma das formas de assegurar que os problemas psicossociais sejam contemplados (STEWART et al., 2017). Entretanto, permanece árduo trabalhar as três faces do modelo biopsicossocial.

Segundo a World Organization of Family Doctors (WONCA, 2017), transtornos mentais usuais, como a depressão, ocupam o segundo lugar como causa de incapacidade em anos de vida, perdendo somente para as doenças cardiovasculares, e, mesmo assim, o método mais frequentemente usado para gerenciar transtornos mentais comuns na atenção primária tem sido a prescrição de medicamentos psicotrópicos e os encaminhamentos para uma rede escassa de serviços especializados. Portanto, as habilidades que demonstrem escuta ativa, as técnicas de abordagens individual e familiar, a consideração do contexto psicossocial e as orientações que possam auxiliar a realização dos diagnósticos psiquiátricos mais frequentes são muito bem-vindas.

Este capítulo sugere algumas direções para a abordagem em saúde mental, sem excluir a busca por evidências científicas. A orientação é por um caminho que reforce a parceria com o paciente e sua família, no qual os problemas físicos e emocionais sejam mais bem controlados e a adesão aos regimes de tratamento conquistada.

Para identificar qual abordagem os profissionais de saúde devem seguir, é fundamental buscar as respostas de algumas perguntas-chave:

- A pessoa, em atendimento, apresenta um transtorno psiquiátrico ou passa por uma situação de crise de vida?
- Se existe um transtorno psiquiátrico, este é evidente ou é necessária ajuda especializada para a realização de um diagnóstico?
- O transtorno impõe alguma situação de risco de morte a si ou a outros?
- A situação requer hospitalização?
- Em caso de crise, a pessoa que busca ajuda relata situações em que estão envolvidas outras pessoas ou familiares?
- Trata-se de uma situação de crise, habitual ou acidental, do ciclo de vida familiar?
- Há possibilidade de contatar a rede de apoio?
- A situação identificada como problema foi trazida pelo paciente ou somente identificada pelo profissional?

Essas questões são essenciais para todos os profissionais e suas respostas auxiliarão a definir quem deve agir e seu possível espectro de ação, para que, a partir daí, sejam tomadas as primeiras condutas.

CONCEITOS FUNDAMENTAIS

As pessoas, em geral, resistem em trazer os problemas de saúde mental para as consultas, porque receiam ser mal interpretadas e reconhecidas como doentes psiquiátricos e como tal estigmatizadas. A lógica utilizada neste capítulo não exclui a realização de diagnósticos psiquiátricos, mas deseja colocar em evidência alguns pontos-chave que podem auxiliar na abordagem emocional, já que, muitas vezes, questões de saúde mental estão incluídas nas consultas clínicas de maneira velada.

São pontos fundamentais para a abordagem em saúde mental:

- **Dar importância às questões de saúde mental**. Se por um lado existe uma tendência por parte dos pacientes em evitar trazer os problemas emocionais com medo de serem mal interpretados, por outro lado existe um receio natural por parte dos profissionais em abordar assuntos que tenham menor domínio. Buscar competências em saúde mental é uma das chaves mestras para a melhor abordagem.
- **Valorizar habilidades de comunicação**. Sobre habilidades de comunicação, a WONCA (2020, p.4) refere que:

"Boas habilidades de comunicação são essenciais para consultas eficazes, sejam quais forem as condições apresentadas pelos pacientes. Eles são de particular importância no campo da saúde mental, onde os pacientes muitas vezes se encontram em um estado de vulnerabilidade e incerteza e precisam de cuidados da mais alta qualidade."

A abordagem centrada na pessoa é uma das técnicas que facilita o acesso à emocionalidade e que os profissionais da Atenção Primária devem dominar.

- **Identificar e manejar sinais e sintomas de problemas frequentes em saúde mental**. Em cada encontro com o paciente e/ou sua família, é fundamental identificar situações de risco e avaliar a possibilidade de transtornos psiquiátricos, sejam os mais comuns ou os mais graves (WONCA, 2020).
- **Compreender e exercitar técnicas de abordagem sistêmica**. Segundo Rakel e Rakel (2016), as pessoas são seres extremamente complexos e, para que possam ser compreendidas, é preciso saber abordar por meio do entendimento sistêmico de causalidade das situações, e não mais pelo entendimento de causalidade linear dos problemas. O conceito de abordagem sistêmica é discutido no capítulo "Premissas da abordagem sistêmica".

- **Manejar casos simples ou complexos e saber encaminhar se necessário**. Sobre o manejo dos casos simples ou complexos e os encaminhamentos, a WONCA (2020) sugere que os profissionais da APS devam usar uma gama de opções e recursos disponíveis para cuidar de pessoas com problemas de saúde mental e adaptá-los às suas necessidades e de seus cuidadores. Somente após esgotadas as possibilidades de resolução na atenção primária a rede de apoio profissional com especialistas focais deve ser acessada.

IDENTIFICAR O PROBLEMA

Os profissionais da APS atendem muitos pacientes com problemas de saúde mental, mas geralmente hesitam em como ajudá-los.

Ao identificar um problema de saúde mental, os profissionais devem:

- Utilizar seus princípios e competências para abordar o caso.
- Valorizar o problema tanto quanto valorizam um problema físico.
- Adotar abordagens centradas na pessoa para avaliar, gerenciar e apoiar pessoas.
- Identificar e diagnosticar problemas comuns de saúde mental e identificar problemas graves e avaliar o risco.
- Usar as possíveis opções e recursos disponíveis para cuidar de pessoas e adaptá-los às suas necessidades e de seus cuidadores (WONCA, 2020).

CENÁRIOS DE INTERVENÇÕES E DICAS

1º cenário

Se o paciente chega com uma queixa clínica ou inespecífica:

- Utilize os atributos da APS, como: (1) facilite o acesso ao atendimento; (2) coordene o cuidado; (3) conheça a pessoa ou família ao longo do tempo; e (4) preocupe-se com a resolubilidade da situação. As atribuições e os princípios da APS são guias que orientam as ações (VALLADÃO e RAMOS, 2017).
- Realize a consulta utilizando o Método Clínico Centrado na Pessoa (MCCP), dando ênfase com a técnica BATHE.
- O MCCP é uma metodologia de abordagem bastante conhecida na APS, na qual o profissional que está realizando o atendimento tem como tarefa "entender a pessoa e entender a doença da pessoa" (FREEMAN, 2018, p.203). Tem como objetivo a singularidade de cada indivíduo visto no seu contexto biopsicossocial e cultural (RAMOS, 2008). Para tanto, o cuidado

com a pessoa deve ser compreendido como uma forma de tomar a decisão compartilhada.

De acordo com Stewart et al. (2017, p.4):

"...a noção hierárquica de que o profissional está no comando e de que a pessoa que busca cuidado é passiva não se sustenta nessa abordagem. Para ser centrado na pessoa, o médico precisa ser capaz de dar poder a ela, compartilhar o poder na relação, o que significa renunciar ao controle que tradicionalmente fica nas mãos dele."

O método tem quatro componentes e cada um deles corresponde a atitudes a serem desenvolvidas durante as consultas. Embora os componentes sejam apresentados de forma separada, sua execução ocorre de maneira conjunta, pois estão estreitamente interligados. São eles:

- Explorar a saúde, a doença e a experiência da doença.
- Entender a pessoa como um todo, a família e o seu contexto.
- Elaborar um plano em conjunto de manejo dos problemas.
- Intensificar a relação entre a pessoa e o profissional.

O ato de compartilhar o poder na consulta tem início na descoberta do motivo real que traz a pessoa em busca de ajuda. Muitas vezes a causa biológica é apenas uma desculpa para gerar o encontro com o profissional, mas não o fato verdadeiro.

Para Stuart e Lieberman (2019), não há mais dúvidas da conexão entre a saúde das pessoas, seus estados emocionais e as circunstâncias de suas vidas. Muitos problemas emocionais se manifestam como problemas físicos e muitos problemas físicos têm consequências emocionais, portanto devem ser tratados de forma integrada. Por esse motivo, faz-se necessário dominar a técnica BATHE.

A técnica BATHE é um acrônimo que proporciona acessar as questões emocionais e facilita a realização do Método Clínico Centrado na Pessoa (MCCP).

Segundo McCulloch et al. (1998):

"Numerosos estudos confirmam que os problemas emocionais são prevalentes em pacientes que procuram médicos de família. Poucos desses pacientes são encaminhados para atendimento psiquiátrico, em parte porque o clima atual de atendimento gerenciado desencoraja encaminhamentos de especialidades de saúde mental. Mesmo quando os pacientes são encaminhados, eles muitas vezes relutam em seguir em frente com especialistas em saúde mental por uma variedade de razões. Portanto, os médicos de família devem desenvolver estratégias para tratar esses pacientes e, ao mesmo tempo, cuidar de seus problemas clínicos. Em particular, eles precisam de um método eficaz de incorporar a psicoterapia na visita do paciente.

A técnica BATHE é uma forma de intervenção psicoterapêutica projetada para se adequar perfeitamente a uma consulta de 15 minutos. A sigla BATHE se refere aos componentes da entrevista. Esse formato de entrevista permite ao médico avaliar a situação de fundo, o afeto do paciente, o problema que é mais preocupante para o paciente e a maneira como o paciente está lidando com o problema. Conclui com uma resposta que transmite empatia."

A técnica BATHE parte do princípio de que se você não sabe sobre a vida e o contexto do paciente, a queixa principal não é realmente abordada. Idealmente, a técnica deve ser aplicada no início da consulta. Cada letra da sigla "BATHE" tem um significado em inglês, e a tradução seria:

- **B** *BACKGROUND* – ou o contexto de fundo. O que está acontecendo em sua vida? Essa pergunta avalia o contexto da visita; se o paciente já expressou isso, vá para a próxima etapa.
- **A** *AFFECT* – ou o afeto presente, estado de espírito. Como você se sente a respeito disso? Indica a resposta emocional do paciente. É terapêutico para o paciente rotular o(s) sentimento(s).
- **T** *TROUBLE* – ou o problema, o incômodo. O que mais te incomoda? Aborda o significado simbólico da situação para o paciente. É um bom momento para se "dissecar", detalhar o problema e o afeto em si. Poder clarear a situação é por si só terapêutico.
- **H** *HANDLING* – ou como lidar. Como você está lidando com isso? Ajuda a avaliar os recursos do paciente e as respostas à situação.
- **E** *EMPATHY* – ou empatia. Isso deve ser muito difícil para você! Reflete a compreensão de que a resposta do paciente é razoável sob as circunstâncias. É pelas notificações de reconhecimento das emoções que o profissional vai intensificar a relação com o paciente e/ou a família.

Para Stuart e Lieberman (2019, p. 8):

"Às vezes, os pacientes não identificam um problema, mas ter a oportunidade de dividir sua apreensão é gratificante. Na maioria das vezes, os pacientes revelam alguma preocupação contínua. Frequentemente, os pacientes se sentem melhor imediatamente após a conclusão do protocolo BATHE, tendo se tornado cientes do problema subjacente que torna uma situação problemática. O interesse do médico e a resposta empática fazem com que o paciente se sinta conectado. Ser capaz de resolver o problema e explorar a noção de "manuseá-lo" faz com que o paciente se sinta mais competente. Quando a interação de rotina da BATHE revela um problema sério, suporte adicional e / ou provisão para acompanhamento ou encaminhamento pode ser abordado com a avaliação e planejar parte da visita."

Essa abordagem com a técnica BATHE é uma forma simples de lidar com as emoções e, muitas vezes, suficiente para os pacientes. Essa é uma maneira de as pessoas perceberem que estão sendo ouvidas e compreendidas e, também, um modo de auxiliar os profissionais a identificarem depressão, ansiedade ou outros sintomas perturbadores. Pode ajudar a determinar por que o paciente está aqui e agora na consulta. Oferecer uma resposta empática tranquiliza o paciente de que o profissional o entendeu (STUART e LIEBERMAN, 2019).

2º cenário

Se você detectou uma situação de crise ou algum transtorno psiquiátrico sem sinais de risco, deve, inicialmente, definir se a situação é individual ou se estão envolvidas outras pessoas. Se a situação é individual, a princípio, não é preciso chamar a família, a não ser que ocorra um transtorno psiquiátrico no qual seja necessária a participação da família.

Caso outras pessoas estejam envolvidas na situação de crise, sugere-se uma abordagem familiar, pois as intervenções têm uma resposta mais rápida para que novos padrões de funcionamento familiar sejam estabelecidos. A abordagem familiar é uma boa escolha quando você detecta uma situação que exija uma intervenção planejada e continuada. Então, é importante ter conhecimentos mais aprofundados sobre a teoria sistêmica, discutida no capítulo "Premissas da abordagem sistêmica".

Abordagem individual ou familiar sistêmica

A utilização do conhecimento sistêmico é fundamental para compreender a dinâmica de funcionamento das famílias, prever as possíveis disfunções e detectar padrões de repetição geradores de crise. Algumas ferramentas podem servir como métodos diagnósticos ou como instrumentos de intervenção. Consideramos que as principais ferramentas para a abordagem sistêmica inicial são: o genograma, o ciclo de vida familiar, a entrevista de família e o ecomapa.

Algumas técnicas de entrevista de família são abordadas em capítulo próprio e servem para serem aplicadas em todos os momentos das entrevistas individuais ou com a família.

3° cenário

Um paciente chega à consulta com um transtorno psiquiátrico evidente. Segundo o grupo de trabalho em saúde mental da WONCA (2018):

> "Uma alta proporção de pacientes que se apresentam a médicos de família sofre de alguma forma de transtorno psiquiátrico ou neurológico. Muitos desses problemas são subdiagnosticados. Aqueles diagnosticados frequentemente apresentam necessidades complexas que têm consequências de longo prazo para eles e suas famílias. Embora possa haver sistemas de atenção secundária bem desenvolvidos para lidar com esses problemas, por causa do medo do estigma, muitos desses pacientes preferem ser cuidados por seus clínicos gerais."

No Brasil, não temos um sistema de atenção secundária articulado com outros níveis de atenção de forma a desenvolver um melhor cuidado em saúde mental. Portanto, é fundamental nos familiarizarmos com os diagnósticos mais frequentes e aprendermos a lidar com eles. Acreditamos que o *"screening"* AMPS seleciona as situações que mais frequentemente ocorrem na APS.

AMPS é uma sigla que designa os seguintes diagnósticos, em inglês:

- A – *Anxiety* (para o transtorno de ansiedade).
- M – *Mood* (para o transtorno de humor).
- P – *Psychosis* (para o transtorno de psicose).
- S – *Substance* (para o transtorno por uso de substâncias).

O estudo minucioso dessas quatro situações é mandatório para domínio dos profissionais da APS. Para médicos e enfermeiras, sugerimos a inclusão do exame do estado mental, que equivale ao exame físico. Este deve estar documentado quando alterado (HERSEVOORT et al., 2019).

Segundo Albuquerque e Dias (2019, p.295):

> O exame do estado mental é parte fundamental da avaliação da pessoa. Diversas áreas merecem atenção e devem ser examinadas no atendimento de uma pessoa com problemas de saúde mental. As principais são atenção, sensopercepção, representações, memória, orientação, consciência, pensamento (juízo, raciocínio), linguagem, afetividade, inteligência e atividade voluntária (conduta).

Elas podem ser agrupadas em uma fórmula mnemônica conhecida pelas suas iniciais, como: ASMOCPLIAC (atenção, sensopercepção, memória, orientação, consciência, pensamento, linguagem, inteligência, afetividade, conduta).

Existem outros cenários, mas esses três citados foram escolhidos por serem mais prevalentes.

Dissecar o problema e dominar a situação

Na tentativa de auxiliar a realização dos diagnósticos psiquiátricos mais frequentes, sugerimos algumas perguntas, já testadas na literatura, a serem feitas ao paciente (HERSEVOORT et al., 2019):

- Para ansiedade: A ansiedade ou o nervosismo são um problema para você?
- Para depressão: Nas últimas semanas, você sentiu-se deprimido, triste ou sem esperança? Você já se envolveu em atividades prazerosas?
- Para bipolaridade: Você já se sentiu demasiadamente alegre ou irracionalmente irritável e as pessoas da sua convivência ficarem preocupadas por isso? Você já teve uma quantidade excessiva de energia percorrendo seu corpo a ponto de não precisar dormir por dias?
- Para psicose: Você vê ou ouve coisas que outras pessoas não veem? Você tem pensamentos de que as pessoas estão tentando seguir, machucar ou espionar você?
- Para transtorno por uso de substâncias: Quanto álcool você bebe por dia? Você tem usado cocaína, metanfetaminas, heroína, maconha, LSD, *ecstasy* ou outras drogas?

CONSIDERAÇÕES

Para trabalhar com saúde mental é fundamental primeiro perceber-se, ouvir-se internamente e ser capaz de demonstrar escuta ativa. É importante demonstrar habilidades de cordialidade, interesse, respeito, empatia e apoio ao paciente.

A capacidade empática é filha da curiosidade e a chave do respeito pelo outro. Compreender é diferente de entender, segundo Andolfi (2003), compreender significa participar com o outro, é fazer parte do mundo emocional e, para isso, o recurso indicado é a técnica BATHE. Já o sentido da palavra entender designa a capacidade racional de perceber o problema, sem incluir o afeto.

Precisamos capacitar pacientes e suas famílias para se tornarem melhores solucionadores de seus problemas e, para tanto, a abordagem familiar sistêmica é ferramenta singular na APS.

Sugerimos também maior familiaridade com os diagnósticos mais frequentes na APS para que possamos ter o máximo de resolubilidade com humanidade.

CUIDADOS ESPECIAIS NA COMUNICAÇÃO REMOTA

Muitos médicos de família se comunicam com os pacientes e suas famílias por meio de aplicativos de vídeo ou chamadas telefônicas. Atente-se para excluir situações de risco de morte.

REFERÊNCIAS

1. ALBUQUERQUE MAC, DIAS LC. Abordagem em saúde mental pelo médico de família. In: GUSSO G, LOPES JMC, DIAS LC (orgs.). Tratado de medicina de família e comunidade: princípios, formação e prática. 2.ed. Porto Alegre: Artmed; 2019. p. 295
2. ANDOLFI M. Manual de psicologia relacional: la dimension familiar. Colombia: Corporación Aldolfi González/Accademia di Psicoterapia della Famiglia; 2003. p.184-185.
3. ARAÚJO lN, FIGUEIRA MD. Gestão da clínica. In: VALLADÃO JUNIOR JBR, GUSSO G, OLMOS RD (eds.). Medicina de família e comunidade. 1.ed. Rio de Janeiro: Atheneu; 2017. p.4
4. DOWRICK C (ed.). WONCA Global primary mental health care: practical guidance for family doctors. London: Routledge; 2020. p. 4.
5. FREEMAN TR. Método clínico em manual de medicina de família e comunidade de Mc WHINNEY. Islabão AG, Burmeister AT (trads.). 4.ed. Porto Alegre: Artmed; 2018. p.203.
6. HERSEVOORT S, McCARRON RM, XIONG GL. Primary care psychiatry handbook. Wolters Kluwer Health; 2019. p.3.
7. LOPES JMC, DIAS LC. princípios da medicina de família e comunidade em tratado de medicina de família e comunidade: princípios, formação e prática. Gusso G, Lopes JMC, Dias LC (trads.). 2.ed. Porto Alegre: Artmed, 2019. p.4.
8. McCARRON RM, XIONG GL, BOURGEOIS JA. Lippincott's primary care: psychiatry. Philadelphia: Wolters Kluwer Health/Lippincott Williams & Wilkins; 2009. p.1.
9. McCULLOCH J, RAMESAR S, PETERSON H. Psychotherapy in primary care: the BATHE technique. Am Fam Physician. 1998;57(9):2131-4.
10. RAKEL RE, RAKEL DP. Textbook of family medicine. 9.ed. Philadelphia: Elselvier Saunders, 2016. p.28.
11. RAMOS V. A consulta em 7 passos. 1.ed. Lisboa: VFBM Comunicação; 2008.
12. STEWART M, et al. Medicina centrada na pessoa: transformando o método clínico. Tradução: Anelise Burmeister, Sandra Maria Mallmann da Rosa; revisão técnica: José Mauro Ceratti Lopes. 3.ed. Porto Alegre: Artmed, 2017. p.4.
13. STUART MR, LIEBERMAN JA. The BATHE technique: Key to making your practice patient-centered in The Fifteen Minute Hour- Efficient and Effective Patient-Centered Consultation Skills. 6.ed. New York: CRC Press, 2019. p.1, 4, 8.
14. WONCA. Family doctors' role in providing non-drug interventions (NDIs) for common mental health disorders in primary care. 2017. Disponível em: http://www.globalfamilydoctor.com/site/DefaultSite/filesystem/documents/Groups/Mental%20Health/WPMH%20role%20of%20FPs%20in%20non%20drug%20interventions.pdf. Acesso em: 2 jan. 2021.
15. WONCA. Por que precisamos de um grupo de trabalho em saúde mental; 2018. Disponível em: https://www.globalfamilydoctor.com/groups/WorkingParties/MentalHealth3.aspx Acesso em 7/1/2021.

5
Técnicas para abordagem familiar

> "O funcionamento familiar está relacionado à habilidade em lidar com eventos estressores e superá-los de forma saudável"
> (MCCUBBIN & MCCUBBIN, 1996).

 Ao final deste capítulo você deverá:

- Compreender uma entrevista familiar.
- Saber como realizar uma entrevista de forma segura.
- Sentir-se estimulado e apto a fazer uma entrevista familiar.

INTRODUÇÃO

Trabalhar com famílias exige a aquisição de ferramentas de abordagem e conhecimentos específicos, além do desenvolvimento das habilidades de observação, comunicação, intuição, intervenção e capacidade de trabalhar em equipe.

A importância de ter a família presente física ou emocionalmente na consulta ocorre pela necessidade de auxiliar o profissional da atenção primária à saúde (APS) a entender o paciente como uma pessoa no seu contexto, com a comunicação e a cultura que lhe conferem singularidade. Isso permite vê-lo de uma maneira mais integral e, independentemente de estar ou não acompanhado de seus familiares, é possível fazer uma abordagem orientada na família. Dessa forma, o profissional deverá considerar a percepção do paciente sobre o seu adoecimento e entender como a família compreende o problema, qual a percepção que tem sobre ele, suas crenças e o impacto que esse parecer/diagnóstico terá em suas vidas.

Na APS, é desejado que o profissional que realiza o cuidado possa intervir ajudando as famílias a identificarem suas preocupações nas seguintes situações:

- Quando existe a vontade de entender a situação.
- Para identificar necessidades e montar um plano de acompanhamento.
- Na avaliação da demanda da pessoa ou da família.
- Para o conhecimento/entendimento da forma de expressão das situações de seus possíveis sentimentos, conflitos, riscos e potencialidades relacionadas ao motivo da busca pelo serviço de saúde.
- Conhecer e tecer possibilidades na criação da rede de apoio.
- No estabelecimento de um planejamento do cuidado, de forma a atingir a melhor condição de conforto para a pessoa e sua rede de apoio.

Perguntas importantes:

- **Preciso sempre chamar a família?** Não, mas algumas vezes é essencial.
- **Quando devo solicitar a presença da família? É necessário solicitar em situações** em que é preciso confirmar um entendimento, ter uma outra visão sobre o problema ou para ser auxiliado na compreensão da situação.
- **Quem vem à consulta?** Todos estão convidados, desde que sejam significativos para a pessoa, família, instituição ou grupo que nos procura, ou que participem da situação a ser trabalhada na opinião de quem trouxe a demanda e do profissional que fará o atendimento.
- **Precisa que todos venham juntos?** Não é necessário. É possível fazer uma consulta inicial, que geralmente é por demanda específica, aguda, inespecífica ou por encaminhamento de um membro da equipe e, após identificar o problema/demanda, montar uma proposta de participação com pessoas significativas.
- **Quando não convidar para a primeira consulta?** Quando existe conflito explícito ou violência. Se o familiar se nega antes do contato com o profissional. Quando existe risco de violência para o profissional de saúde.

Objetivos da consulta com o(s) familiar(es) segundo Canevaro (2010):

- Enriquecer a compreensão, mediar (obter) uma informação exata da situação presente e da história da pessoa.
- Oferecer diferentes versões sobre o fato, permitindo uma maior complexidade e relativizando outras versões apresentadas.
- Revelar segredos insuspeitados.
- Monitorar a evolução clínica do acompanhamento.

- Clarear mal-entendidos.
- Permitir reconciliação.
- Corrigir distorções e/ou confirmar fantasia das pessoas (pacientes).
- Compreender a parentalidade e adequar a visão sobre eles de forma a permitir uma aproximação intergeracional.
- Favorecer um encontro emocional que alimenta o afeto e a confirmação de si mesmo, levando a diferenciação e a realização dos objetivos existenciais das pessoas que nos procuram.

> **DICA: O QUE FAZER QUANDO A FAMÍLIA NÃO ACEITA PARTICIPAR?**
> - Oriente o convite para evitar negativas.
> - Diga sempre que é para contribuir com a pessoa.
> - Convide primeiro quem tem menos conflito.
> - Convide quem possa ser portador de segredos.
> - Use a negativa para entender a resposta ao convite.

CONCEITOS FUNDAMENTAIS

Entrevista

O encontro terapêutico é o que denominamos entrevista. Composto por um ou mais profissionais, o paciente e pessoas significativas, sejam elas familiares ou não. Muitas vezes, esse é um encontro muito planejado, que exigiu da pessoa (ou da família) que procura atendimento um processo longo, de muita reflexão, tentativas de resolver o problema, superação, impotência, sofrimento, mudanças na vida, de pessoas, adições e, principalmente, de um sentimento de que fracassou e necessita de ajuda. Ao mesmo tempo, existe uma série de expectativas e esperanças depositadas nesse encontro, já que esse processo começou antes mesmo da marcação da consulta.

Ao iniciar a entrevista, devemos construir, de forma compartilhada, com a pessoa ou família, os objetivos da entrevista.

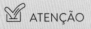

> **ATENÇÃO**
> A comunicação e o comportamento são indissociáveis. Procure ter uma comunicação clara e simétrica a fim de permitir o compartilhamento e a responsabilidade pela entrevista.

Por que fazer entrevista

Objetivos da abordagem

Segundo Liotti y La Rosa (1991):

"Um de seus propósitos é facilitar o desenvolvimento da consciência reflexiva das regras que orientam o comportamento de alguém e das pessoas com quem se mantém relações significativas."

É muito claro que, apesar de a definição do problema ser compartilhada, existem particularidades inerentes ao processo terapêutico que devem ser trabalhadas com respeito e priorização.

Objetivos

- Restabelecer papéis e funções.
- Auxiliar a pessoa a restabelecer sua autonomia e seu projeto existencial.
- Promover nutrição afetiva e restabelecimento de relações seguras no núcleo familiar.
- Construir rede de apoio.

Objetivos do paciente
- Alívio do sintoma.
- Certificação da forma como vem trabalhando com o problema.
- Elaboração de um projeto pessoal.
- Criar vínculos significativos.

Objetivos do profissional
- Definir com a pessoa se ela está em condição confortável consigo mesma para as trocas a serem feitas em uma entrevista ampliada.
- Melhorar e clarear a comunicação na família.
- Facilitar a expressão de afetos.
- Auxiliar a pessoa a adequar a necessidade para poder elencar prioridades.
- Melhorar a capacidade de modular as emoções frente às situações difíceis e criar resiliência.

> ### ☑ ATENÇÃO
>
> Sempre chame quem da família você considerar importante ter na consulta, e faça-o o mais breve possível. Isso evita distúrbios de comunicação entre o paciente, você e a família.

DISSECAR O PROBLEMA E DOMINAR A SITUAÇÃO

Agora que você já sabe o que é uma entrevista e quando ela é utilizada, você aprenderá, passo a passo, como ela deve ser feita para obter resultados eficientes.

Momento pré-sessão

- Escolha um lugar de atendimento onde você tenha segurança e o domínio do ambiente.
- Coloque-se confortável.
- Revise o prontuário, anotações e encaminhamento se houver.

Encontro com a família

Apresentação

Receba o paciente e a sua família, agradeça-os por terem aceitado a participação e convide-os a sentar. Nesse momento, observe a disposição das pessoas na sala, como se organizam, quem é próximo de quem, se alguém comanda, por exemplo.

Apresente-se e, se tiver colegas na sala, peça que também o façam. Em seguida, solicite que todos se apresentem e observe como fazem: se usam os nomes, a função, o papel na família, ou adjetivam alguém.

Faça as combinações para o encontro

- Oriente as pessoas a falarem uma de cada vez e sempre na primeira pessoa.
- Estabeleça o tema do encontro.
- Combine o tempo de duração.

Entendimento da situação

- Comece perguntando se sabem por que foram convidados, quem os convidou, como e o porquê.
- Peça que cada um diga o que pensa sobre o que está acontecendo.
- Após ouvir a todos, faça uma síntese.
- Confirme se seu entendimento está correto.
- Elenque as situações que apareceram.
- Convide-os a elegerem o problema a ser trabalhado.

Definição do problema

A relação profissional-paciente tem a tarefa de compartilhar o problema e de resolvê-lo, de forma a diminuir o sofrimento, ampliar a visão sobre ele e criar possibilidades e estratégias para enfrentá-lo.

É nessa fase da entrevista que vai ser construído o vínculo terapêutico, por meio do acolhimento, da atenção, da curiosidade, da comunicação clara e da empatia.

Para definir o problema, por meio de perguntas, o profissional de saúde auxilia o paciente a reconhecer e definir os limites do problema. Exemplos de perguntas que podem ser utilizadas nessa tarefa:

- Vocês acham que têm algum problema?
- O que é para você(s) o problema?
- Por que isso que está ocorrendo é um problema?
- Quem tem esse problema?
- Para quem é problema e por quê?
- Como começou?
- Por que agora é problema?
- O que você(s) já fez para resolvê-lo?

TÉCNICAS PARA UTILIZAR NA ENTREVISTA

Sabendo da necessidade de ser realizada a abordagem familiar e uma vez definido o problema, é necessária a intervenção eficaz. Para isso, apresentaremos técnicas que auxiliam o profissional a mudar o olhar, de linear a circular e sistêmico, com foco na integração do processo da dinâmica do funcionamento familiar.

Este talvez seja o momento de maior apreensão para o profissional de APS, já que o treinamento que recebeu na sua formação, na maior parte do tempo, é para um entendimento linear, de causa e efeito. A abordagem familiar promove mudança, porque nela o profissional não faz essa leitura e, portanto, não irá atribuir julgamento ao comportamento das pessoas.

A interação com o paciente e sua família permite uma troca de impressões que orientam e regulam as intervenções (ações), atribuindo significados aos comportamentos e sensações que serão traduzidos e ratificados no encontro.

Se o profissional tem a participação de todos, passa a possuir a vantagem da interação e do relacionamento para a contextualização e posterior construção do planejamento e adesão ao acompanhamento terapêutico.

Existem várias técnicas a serem usadas em uma entrevista de abordagem familiar. Optamos por trabalhar com algumas, que podem ser usadas em entrevistas feitas por profissionais da APS que tenham como objetivo a intervenção sistêmica para a abordagem familiar. Usamos uma divisão de técnicas que nos parece mais adequada ao uso em APS e acrescentamos técnicas descritas pelos terapeutas familiares Minuchin e Fishman (1990).

Contextualização

É realizada no início da consulta, quando é feita uma apresentação de leituras pessoais sobre o momento e o motivo de estarem ali. É uma etapa difícil da consulta, pois deve ser orientada para uma hipótese da compreensão dinâmica do processo.

Exemplos de como fazer:

- "Vamos nos apresentar? Eu sou..."
- "De onde são?"
- "Vocês estudam?"
- "Vocês trabalham?"
- "Vou fazer uns desenhos chamados genograma e ecomapa para entender melhor o parentesco, um pouco das relações de vocês e onde e com quem vocês se relacionam, tudo bem?"

Na contextualização, obtemos as informações, organizamos, sintetizamos e fazemos um levantamento de hipóteses para fazer uma intervenção.

Fronteiras (ou limites)

É a técnica que delimita os espaços individuais e os subsistemas parental e fraternal. É na observação das fronteiras que diagnosticamos o tipo de família, as alianças, as coalizões, as díades e a intensidade das relações. Muitas vezes, a técnica serve para ajudá-los a visualizarem a delimitação existente entre os subsistemas.

- Situação-problema: vem à consulta o casal Silva e a filha Luiza, de 8 anos. Durante a consulta, o profissional pergunta aos pais como eles estão em relação a mudar de emprego e de cidade e, então, Luiza passa a responder. Coloca o desgosto da mãe em sair do emprego e dos amigos que ela (Luiza) vai deixar lá. A mãe não fala e o pai passa a falar com a filha sobre o problema, discute as vantagens e desvantagens da mudança.
- Intervenção: dar voz à mãe, acolher Luiza e mostrar que os pais devem decidir pela melhor opção para as condições da família no momento.
- Exemplo: "Acho que o seu Paulo disse para a Luiza o que pensa sobre a mudança; e a senhora, o que pensa sobre isso?"

Dramatização

Nessa técnica, o profissional pede à família para que demonstrem como fazem, como conversam, como ouvem, como discutem e, dessa forma, facilitam a intervenção terapêutica.

Os membros da família param a queixa no encontro e tentam descrever, comentar e explicar ao profissional como a "queixa, briga, discussão" ocorreria em casa. Isto delimita o montante e a qualidade da informação. Quando o profissional consegue que os membros da família interatuem, discutindo alguns dos problemas que consideram disfuncionais e negociando acordos e desacordos, isso desencadeia uma série de sequências que escapam ao controle deles. A técnica coloca-os na situação e, aos poucos, a dinâmica habitual acaba por prevalecer, evidenciando-se o que ocorre fora da entrevista, possibilitando a intervenção.

Focalização

É a seleção e organização dos relatos descritos pela família, em que a abordagem deve conferir sentido e, ao mesmo tempo, promover mudança. O profissional, após ouvir a história, vai colocar em relevo as prioridades, que serão o objeto "foco" da intervenção.

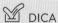 DICA

Cuidado para não perder o foco e não misturar prioridades. Quando temos muitas prioridades, não temos um foco de intervenção.

Exemplo:

- Situação-problema: a família Costa tem muitos problemas, como alcoolismo, depressão, desemprego, violência e não adesão ao tratamento.
- Intervenção: todos os problemas são significativos e estão, de certa forma interligados, mas o foco será a violência, já que só é possível trabalhar os outros problemas se a violência estiver contida.

Reenquadramento

No contexto da família, habitualmente as experiências são rotuladas de maneira "apropriada" para que se harmonizem às verdades familiares – são os enquadramentos. Dessa forma, a cada membro da família é definido um papel: o responsável, o criativo, o inadequado etc. O uso desses rótulos incrementa a homeostase familiar.

No reenquadramento, a tarefa do profissional é convencer os membros da família de que o mapa da realidade pode ser ampliado e modificado, dando a ela um novo significado. O reenquadrar permite sair de uma condição neurótica imobilizadora para uma condição permeável à intervenção.

Exemplo:

- Situação-problema: Paulo, 13 anos, é o quinto filho de uma mãe solteira, usuária de drogas com HIV e pai biológico desconhecido. Sua mãe biológica (Maria) fez pré-natal e, após o parto, doou o menino a uma amiga do colégio. Hoje elas possuem uma relação mais distante, mas que é o referencial de Maria de uma pessoa boa, leal e que venceu na vida. Paulo apresenta hiperatividade, é agressivo na escola e foi encaminhado para avaliação. Na consulta, refere que é assim porque ninguém gosta dele, fala da revolta de a mãe tê-lo dado à Regina e de seus irmãos terem ficado com ela.
- Intervenção: no reenquadramento, podemos trabalhar com a perspectiva de que Maria queria o melhor para ele, cuidou dele na gestação e que, provavelmente, pensou que essa atitude possibilitaria um futuro melhor, com mais conforto e oportunidades. Além disso, Regina era uma pessoa em quem Maria confiava, que gostava muito e que pode ter pensado que seria melhor para ele dessa forma. O fato não mudou, ele foi dado em adoção, mas o motivo pode ser revisto, olhado por outro ângulo.

Espontaneidade

A abordagem familiar requer o uso de si mesmo. O profissional deve fazer parte do sistema, respondendo às circunstâncias de acordo com as regras deste. Ainda, deve fazer o reconhecimento dos sentimentos que lhe são provocados, pois estes serão ferramentas de trabalho.

- Situação-problema: na entrevista o profissional percebe que perdeu o foco, está distraído.
- Intervenção: colocar como está se sentindo e perguntar a eles se conhecem esse sentimento.
- Exemplo: "Estou me sentindo... na vida em família; vocês se sentem como estou me sentindo agora?"

Coparticipação

Coparticipar com uma família é mais uma atitude que uma técnica. É deixar a família saber que você (profissional) os compreende e está trabalhando com os mesmos objetivos que eles.

Planejamento

Consiste no profissional conjecturar com e sobre a família para abrir possibilidades no enfoque terapêutico. Isso pode ocorrer quando se leva em consideração o ciclo vital, as características estruturais das famílias, o genograma, o ecomapa e a rede de apoio na construção de um plano de intervenção diagnóstica, terapêutica e de reestruturação da rede de relações e de apoio familiar.

Mudança

O objetivo é desafiar os aspectos disfuncionais da homeostase familiar. Varia conforme a concepção teórica do profissional. Por exemplo, Whitaker, que é um terapeuta familiar, vê a família como um sistema no qual cada membro deve ser mudado individualmente para modificar o todo. Consequentemente, ele desafia cada membro da família. Para provocar mudança, ele faz intervenções que, por vezes, são desconcertantes. O uso do humor, a abordagem indireta, a sedução, a indignação, o processo primário, o tédio e, ainda, o adormecer são usados como instrumentos poderosos para a mudança, seja pelo contato ou pelo desafio.

Na abordagem familiar, quando existe um entendimento de que devemos promover uma mudança, é necessário fazer uma intervenção estratégica como, por exemplo, promover a mudança do paciente identificado. Isso desencadeará uma alteração em todo o sistema, porque um era o portador do sintoma para proteger a família de uma situação de estresse.

- Situação-problema: o paciente é Beto, adulto, 30 anos, profissional liberal, mora com os pais e a irmã, de 27 anos. É alcoólatra, drogado, violento com familiares e no círculo social. Nega-se a fazer tratamento das adições e não aceita morar sozinho. Ele está em uma posição inferior em relação aos membros da família que cuidam dele, porém, está em uma posição superior (confortável), não melhorando e ficando sob seus cuidados.
- Intervenção: a técnica deve desafiar a organização do sintoma de forma a fragilizá-lo e, com isso, abrir a possibilidade de tratamento.
- Exemplo: a técnica a ser usada é, por exemplo, promover a saída dos outros membros da família, para que ele precise adquirir autonomia.

Reestruturação

A abordagem estrutural considera a família como um organismo: um sistema complexo que funciona mal. O profissional, ao fazer a reestruturação, desestabiliza a homeostase existente, criando crises que levam ao desenvolvimento de uma organização melhor para o seu funcionamento. Por meio da estrutura, a abordagem familiar desafia o sintoma no sentido de realinhar papéis e funções da família.

Por exemplo, em uma família com um casal e dois filhos, as decisões sobre o orçamento familiar, o lazer e a educação são assumidas pela mãe e pela filha mais velha. O objetivo é avaliar se a filha exerce o papel e a função do pai em vários momentos. Quem está ocupando o lugar da filha?

As técnicas que desafiam a estrutura da família são:

- **Fronteiras:** as técnicas de fixação de fronteiras regulam a permeabilidade das fronteiras separando subsistemas; são designadas para mudar a participação dos membros de diferentes níveis do sistema familiar.
- **Desequilíbrio:** o objetivo é mudar a hierarquia das pessoas dentro de um sistema.
- **Complementariedade:** essa técnica desafia o conceito de hierarquia linear. A visão da pessoa é diferente da visão da família, mas precisamos da coexistência de ambas para termos a visão do todo.

Paradoxos

Intervenções diretas, baseadas na concordância

São entendidos os conselhos (aconselhamentos), as sugestões, as interpretações e as tarefas que são destinados a serem tomados literalmente e seguidos como prescritos. Seu objetivo é modificar de maneira direta regras ou papéis da família. São dadas com a expectativa de que serão seguidas e por isso mesmo usadas quando se sente que a família responderá a elas.

Intervenções paradoxais, baseadas no desafio

São aquelas que, quando seguidas, cumprirão o oposto do que aparentemente se parece pretender. Seu êxito depende do desafio da família às instruções do profissional ou que se obedeça a elas ao ponto do absurdo do retrocesso no seu funcionamento.

Exemplo:

- Situação-problema: o casal dorme em camas separadas e a mãe dorme com a filha mais velha (8 anos), porque ela refere que tem medo. Nega-se a dormir no quarto da outra irmã e só aceita a mãe.
- Intervenção: se o entendimento é por medo e, se for, de que é? Quem sabe então por 1 semana toda a família dorme junto para se proteger. Com isso, aparecem os motivos de por que a mãe, por que no quarto dela e por que então não proteger o resto da família.

Forças

As famílias que procuram atendimento apresentam uma história, uma cultura e um grupo de valores que desconhecemos. Na abordagem familiar, é essencial a curiosidade sobre o contexto atual e a história das famílias. A partir desse conhecimento, vamos levantar potencialidades e legitimar as forças saudáveis existentes, que irão fortalecer a autoestima da família e servirão de alavanca para a intervenção.

Por muitos anos, profissionais bem formados e com boas intenções foram treinados a diagnosticar e avaliar vulnerabilidade, risco pessoal e familiar e, com isso, caracterizam famílias por riscos. Com o aprofundamento do conhecimento sobre pessoas e famílias em diferentes contextos (miséria, migrações, gênero, nacionalidades, etnia etc.) e um reconhecimento das diversidades como tal, sem patologizar, adquirimos potencialidades diversas.

Hoje, o processo terapêutico deve estar integrado ao contexto de quem procura atendimento e com o objetivo de conhecer e reconhecer diferenças para potencializar pontos positivos, resiliência, cultura, capacidade de adaptação, afeto e comunicação como elementos essenciais na construção de uma proposta de tratamento ou acompanhamento de pessoas e famílias.

Exemplo:

- Situação-problema: a família Peña, composta de um casal e seus três filhos, chegou da Venezuela há 6 meses e deseja iniciar acompanhamento na UBS de referência na zona norte de Porto Alegre. O motivo inicial do acompanhamento é que a mãe, Sra. Maria P., 56 anos, está muito deprimida desde que se mudou para o Brasil. Refere que veio para o Brasil porque o Sr. Ramiro P. tem insuficiência renal crônica e necessita de transplante, tendo enfrentado dificuldades com o sistema de saúde do seu país. Na consulta de família vieram o casal e a filha mais nova (Isabel, 15 anos). Os outros filhos estão trabalhando (Lúcia e Mário), ambos trabalham no comércio próximo e Mário está fazendo curso de administração à noite. Quando perguntados sobre o que faziam no seu país, D. Maria sorri e diz que Ramiro é advogado e aqui está trabalhando como frentista, e que ela é professora, mas está desempregada. Relatam que estão adaptados no Brasil e, apesar das dificuldades, não desejam retornar à Venezuela. No seguimento, comentam a importância do trabalho e da independência financeira para a família, e D. Maria coloca que muito da depressão foi desencadeada por não conseguir emprego e se sentir um peso no orçamento familiar.
- Intervenção: o profissional deve reconhecer os valores familiares apresentados e pode trazer outros à consulta, tais como a cumplicidade, a resiliência e o afeto entre os membros da família. Dessa forma, diminui-se o foco do orçamento familiar e passa-se a solicitar a ajuda da família para auxiliar D. Maria a se inserir profissionalmente. Isabel colocou-se à disposição para procurar algo na internet e o marido ficou curioso com a possibilidade de buscar ajuda no serviço de auxílio a imigrantes, onde podem ter e dar aulas, cursos e fazer tradução.

CRIAR UM PLANO DE AÇÃO

Uma vez que tenha sido realizada a intervenção, o profissional deve criar, juntamente com a família, um plano de seguimento, observando os seguintes aspectos:

- O plano de intervenção deve ser compreensível e coerente com a definição do problema.
- O plano deve ser construído de forma clara e sintética.

- Deve-se elencar prioridades.
- Deve ter um escalonamento de curto, médio e longo prazos.
- Definir tarefas e responsabilidades.
- Criar rede de apoio.
- Evitar o isolamento social.
- Propor avaliação e revisão do plano.

Acompanhar a execução do plano de ação

Após a consulta, a família sai com um plano de ação claro e objetivo, mas não necessariamente ele se manterá funcional ao longo do tempo. Por isso, é importante marcar um novo encontro, possibilitando que o profissional faça com ela a avaliação dos objetivos criados e o reajuste conforme a necessidade. Nesse momento, deve-se:

- Avaliar se os objetivos e expectativas foram alcançados.
- Levantar novas necessidades.
- Estabelecer um novo foco se a proposta for continuar o processo.
- Avaliar quem pode ajudar, e se seguir ou passar para outro tipo de intervenção.
- Encaminhar ou dar alta.

CUIDADOS ESPECIAIS NA COMUNICAÇÃO REMOTA

Na consulta remota, o profissional deve ter acesso a uma câmera e nunca fazer a consulta com uma parte da família sem que isso seja acordado pelo grupo familiar previamente. Evite conversas pessoais para não ficar identificado como aliado ou portador de segredos.

REFERÊNCIAS

1. ASEN E, TOMSON D, YOUNG V, et al. Dez minutos para família: intervenções sistêmicas em atenção primária à saúde. Souza PM (trad.). Porto Alegre: Artmed, 2012.
2. CANEVARO A. Terapia individual sistémica con la participacion de familiares significativos. Cuando vuelan los cormoranes. Madrid: Ediciones Morata; 2010.
3. FISCB R, SCHLANKER K. Brief therapy with intimidating cases. Changing the unehangeabl. Ferrer I (trad.). 2.ed. Barcelona: Herder; 2012.
4. MCCUBBIN M, MCCUBBIN H. Resiliency in families: a conceptual model of family adjustment and adaptation in response to stress and crises. In: McCubbin HI, Thompson AI, McCubbin M (eds.). Family assessment: Resiliency, coping and adaptation. Madison, WI: University of Wisconsin Publishers; 1996. p.1-64.

5. MCGOLDRICK M, GERSON R, PETRY S. Genograms: assessment and intervention. 3.ed. New York: W.W. Norton & Company; 2008.
6. MINUCHIN S, FISHMAN HC. Técnicas de terapia familiar. Porto Alegre: Artes Médicas, 1990.
7. Organização Mundial da Saúde (OMS), War Trauma Foundation e Visão Global Internacional. Primeiros Cuidados Psicológicos: guia para trabalhadores de campo. Genebra: OMS; 2015.
8. SLUZKI C. A rede social na prática sistêmica. São Paulo: Casa do Psicólogo, 1997.
9. MCDANIEL SH, CAMPBELL TL, HEPWORTH J, LORENZ A. 2.ed. Family - Oriented Primary Care. New York: Springer; 2005.
10. VON SYDOW K, BEHER S, SCHWEITZER J, RETZLAFF R. The efficacy of systemic therapy with adult patients: a meta-content analysis of 38 randomized controlled trials. Fam Process. 2010;49(4):457-85.
11. WALSH F. Fortalecendo a resiliência familiar. São Paulo: Roca; 2005.

6
Técnicas de abordagem para uma consulta rápida em saúde mental

> "Não pense por muito tempo, faça. Mas não faça por muito tempo, pense."
> Confúcio

 Ao final deste capítulo você deverá:

- Dar importância a uma consulta emocional.
- Detectar a necessidade de uma consulta rápida.
- Saber como escolher o foco de abordagem.
- Conhecer técnicas que abreviam o tempo de consulta.
- Conhecer técnicas que introduzem abordagem emocional.

INTRODUÇÃO

Parece difícil conjugar qualidade de uma consulta com uma abordagem rápida, assim como expressar afetos de maneira veloz, mas o cotidiano da atenção primária à saúde (APS) é uma "caixinha de surpresas", sempre apresentando algo inusitado e diferente. Mediante tantas necessidades que se apresentam, a realização de uma consulta rápida em saúde mental se faz necessária.

A consulta rápida não se restringe a situações de emergência. Nesse caso, os riscos sobre a saúde vão direcionar a velocidade e as técnicas que beneficiam o cuidado. Excluindo o atendimento de emergência, a maior parte da atenção e tratamento na APS deve ocorrer por meio do compartilhamento do poder entre profissional e paciente, e a tomada de decisão vai considerar mediações de maior e menor risco, custo e grau de complexidade. Entretanto, a atuação dos profissionais ainda pode ser "oportunista", no sentido de viabilizar a resolução de problemas expressos ou não, e como Stewart et al. (2017, p.15) referem: "às vezes, as expectativas das pessoas são muito claras e diretas. (...) Logo, nem sempre é essencial explorar com profundidade a percepção de sua saúde ou a experiência de doença da pessoa." O importante é definir a necessidade que se apresenta, trazida de forma explícita pela pessoa, percebida como o problema ideal para ser abordado ou reconhecida pelo profissional como algo que fará a diferença no contexto da situação.

Sendo assim, neste capítulo é considerada consulta rápida em saúde mental, um momento em que foram abordadas as emoções das pessoas de forma intencional, encurtando tempos de consulta e facilitando manejos. As técnicas são ferramentas facilitadoras que promovem o acesso rápido para a definição do que seja o problema, assim como ações que diminuam o impasse terapêutico.

Omer (1997, p.11) refere que: "o impasse prolongado provavelmente é a provação mais dura e mais onipresente da psicoterapia." O impasse descrito por ele trata-se do questionamento sobre qual abordagem seria de melhor ajuda para desencadear uma evolução terapêutica que possa estar estagnada.

O objetivo deste capítulo é colocar em evidência técnicas que facilitem acessar de forma rápida as emoções das pessoas, abreviar tempos de consulta e nortear uma abordagem emocional.

Perguntas-chave para o entendimento:

- Como iniciar uma abordagem emocional?
- Como é possível realizar uma consulta rápida simultaneamente a uma abordagem emocional?
- Como escolher um foco de abordagem?
- Quais variáveis afetam o cenário de intervenção?

CONCEITOS FUNDAMENTAIS

As emoções desempenham um papel essencial na promoção do bem-estar psicológico e de adaptação às condições de vida que podem gerar maior sobrevivência (VASCO, 2013). Sabendo-se que até 60% de todas as consultas em APS carregam algum sofrimento mental ou contêm importantes questões psicológicas (ASEN et al., 2012), trabalhar em APS direciona os profissionais para a necessidade de ter forte domínio em saúde emocional.

A abordagem emocional é a base da consulta em APS, ela mostra além da pessoa que veio consultar, identifica o contexto e as diversas possibilidades de emoções que esses contextos geram. Pensar nessa abordagem é pensar sistemicamente. É priorizar as conexões que envolvem a vida das pessoas, das famílias, das comunidades e das suas culturas, compreendendo o caminho que origina o estresse das pessoas e não somente seus resultados.

A abordagem emocional que facilita a saúde mental é aquela que o profissional, além de descrever os sintomas trazidos, coloca-os dentro do contexto do paciente e identifica a situação de estresse que está fazendo parte da história da doença atual. Habitualmente, a forma organizada de descrever o registro clínico é pelo SOAP (dados **S**ubjetivos, dados **O**bjetivos da consulta, como exame físico, a **A**valiação e o **P**lano terapêutico). O conceito ampliado e emocional do SOAP é incluir o "BATHE".

O acrônimo "BATHE" é a técnica que vai permitir que se defina e avalie qual o sintoma ou afeto predominante. Essa técnica parte do princípio de que você não sabe, inicialmente, sobre a vida, o contexto do paciente e a queixa principal não é realmente abordada. O acrônimo "BATHE" também pode ser compreendido como um teste de "*screening*" para os problemas emocionais. O "**B**" (*Background*) representa: "O que está acontecendo em sua vida?". Designa o contexto de vida do paciente. O "**A**" (*Affect*) representa o afeto: "Como você se sente a respeito disso? Ou como isso faz você se sentir?". O "**T**" (*Trouble*) define qual é o problema mais importante. Ajuda tanto o profissional quanto o paciente a focar no problema: "Qual dos problemas é o mais importante?". O "**H**" (*Handling*) representa como a pessoa está lidando com a situação: "Como você está lidando com isso?". O "**E**" (*Empathy*) representa a empatia expressada pelo profissional: "Isso deve ser muito difícil para você"; a empatia confirma ao paciente que o afeto expressado por ele, além de ser compreendido, está adequado para aquela circunstância (STUART e LIEBERMAN, 2019).

O melhor momento para o "BATHE" ser empregado é no início de cada encontro. O que torna ágil a consulta é definir qual o problema real que carrega a maior preocupação. Isso ajuda o paciente a entrar em contato com o significado da situação, pois exige que pare e pense. Segundo Stuart e Lieberman (2019, p.6), "muitas pessoas não refletem muito sobre si mesmas sem algum treinamento". Definir o problema é a situação mais importante e, sem dúvida, isso reduz o tempo de consulta.

Realizar a técnica "BATHE" no início de cada consulta, além de facilitar a resposta emocional, ajuda a estruturar uma intervenção psicoterapêutica eficaz e eficiente em cada encontro.

Focar um problema de cada vez também é uma estratégia eficaz que diminui o tempo de consulta, a sobrecarga emocional sobre o profissional e sobre o paciente, além de direcionar trabalhos futuros.

Outra maneira de escolher o foco de atuação é buscar situações de vulnerabilidade. O levantamento das vulnerabilidades exige conhecer o contexto da vida do paciente e utilizar o conhecimento sobre o ciclo de vida familiar.

O conceito de ciclo de vida familiar, segundo Carter e McGoldrick (1995, p.8-9), é compreendido como um olhar sobre a família passando por várias fases de desenvolvimento e mudança ao longo do tempo. Para Andolfi (2003, p 45):

> "A família é compreendida como um sistema que muda ao longo do tempo e o ciclo de vida da família é um modelo teórico de referência que enquadra o desenvolvimento espaço-temporal, através de certas fases evolutivas previsíveis. (...) a família passa por uma série de 'épocas', consistindo em um período de estabilidade e um período de transição."

O processo evolutivo que a família passa ao longo dos anos (seu ciclo de vida) delimita etapas nas quais ocorrerão eventos naturais de mudança e adaptação para que o sistema familiar se prepare para a próxima fase do ciclo. Como refere Asen et al. (2012, p. 130): "toda família passa por diferentes fases na sua vida, e cada nova fase apresenta um desafio à organização e ao equilíbrio."

Acredita-se que em cada fase há um processo de transição e vulnerabilidade, no qual os sintomas poderão aparecer, principalmente se houver interrupção no ciclo em andamento. Os momentos de crise são mais vulneráveis e essas crises podem ser previsíveis, já que se sabe que em cada cultura as etapas do ciclo de vida são semelhantes. Dessa forma, é possível prever possíveis vulnerabilidades classificando o momento do ciclo de vida que a pessoa e a família estão passando.

As crises também podem ocorrer de forma imprevisível. Estas são chamadas de crises acidentais, como morte não esperada, perda de emprego etc.

O ciclo de vida familiar fornece um modelo para acessar rapidamente as preocupações do indivíduo e da família (McDANIEL et al., 2005) e assim direcionar, ou não, a entrevista.

Outra técnica que encurta os tempos de consulta é realizar uma entrevista organizada. Esta fornece uma estrutura segura para as pessoas expressarem suas preocupações dentro de uma limitação de tempo de uma agenda ocupada de um profissional. Organizar uma entrevista significa ter objetivos que levarão em consideração o que é referido como sendo o mais importante para o paciente (McDANIEL et al., 2005) e, a partir daí, dissecar os afetos, distinguir quais prevalecem e que possam estar associados aos sintomas.

CENÁRIO DE INTERVENÇÃO

O primeiro passo para a abordagem em uma consulta, após a identificação, é determinar o motivo que traz o paciente. Idealmente, cada reclamação física ou subjetiva deve ser vista no contexto de vida total do paciente e de sua família. Isso facilita associar o sintoma com o que está acontecendo na vida do paciente, correlacionando com a doença atual.

Encorajar a pessoa a falar sem interrupções nos primeiros dois minutos de consulta, em geral, converte a resistência em colaboração.

Uma dica é: "reportar-se ao momento do ciclo de vida familiar e tentar compreender quais as tarefas e o processo emocional desta etapa do ciclo" (DIAS, 2019, p.290). O ciclo de vida familiar é uma excelente ferramenta de abordagem. Essa ferramenta auxilia a diagnosticar disfunções em geral. Em cada fase do ciclo, existe uma série de eventos esperados que impulsionam para a próxima fase e que podem estar tensionados e serem o motivo da consulta. Ter memorizadas as diversas etapas do ciclo de vida familiar pode encurtar o tempo de consulta, desde que a escolha da situação de vulnerabilidade seja definida pelo paciente.

Notificar as vulnerabilidades trazidas e questionar qual é a mais importante define o foco de atuação.

A partir da definição do foco de abordagem, começa-se a dissecar os sentimentos envolvidos.

IDENTIFICAR E DISSECAR O PROBLEMA

Existem algumas variáveis que afetam o cenário de intervenção, como situações de urgência, fatores constitucionais (sexo, idade do profissional e do paciente) e fatores externos como postura, mas a essência de uma consulta rápida é a definição do foco de abordagem, que pode ser gerado por meio do reconhecimento das vulnerabilidades, e a definição por parte do paciente sobre qual o problema mais importante.

Criar um ambiente em que a pessoa se sinta segura para expor seus anseios é fundamental para que os afetos possam ser expressados, assim como desenvolver uma comunicação clara, estabelecendo objetivos na entrevista.

Quando o paciente apresenta dificuldades em expressar os afetos, é de grande ajuda utilizar as hipóteses que o ciclo de vida familiar sugere como vulnerabilidade e abordar a partir daí.

Identificar recursos, suportes, redes, forças e planos bem-sucedidos é um facilitador para o desenvolvimento de saúde mental.

Reconhecer emoções expressas e esclarecer de maneira favorável os sentimentos que fundamentam a posição das pessoas facilita o processo de comunicação.

CONSIDERAÇÕES

A sequência de técnicas para uma consulta rápida pode seguir o seguinte modelo:

1. Identificação da pessoa que vem à consulta.
2. Geração de hipóteses com origem no ciclo de vida familiar.
3. Solicitação para o paciente de definição de problema mais relevante.
4. Dissecar afetos envolvidos e reconhecê-los.
5. Avaliar planos e soluções, assim como reforçar recursos.
6. Viabilizar possibilidades de retorno.

CUIDADOS ESPECIAIS NA COMUNICAÇÃO REMOTA

O principal cuidado a ser instituído é demonstrar por meio de comunicação clara a disposição em ouvir e sinalizar a atenção. Realizar a consulta *on-line* tem sido bastante comum e muitas pessoas se sentem mais à vontade, inclusive. Outras sentem como algo muito impessoal e que não é possível.

A melhor forma é expressar a organização da consulta e avaliar com o paciente, ou família, a possibilidade de adaptações. Tudo o que é expresso de maneira clara e compreensiva tem mais chance de sucesso contra a impessoalidade.

REFERÊNCIAS

1. ANDOLFI M. Manual de psicologia relacional: La dimensión familiar. Colombia: La Silueta; 2003. p.45.
2. ASEN Y, et al. Dez minutos para a família: intervenções sistêmicas em atenção primária à saúde. Souza SM (trad.); Lopes JMC (rev. téc.). Porto Alegre: Artmed; 2012. p.37, 130.
3. CARTER B, McGOLDRICK M. As mudanças do ciclo de vida familiar - Uma estrutura para a terapia familiar. Veronese MAV (trad.). 2.ed. Porto Alegre: Artes Médicas; 1995. p.8-9.
4. DIAS LC. Abordagem Familiar em Tratado de Medicina de Família e Comunidade -Princípios, formação e prática. Gusso G, Lopes JMC, Dias LC (orgs.). 2.ed. Porto Alegre: Artmed; 2019. p.290.
5. McDANIEL S, et al. Family-oriented primary care. 2.ed. New York: Springer; 2005.p.29, 76.
6. OMER H. Intervenções críticas em psicoterapia: do impasse ao início da mudança. Veronese MAV (trad.). Porto Alegre: Artes Médicas; 1997. p.11.
7. STEWART M, et al. Medicina centrada na pessoa: transformando o método clínico. Porto Alegre: Artmed; 2017. p.15.
8. STUART M, LIEBERMAN JÁ. The fifteen minute hour: efficient and effective patient - Centered consultation skills. 6.ed. Boca Raton: CRC Press; 2019. p. 3-4, 6.
9. VASCO AB. Sinto e penso, logo existo! Abordagem integrativa das emoções. In: Revista do Serviço de Psiquiatria do Hospital Prof. Doutor Fernando Fonseca, EPE. 2013. Disponível em: https://repositorio.hff.min-saude.pt/bitstream/10400.10/1100/1/Art3.pdf. Acesso em: 09 de junho de 2021.

7
Pequenas intervenções em saúde mental que funcionam

> "Famílias em crise muitas vezes parecem administrá-las de forma que você talvez não compreenda, e, às vezes de uma maneira que você não escolheria. As rotas pelas quais as pessoas navegam suas vidas são maravilhosamente variadas-isso é, em parte, o que faz da APS um cenário tão rico para trabalhar."
> (ASEN, 2012, p.215).

 Ao final deste capítulo você deverá:

- Reconhecer riscos potenciais e fazer intervenções em uma consulta usual de atenção primária,
- Adotar o objetivo de prevenção e intervenção sistêmica breve na abordagem de situações disfuncionais de saúde mental em períodos de crise previsíveis ao longo do ciclo de vida familiar. como: adultos jovens saindo de casa, formação de casal, gestação/adoção, casal com filhos pequenos, filhos na adolescência, casal de meia-idade e na terceira idade.
- Fazer perguntas pertinentes ao período do ciclo de vida da família de forma a abrir possibilidades diagnósticas e ampliar o diálogo.
- Avaliar a evolução do desenvolvimento da família ao longo do ciclo de vida e auxiliá-la no cumprimento adequado das etapas esperadas.

INTRODUÇÃO

Ao longo da vida, as famílias passam por uma série de eventos, alguns previsíveis e outros imprevisíveis, que constituem o ciclo de vida familiar. O tipo de evento e as características da competência em resolvê-los estão diretamente relacionados a como irão enfrentar a situação e se conseguirão passar de um estágio a outro da vida familiar. A prática de atenção primária à saúde (APS) tem mostrado que pequenas intervenções nesses momentos de crise auxiliam as pessoas e famílias a enfrentar crises com mais resiliência.

Todas as famílias têm crises e isso afeta de diferentes formas as pessoas. A reação familiar depende da interação e das relações entre seus membros. Algumas responderão à crise com afeto, segurança, equilíbrio e crescimento familiar, enquanto outras ficarão inseguras, ansiosas, deprimidas, desorganizadas e com a sensação de incapacidade. Essas famílias estão fragilizadas, vulneráveis e frequentemente chegam ao serviço de atenção primária por adoecimento físico e/ou psíquico de seus membros decorrentes do estresse da situação desencadeadora que enfrentam.

As famílias têm níveis de energia e de habilidade para enfrentar os desafios da vida, mas nas crises a reação familiar depende de diversos fatores como: o momento do ciclo de vida familiar, como se relacionam, o grau de independência e autonomia, a forma como passaram por outras crises, a cultura familiar em que estão inseridas e a resiliência pessoal e familiar.

Para conhecer as famílias na sua estrutura, seu momento de vida, suas relações, sua rede de apoio e a cultura intergeracional contamos com instrumentos simples e adequados à prática em APS.

Os instrumentos mais frequentemente utilizados pelas equipes multiprofissionais são: a entrevista, o genograma, o ciclo de vida e o ecomapa ou mapa de rede. Estes possuem a função de auxiliar na obtenção de informações, organização, compreensão, síntese e intervenção.

Ao planejarmos pequenas intervenções, na grande maioria das vezes estamos pensando na abordagem em crises. O ciclo vital por si só já é uma fonte de demanda das famílias, e em muitas delas o objetivo é auxiliar precocemente no desempenho de papéis e funções de forma a prevenir disfuncionalidades e sintomas. Outras situações de crise não previsíveis também respondem muito adequadamente a esse tipo de intervenção como: o luto, as separações, os divórcio, a violência, as situações de vulnerabilidade social, as adições e as migrações.

Quando não buscamos entender o momento da família e o contexto em que está inserida, não conseguimos fazer hipóteses diagnósticas e poderemos incorrer no erro de fazer intervenções não terapêuticas que, muitas vezes, podem perpetuar uma situação disfuncional.

CONCEITOS FUNDAMENTAIS

- Crise vital previsível: são as modificações esperadas que as famílias atravessam ao longo da vida familiar no enfrentamento de tensões adaptativas a novos desafios no desenvolvimento familiar. Por exemplo: o nascimento do primeiro filho, casal cujos filhos estão saindo de casa.
- Crise vital imprevisível: é uma situação não planejada com tensão e necessidade de adaptação sob pressão pelo novo, inesperado e com adaptação de

papéis, funções e um novo contexto. Por exemplo: morte precoce de filho, perda da renda familiar, catástrofes.

- Ciclo vital da família: é uma sequência de crises desenvolvimentais ao longo da vida familiar.
- Intergeracionalidade: transmissão da cultura familiar de uma geração a outra.
- Genograma: é um instrumento gráfico de representação da família extensiva, com várias gerações (geralmente três), com dados e relações que se estabelecem na família.
- Ecomapa: instrumento gráfico que representa a rede de apoio e as relações que estabelecem, constituindo o contexto no qual a família está inserida.

CENÁRIO DE INTERVENÇÃO

A sra. Lúcia, 57 anos, vem à consulta por apresentar cefaleia intensa e insônia desde que a família se mudou para um apartamento mais próximo do centro da cidade. Refere que nunca pensou em morar no centro, mas desde que ficou mais deprimida fica muito tempo em casa e acha que teria muita dificuldade para cuidar do jardim e das árvores frutíferas do pátio. Relata que "todos" estão trabalhando e ela não.

O médico de família que a atendeu percebeu que ela precisava falar um pouco mais e resolveu marcar uma consulta programada, explicou a ela que seria para conhecê-la melhor e também a sua família.

Recomendou que se ela quisesse poderia trazer fotos da família, porque ele iria fazer um genograma, e com isso poderia saber como funcionam.

Identificar o problema

Existem várias formas de identificar o problema e, para isso, o profissional deve usar os recursos que conhece e que são muito adequados em um atendimento de APS.

No cenário de intervenção relatado, faremos uma entrevista, usaremos o genograma e o ciclo de vida.

Passados 5 dias:

D. Lúcia chega no posto para a consulta com Dr. Pedro: "Vamos fazer aquele desenho que você disse na outra consulta? Como é mesmo o nome?"

Dr. Pedro: "É o Genograma. Vamos conversando desde o início da sua vida e eu vou montando o de vocês, enquanto conheço um pouco da família. Pode ser assim?"

D. Lúcia: "Sim, estou muito curiosa."

Dr. Pedro: "D. Lúcia, me apresente sua família e a de seus pais. Fale-me como é a família do seu Paulo. Quem é a sua família? O que faziam? Trabalham, estudam? Você tem irmãos? São de onde?"

D. Lúcia: "Eu sou de Pelotas, tenho 57 anos, não trabalho fora e o Paulo, meu marido, era de Rio Grande. Nos conhecemos em um aniversário na minha família, era uma festa de quinze anos da minha prima e ele foi convidado, porque o pai dela vai à cidade dele para levar peças de motores para o porto. Eles se conheceram no trabalho e meu tio brincou com ele que iria arrumar uma namorada para ele.

Na festa, fomos apresentados e logo começamos a namorar. Eu sou a filha mais velha de dois filhos (eu e meu irmão), o Paulo é 2 anos mais velho que eu. Meus pais tinham comércio e os pais dele tinham duas farmácias na cidade dele. Ele era filho único e bem mimado. A minha sogra passou tanto trabalho com meu sogro que bebia muito e acho que foi por isso que acabou muito agarrada com o Paulo.

No início do namoro foi difícil, meu pai tinha ciúme dele, não deixava a gente sair sozinhos e sempre trazia como problema o fato de sermos de religiões diferentes. Na minha época a gente só podia sair com os amigos. Eu já tinha terminado o 2º grau, trabalhava na loja e no porto como auxiliar administrativo.

Quando casamos foi muito difícil o começo, o Paulo passou a trabalhar com o pai dele, ficou gerenciando uma das farmácias, mas foi pior, ele trabalhava muito e ganhava menos que no porto.

Estávamos juntos há 3 anos quando engravidei da Ana Paula, que hoje tem 30; na época eu tinha 23 e o Paulo 25. Não planejamos a gestação, mas aceitamos em seguida. A família dele não gostou e acabou brigando com o Paulo. Só fizeram as pazes quando ela ia fazer 15 anos e eu já tinha a Rafaela, que hoje está com 22 anos. Nossas filhas moram conosco, mas a Ana já teve um relacionamento e tem uma filha de 8 anos, que é a minha alegria. Ela nunca ficou com o pai da Alice, mas nós ajudamos muito ela, eu sempre disse "deixa tudo comigo e vai estudar" e ela aproveitou, agora tem um namorado há 2 anos e estão montando o apartamento. Ela quer que a minha neta vá com ela, mas eu acho que ela deve começar o casamento e depois a Alice vai.

Sabe Dr., eu não consigo imaginar a casa sem elas e ainda mais que com a pandemia a Rafa tem vindo só no domingo para casa. Ela fica no namorado, que é mais perto do trabalho, e eles ficam trabalhando um bom tempo em casa.

O Paulo não se mete, para ele já está na hora de as filhas darem um jeito na vida e sempre diz que agora a preocupação é com os nossos pais, que já estão doentes. Na família dele todo mundo tem pressão alta e diabetes, na minha só meu pai tem problema, mas foi por causa do cigarro. Nossa! Eu falei tanto que cansei."

O GENOGRAMA

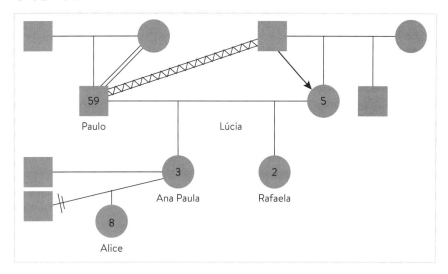

> ✅ **DICA**
>
> A família da D. Lúcia e Seu Paulo pode ser vista na linha horizontal (o casal e as filhas). O genograma tem quatro gerações (avós, tios, o casal Lúcia-Paulo, suas filhas e a neta).
> Usaremos o caso da família de Lúcia e Paulo para exemplificar possibilidades ao longo de todo o ciclo vital.

ADULTO JOVEM: SAINDO DE CASA

Dissecar o problema e dominar a situação

- Discuta a necessidade de autonomia e independência.
- Promova uma reflexão sobre o que é desejado.
- Pergunte sobre os planos pessoais e profissionais.
- Discuta os afetos presentes, a comunicação e as motivações da escolha do parceiro(a).
- Avalie se existem diferenças muito grandes entre eles na cultura, religião, condição socioeconômica e outras para pensar em como avaliar essas diferenças e a forma de enfrentá-las.

- Busque entender o contexto da saída de casa e como lidaram com os sentimentos.
- Procure entender como dividem poder, demonstram afeto e se comunicam.

Possibilidades

- Ajude o casal a conversar sobre as diferenças.
- Discuta o ciúme do pai e as expectativas de relacionamento.
- Trabalhe a dificuldade de separação do Paulo com a mãe.
- Converse sobre a autonomia e independência nesse momento.

Criar um plano de ação para tomada de decisões

- Ajude-os a lidar com o movimento de independência das famílias de origem.
- Fortaleça o vínculo do casal.
- Trabalhe nas expectativas do casal e deles com as famílias de origem.

FORMAÇÃO DE CASAL

Dissecar o problema e dominar a situação

- Esse momento é extremamente importante, pergunte sobre a história deles.
- Busque entender o contexto do início do relacionamento.
- Pergunte sobre os relacionamentos anteriores.
- Entenda como as famílias e amigos veem a relação.
- Questione sobre o que eles têm em comum e quais as diferenças.
- Pergunte como trabalham as diferenças entre eles.
- Priorize o conhecimento e o entendimento do contrato oculto da relação.

Possibilidades

- Discuta as expectativas com o casamento.
- Trabalhe a independência e autonomia do casal.
- Ajude-os na expressão dos sentimentos e na comunicação entre eles e deles com as famílias de origem.
- Conheça como pensam em incluir amigos e familiares na rede social do casal.

Criar um plano de ação para tomada de decisões

- Avalie a necessidade de autonomia e as expectativas com o trabalho do Paulo.
- Auxilie o Paulo a fazer a diferença entre a condição de filho e o trabalho.

GESTAÇÃO OU ADOÇÃO

Dissecar o problema e dominar a situação

O início da parentalidade é o momento em que a atuação do profissional de APS tem uma condição privilegiada para fazer prevenção em saúde mental. Esse é o momento em que todos os princípios da sua atuação serão ricos balizadores.

Integralidade, conhecimento longitudinal, abordagem centrada na pessoa, abordagem de família, acesso, excelência técnica e ser o(a) "advogado(a)" do paciente devem estar a serviço dessa nova família. Nessas situações:

- Lembre-se de que independentemente de ser filho biológico ou não, o processo de criação de um espaço para o filho na vida do casal é o mesmo.
- Busque informações para entender como foi a decisão de tornarem-se pais; se não houve a decisão, pergunte como está a aceitação do casal e de suas famílias.
- Pergunte sobre a decisão de manter a gestação: Quem quis? Como foi? Por quê?.
- Quando não há gestação, mas adoção, pergunte como foi a tomada de decisão, os motivos e se há outras adoções na família.
- Quando a gestação/adoção ainda não foi aceita, auxilie na reflexão sobre o momento pessoal individualmente e o momento do casal.
- Apoie a decisão e coloque-se à disposição para auxiliá-los nesse momento.
- Discuta com o casal sobre as expectativas em relação à condição de parentalidade.
- Trabalhe com o casal sobre o que é papel e função de pais e como trabalharão isso com suas famílias de origem.
- Facilite a conversa sobre como esperam a participação das famílias de origem nos cuidados com o bebê.
- Trabalhe com eles a importância da cooperação na gestação, amamentação e na chegada do bebê na família.
- Discuta a sexualidade na gestação e no início da parentalidade.

Possibilidades

- Discutir o porquê da não aceitação da gestação.
- Conversar sobre o impacto da gestação na vida do casal e nos planos individuais.

Criar um plano de ação para tomada de decisões

- Discutir como irão combinar a participação das famílias no cuidado com o bebê.
- Discutir divisão de tarefas nos cuidados com o bebê.
- Avaliar a necessidade de autonomia e cooperação.
- Reforçar o vínculo do casal.

FAMÍLIA COM FILHOS PEQUENOS

Dissecar o problema e dominar a situação

A família com filhos pequenos se caracteriza por uma expansão de papéis e funções de todos os membros da família nuclear e extensa. Ocorre uma mudança, esse é um momento de crise previsível e possível de ser trabalhado preventivamente.

- Quando a família chega ou na visita domiciliar, olhe atentamente o casal e avalie se parecem adequados, cansados, com olheiras, com cuidado pessoal ou não.
- Olhe o entorno e avalie se tem mais alguém participando do cuidado.
- Discuta com o casal como percebem o bebê.
- Pergunte como se sentem com as novas funções. Que dúvidas eles têm? Que preocupações?
- Questione sobre a amamentação ou alimentação do bebê.
- Descarte a possibilidade de negligência ou maus-tratos com o bebê ou com um dos pais.
- Avalie a possibilidade de depressão na mãe e no pai.
- Questione sobre a rede de apoio, perguntando quem está ajudando e de que forma.
- Reforce a necessidade de o pai e a mãe exercerem suas funções mesmo que precisem ser ajudados de alguma forma.
- Avalie o contexto em que estão inseridos e a influência das famílias de origem na nova família.
- Caso você não saiba ou tenha dúvida, pergunte como estão organizando as questões financeiras e de moradia.
- Avalie a necessidade de ajuda de outro profissional da equipe para que auxilie no cuidado.
- Discuta a possibilidade de auxílio de creche ou escola.
- Trabalhe as expectativas em relação ao início da socialização.

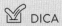 **DICA**

Utilize outros espaços e outros profissionais (agente de saúde, enfermeira, serviço social, psicólogos) na elaboração de um plano de acompanhamento.

Possibilidades

- Discutir o cuidado.
- Fortalecer a parentalidade da Lúcia e Paulo.
- Auxiliar a conviver com os novos papéis e funções na família e aceitar colaboração.

Criar um plano de ação para tomada de decisões

- Reforçar a condição de conjugalidade.
- Ratificar o exercício da parentalidade.
- Fortalecer vínculos e limites com as famílias de origem.

FILHOS NA ADOLESCÊNCIA

Dissecar o problema e dominar a situação

A família com filhos adolescentes está sempre em crise, independentemente do adolescente, porque nesse momento o desempenho da família nas fases anteriores vai ser checado. Tudo o que não foi resolvido retorna acrescido de cronificação na forma de enfrentar crises, lidar com cultura familiar, seus mitos, suas crenças, seus limites, a proximidade-afastamento, os segredos e as alianças. Nesse momento, os filhos ganham alguma autonomia, mas ainda permanecem dependentes.

Os pais estão atentos à sua vida profissional, social e com uma necessidade de olhar para seus pais, que começam a ter problemas com o envelhecimento.

- Pergunte quem compõe a família nesse momento. São os pais biológicos ou é uma família reconstituída?
- Procure conhecer o contexto do adolescente em relação à família.
- Questione sobre o convívio e a proximidade com o pai e a mãe; se houver madrasta ou padrasto pergunte como se relacionam.
- Avalie quem orienta e quem tem poder de decisão sobre o adolescente.

- Pergunte como resolveram crises anteriores do casal, do casal com os filhos, dos filhos entre si, da família nuclear com a família extensa e da rede de apoio.
- Avalie como distribuem o poder, como demonstram afeto e como é a comunicação entre eles.
- Procure entender se a família é permeável, e se há entrada e saída de pessoas para avaliar a socialização da família.
- Busque conhecer a cultura familiar em relação à privacidade, sexualidade, dependência e autonomia dos filhos.

Possibilidades

- Auxiliar a Lúcia e o Paulo a aceitar a autonomia e independência progressiva das filhas.
- Rever sua conjugalidade, sexualidade do casal.
- Discutir com a Lúcia e o Paulo os planos pessoais, do casal e da família.
- Questionar com o casal discute os limites com as filhas.
- Avaliar conluios e triangulações.

Criar um plano de ação e tomar decisões

- Converse como tem sido a vida do casal.
- Promova reflexão sobre os cuidados de saúde, lazer e planos futuros.
- Discuta a comunicação e o afeto das relações.
- Trabalhe a necessidade de cuidado com a família de origem.

CASAL DE MEIA-IDADE E OS FILHOS SAINDO DE CASA

Dissecar o problema e dominar a situação

Esta é uma fase complexa da família, somam-se momentos de encolhimento da família pela saída dos filhos de casa, aposentadoria, perda de amigos e de familiares da geração anterior. É um momento mais introspectivo, a saúde física necessita de cuidados, a depressão é frequente e a aposentadoria traz uma necessidade de adaptação a um novo contexto: pessoal, social, econômico e relacional.

- Avalie se existe depressão e transtornos adaptativos.
- Questione sobre os cuidados com a saúde e que tipo de lazer possuem.
- Pergunte sobre o relacionamento do casal e a sexualidade.

- Discuta o impacto do momento da vida da família e como se sentem no desempenho de seus papéis e funções.
- Investigue o uso de medicações psicoativas, álcool e drogas.
- Avalie a possibilidade de violência na família e no casal.
- Questione sobre a vida social e o lazer da família.
- Discuta os projetos pessoais e da família para a nova fase.
- Trabalhe a necessidade de cuidados com a geração mais velha.

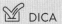
DICA

Lembre-se de que famílias muito fechadas, com vida social pobre, apresentam mais violência, uso de substâncias psicoativas, negligência e todas as outras formas de sofrimento mental.

Possibilidades

- Procure entender como está a relação Paulo-Lúcia.
- Avalie o sofrimento por perdas afetivas nesse período.
- Avalie possibilidade de adições.
- Auxilie-os a ter um projeto de aposentadoria.
- Reveja cuidados pessoais, financeiros e de lazer.
- Pergunte sobre como está a adaptação da vida do casal nesta fase.
- Discutir o exercício do papel de avós.
- Questione sobre a entrada de outros membros na família.

TERCEIRA IDADE

Dissecar o problema e dominar a situação

A terceira idade é cada vez mais longa, por esse motivo uma série de transformações na inserção familiar e social dessas pessoas é fonte de atenção. A classe popular tem a terceira idade mais ativa economicamente, com frequência eles se encontram trabalhando ou sustentam a família com a sua aposentadoria.

Outras condições são possíveis, como morar sozinho, depender de instituições, ter ou não rede de apoio.

É muito importante trabalhar as angústias dessa fase da vida, discutir os planos para o futuro e avaliar a saúde mental e física de forma a auxiliar nas questões de autonomia e independência pessoais e em relação à família.

Criar um plano de ação e tomar decisões

- Questione sobre com quem vivem e o porquê.
- Conheça a condição em que vivem e se tem alguém vivendo com eles. Como se relacionam?
- Pergunte como se sentem e avalie estados depressivos.
- Avalie a saúde física e mental.
- Conheça o contexto em que estão inseridos e se necessitam de ajuda.
- Pergunte como se sustentam. Como administram o seu dinheiro?
- Avalie o grau de autonomia e independência.
- Questione sobre o uso de medicações, álcool e drogas.
- Procure conhecer o contexto com o objetivo de avaliar alguma forma de violência.
- Discuta os planos futuros de cuidado, saúde e lazer.

Possibilidades

- Revisão das condições de saúde e segurança.
- Discutir as mudanças físicas e financeiras comuns nesse período da vida.
- Avaliar perdas de condições físicas, mentais e sociais.
- Discutir autonomia e independência dos filhos.
- Trabalhar perdas e lutos.

Criar um plano de ação e tomar decisões

- Auxilie na elaboração de um plano de cuidados pessoais.
- Discuta as necessidades financeiras e o plano para a aposentadoria.
- Pergunte sobre a necessidade de ajudar os familiares e que tipo de ajuda teve de oferecer.
- Elaborar um projeto de inserção adequado à realidade da pessoa.
- Promover o máximo de independência e autonomia possível à sua condição de saúde.
- Discutir terminalidade.

CUIDADOS ESPECIAIS NA COMUNICAÇÃO REMOTA

- As intervenções capazes de produzir mudanças necessitam de um cenário adequado e um comprometimento entre quem faz e quem necessita. Esse tipo de intervenção deve preferencialmente ser feito em entrevista estruturada e combinada previamente como presencial ou remota.

- Intervenções como escuta e aconselhamento devem ser usadas com cautela por essa via. Existe uma responsabilidade a ser compartilhada que necessita da concordância e conhecimento das partes envolvidas.

REFERÊNCIAS

1. ASEN E, TOMSON D, YOUNG V, et al. Dez minutos para família: intervenções sistêmicas em Atenção Primária à Saúde. Souza PM (trad.). Porto Alegre: Artmed; 2012.
2. BREUNLIN DC, SCHWARTZ RC, KUNE-KARR BM. Metaconceitos: transcendendo os modelos de terapia familiar. Trad.: Magda França Lopes. 2.ed. Porto Alegre: Artes Médicas Sul; 2000.
3. CARTER B, McGOLDRICK M, et al. The expandin life cyclo. Individual, family and social perspectives. 5.ed. New Jersey: Pearson; 2016.
4. COLE-KELLY K, SEABURN DB. A family-oriented approach to individual patients. Family-Oriented Primary Care. Philadelphia: Springer; 2005. p. 43-53.
5. ELKAIN M (org.). Panorama das terapias familiares. Trad.: Eleny Corina Heller. São Paulo: Summus;1998.
6. FERNANDES CLC, DIAS LC. Ferramentas da prática do Médico de Família e Comunidade: abordagem familiar. In: Sociedade Brasileira de Medicina de Família e Comunidade PROMEF Programa de Atualização em Medicina de Família e Comunidade - Ciclo 10. Porto Alegre: Artmed Panamericana, 2015.p 9-60 (Sistema de Educação Continuada a Distância, vol. 3).
7. FOLEY VD. Introdução à terapia familiar. Trad.: Abreu JOA. Porto Alegre: Artes Médicas;1990.
8. GUSSO G, LOPES JMC, DIAS LC (orgs.). Tratado de medicina de família e comunidade: princípios, formação e prática. Porto Alegre: Artmed; 2017. p.282-292.
9. MINUCHIN P, COLAPINTO J, MINUCHIN S. Trabalhando com famílias pobres. Porto Alegre: Artmed; 1999.
10. MCGOLDRICK M, GERSON R, PETRY S. Genograms: assessment and intervention. 3.ed. New York: W.W. Norton & Company; 2008.
11. PAYÁ R (org.). Intercâmbio das psicoterapias: como cada abordagem psicoterapêutica compreende os transtornos psiquiátricos. 2.ed. Rio de Janeiro: Roca; 2017.
12. WALSH F. Processos normativos da família: diversidade e complexidade. Trads.: Mosmann CP, Wagner A. 4.ed. Porto Alegre: Artmed; 2016.

8
Comunicação eficiente nos cuidados da atenção primária

> "Comunicação não é o que você fala, mas o que o outro compreende do que foi dito".
> Claudia Belucci

 Ao final deste capítulo você deverá:
- Saber o que compõe a comunicação.
- Entender de que forma as falhas na comunicação podem interferir na relação com o paciente.
- Conhecer os cuidados a serem observados na comunicação clínica.
- Ser capaz de evitar armadilhas comunicacionais.

INTRODUÇÃO

O atendimento de saúde mental na atenção primária à saúde (APS) é baseado em comunicação. É ela que promove a interação entre você e seu paciente. Em geral, quem procura o atendimento na APS está com alguma queixa e com ela nascem dúvidas, medos e preocupações que abrem brechas para ruídos na comunicação. A fim de minimizar esse risco, a existência de canais claros e efetivos de comunicação entre o profissional de saúde, o paciente e sua família ganha um papel importante no cuidado.

O processo de comunicação é afetado pelas pessoas, que se alternam nas posições de emissor e receptor. Uma boa comunicação funciona como instrumento para orientar o paciente. Porém, nem sempre ela acontece de modo eficaz, especialmente quando o profissional coloca sobre o paciente a expectativa de que faça todas as perguntas necessárias para o entendimento da situação.

Quando o profissional traz uma informação esperando que ela baste em si mesma, dificilmente quem está sendo atendido se sentirá suficientemente confortável para trazer outras indagações. Ansiedade e vergonha se misturam, evitando que o paciente busque resolver seu desconhecimento.

Atualmente é esperado do profissional que, ao exercer um atendimento centrado no paciente, tenha maiores aptidões emocionais e sociais na realização das suas tarefas. A comunicação é um componente central dos cuidados de saúde e não pode ser ignorada na formação e atualização de profissionais de excelência.

CONCEITOS FUNDAMENTAIS

É impossível não comunicar. A comunicação verbal e não verbal está em tudo, inclusive no silêncio, e propicia entendimento (e desentendimentos) entre as pessoas. Na área da saúde, a comunicação é ainda mais uma ferramenta de troca de informações e solução de problemas.

Para Vasconcelos (2020, p.164), "um indivíduo vivo não tem como deixar de comportar-se. Comportamento é comunicação, é o modo, consciente ou não, de expressar valores, interesses e sentimentos".

A comunicação é formada por elementos essenciais, tais como:

- **Emissor**: é quem envia a mensagem. Precisa ter cuidado para se expressar de forma que o receptor entenda a mensagem que está sendo enviada.
- **Receptor**: é quem recebe a mensagem enviada. É fundamental que essa pessoa entenda a mensagem que recebeu. Sem essa decodificação a comunicação não se completa. A escuta é um importante aliado nesse momento.
- **Mensagem**: é o que está sendo comunicado. Uma fala, um sorriso, um silêncio, por exemplo. É a informação enviada pelo emissor e que precisa ser decodificada pelo receptor. O sintoma que o seu paciente apresenta também é uma mensagem que está sendo enviada.
- **Canal**: também conhecido como meio de comunicação. É a forma como emissor e receptor irão se expressar. Pode ser por meio da fala (o mais comum no âmbito da saúde), da escrita, pela linguagem corporal, por meio de desenhos etc. Emissor e receptor usam da criatividade e da adaptação para escolher a melhor forma de transmitir a mensagem que desejam.
- **Efeito**: é o impacto que o emissor deseja que sua mensagem tenha ao chegar no receptor.

Apesar de parecer simples, nem sempre esses elementos interagem entre si da maneira esperada e aí surgem os ruídos, ou seja, tudo aquilo que causa uma dificuldade ou perturbação no processo de comunicação. O ruído de alguma maneira perturba o envio e/ou a recepção da mensagem.

Campos et al. (2021, p.26), ao fundamentar a comunicação clínica, destacam que:

"Quando se discute a comunicação no campo da saúde, as trocas de informações são a base da interação entre os profissionais de saúde e pacientes que procuram um serviço de saúde. É de fundamental importância que a comunicação clínica ocorra de forma adequada".

CENÁRIO DE INTERVENÇÃO

Como seres relacionais, a comunicação faz parte da nossa vida desde o nascimento, porém, na atuação como profissional de saúde, a comunicação eficiente pode (e deve) ser desenvolvida ainda mais.

A comunicação clínica é uma ferramenta essencial no atendimento aos pacientes. Campos et al. (2021, p.26) afirmam que, ao usar a comunicação assertiva, "a relação torna-se mais harmoniosa, com redução da incidência de processos por erros médicos, promoção do melhor cuidado da saúde, diminuição do desperdício e mau uso de medicações, bem como redução da quantidade de tempo de internação".

Todo profissional que atua na saúde mental na atenção primária depende da comunicação para a realização do seu atendimento às pessoas e para construir (e manter) os vínculos relacionais. Para Morrison (2010, p.199), "o que você diz é regido até certo grau pela capacidade do paciente de entender, e ela, por sua vez, pode ser bastante influenciada pelo transtorno em si".

A relação interpessoal que você vai ter com seu paciente e a forma como irão se comunicar influenciam na qualidade do serviço que será prestado. Desde o momento do primeiro encontro com o paciente, é a sua forma de comunicação que transmite mensagens como segurança, acolhimento e competência.

No momento do diagnóstico, ela será a ponte para que seu paciente se sinta seguro, tranquilo e consciente. No tratamento, sua importância se dá na compreensão adequada do que precisa ser feito, bem como na adesão às medidas apropriadas àquela condição clínica.

Em cuidados paliativos, a comunicação é a chave para o bem-estar do paciente, permitindo que este aceite sua condição e se comprometa com os cuidados que sua saúde (física e mental) pede. Não há como falar em qualidade do serviço de APS sem falar da satisfação do paciente, e é por meio da boa comunicação que esse resultado é possível.

IDENTIFICAR, DISSECAR O PROBLEMA E DOMINAR A SITUAÇÃO

Apesar de ser uma habilidade fundamental na APS, nem sempre a comunicação é estudada e desenvolvida durante a formação dos profissionais de saúde. Frequentemente, ela é vista como algo dado e inerente à cada pessoa e o resultado é crítico. O emissor se comunica esperando um resultado como conexão, empatia e acolhimento e o inverso acontece: sensação de descaso, afastamento e abandono.

Como os pacientes não costumam revelar como se sentiram, acabam apenas não retornando às consultas e, quando perguntados, referem insatisfação genérica com o serviço prestado, ainda que do ponto de vista clínico o problema tenha sido resolvido.

Cada vez mais a comunicação tem sido entendida como indispensável ao atendimento e no tratamento em APS.

Profissionais com treinamento nessa área são capazes de dar informações de forma clara para os pacientes e serem compreendidos adequadamente por eles. São capazes de perceber que as emoções (suas, dos pacientes e familiares) são fatores que influenciam diretamente na forma como as mensagens são enviadas e recebidas. Sendo assim, preocupam-se não somente com o conteúdo da mensagem a ser dita, mas também com a forma como ela se dá.

O profissional treinado é capaz, também, de perceber que uma comunicação qualificada percorre todas as dimensões do atendimento, do *rapport* ao diagnóstico e do tratamento aos cuidados paliativos.

Esse tipo de comunicação abrange escutar os interesses, necessidades e sentimentos da outra pessoa, auxiliando-a a gerir suas emoções, bem como a enviar mensagens claras, adequadas aos próprios interesses, necessidades e sentimentos. É cuidar do outro sem deixar de transmitir o que importa para si.

As pessoas assertivas, além de expressarem o que desejam, conseguem ouvir o que os outros querem. Dizem e escutam um não sem ofender e se sentir ofendidas; fazem e aceitam pedidos quando possível sem se tomar por usadas; reconhecem e aceitam seus erros e defeitos, da mesma forma que os dos outros; oferecem opiniões, permanecendo permeáveis à mudança. Moimaz et al. (2010) consideram que:

"O acolhimento não se limita apenas a uma recepção cordial, mas extrapola esse conceito, incluindo a escuta ativa do usuário. Aspectos como vínculo, resolutividade e desempenho profissional estão relacionados com o acolhimento".

Com uma comunicação adequada em relação à APS, há a possibilidade de se compreender melhor o sistema em que o paciente está inserido, estabelecendo-se com ele uma relação de confiança na qual se sinta escutado, mais satisfeito com o atendimento, ao mesmo tempo em que obtém um diagnóstico mais assertivo e possível de ser compreendido, o que resulta em uma melhor adesão ao tratamento.

POSSIBILIDADES

Espera-se que o profissional de saúde desenvolva uma comunicação assertiva, com coerência entre sentimentos, pensamentos e atitudes e que tenha um objetivo. A assertividade no atendimento na APS traz enormes vantagens nas relações interpessoais, já que permite que todos se expressem de forma sincera, clara e honesta. Isso, porém, não é motivo para que se percam os papéis de profissional e paciente, pois cabe a cada um manter sua postura e a preservação da competência e segurança, e permite-se (tão somente) ao outro a fragilidade e o desespero.

Para uma linguagem assertiva – isto é, objetiva, com empatia –, recomenda-se o uso das verbalizações "penso", "sinto", "entendo", "quero". Esses são exemplos de frases e mensagens assertivas que não levam ao constrangimento e ajudam na solução dos problemas do paciente:

"Penso que…" (ou "Sinto que…");
"Como podemos resolver isto?";
"O que você pensa disto?".

Essas frases têm alguns elementos comuns que as fazem ser boas opções para quem busca se comunicar melhor. A primeira está escrita em primeira pessoa, a segunda convida à solução conjunta e a terceira abre a oportunidade de escutar a opinião do outro.

Essas três opções denotam pequenas mudanças que podem ser feitas para manifestar menos agressivamente a sua vontade.

O primeiro recurso é frequentemente encontrado na literatura como "linguagem eu" ou "mensagens-eu". Essa ferramenta consiste em traduzir a compreensão de que aquele é um ponto de vista da situação (e não a única verdade possível), além de minimizar o tom acusatório em um diálogo especialmente difícil. Soa diferente a quem escuta as frases: "você me ofende" (acusatório) e "eu me senti ofendido" (mensagem-eu). "Você me irrita" é diferente de "eu me senti irritado com tal situação", pois essa forma traz a cada um a responsabilidade por seus próprios sentimentos.

Vejamos outros exemplos:

Mensagens-você	Mensagens-eu
Você me ignorou quando não respondeu a minha mensagem.	Eu me senti chateada quando você não respondeu a minha mensagem.
Você me magoou naquele dia...	Naquele dia eu fiquei magoada...
Você me decepciona quando não toma suas medicações adequadamente.	Eu me sinto frustrado quando você não toma suas medicações adequadamente.
Você faz isso só para incomodar!	Eu me sinto incomodado quando você faz... (descrever a situação).

Essa estrutura de fala se notabiliza por ser sobre si mesmo, reduzindo os impactos negativos que uma acusação pode ter em uma conversa e gerar para uma relação. Ao falar do próprio sentimento, a pessoa tem mais chance de ser escutada verdadeiramente e não questionada, diferente do que acontece quando colocamos o outro em uma posição de defesa. Nesse caso, provavelmente ele irá questionar tudo o que ouve a fim de se preservar.

As estruturas da segunda e da terceira frases são construções que aproximam o outro, seja pela escuta ou pela disponibilidade de se construir conjuntamente a solução para a situação. Esse tipo de comunicação, aliada a uma fala sobre si e ao respeito no uso da linguagem, aumenta a compreensão, o interesse e a qualidade das relações.

Formada por um conjunto de competências essenciais na conversa com o paciente, a comunicação funcional cria uma relação paciente/profissional de mais conexão e aumenta a adesão ao tratamento. Destacamos dez "Cs" que, se utilizados de forma adequada, melhoram de forma significativa sua relação com o paciente:

Clareza

Quando enviamos uma mensagem, nossa intenção é que o paciente a entenda. E como podemos fazer isso?

O primeiro passo é termos clareza do que realmente queremos que ele entenda. Comece sendo objetivo e tendo foco no que precisa dizer. Se a conversa for difícil, planeje-se. Se houver um tempo limitado de conversa, esse planejamento é ainda mais importante para que a mensagem a ser enviada seja clara. Para Pygall (2018, p.42), "para que a comunicação seja efetiva, ela deve ser recebida e compreendida com clareza em ambos os lados".

Não precisa escrever um roteiro de tudo o que vai dizer, mas elencar os pontos principais de maneira prévia irá te ajudar a não divagar em demasia e a não deixar nenhum ponto importante "de fora" daquele diálogo. Em situações sensíveis, a clareza também tem importância – talvez ainda maior –, então evite suavizar de tal forma a sua linguagem que a sua mensagem se perca. Transmita ao paciente ou sua família o que ele efetivamente precisa saber.

Seu paciente não tem como adivinhar o que se passa na sua mente, então não deixe de falar algo que você pensa ou sente por achar que é "óbvio". Às vezes, o óbvio precisa ser dito. Comece pelo que tem de mais importante e justifique depois, se necessário.

Consistência

A consistência da sua mensagem está ligada à ideia de firmeza e densidade do que você tem a dizer. Quando for passar uma informação ao paciente ou sua família, busque fundamentos.

Estude o assunto e ofereça mais do que somente a sua convicção, dê bases aos seus argumentos. As perguntas podem aparecer e é bom que você saiba (e sinta que sabe) do que está falando. Argumentos vazios afastam o ouvinte de você.

Consideração

Sempre que for falar com o paciente, é preciso considerar as características dessa pessoa. Use e abuse da empatia. O paciente é uma criança ou um idoso? Está abalado emocionalmente? Fala outro idioma? Possui outra cultura? A linguagem e o canal de comunicação que você vai utilizar precisam ser adequados.

Coriolano-Marinus et al. (2014) destacam que "uma série de motivos vem apontando o modelo dialógico, que respeite a cultura e os saberes dos usuários, como o mais factível dentro da atual conjuntura da assistência à saúde".

O conteúdo da sua mensagem é, portanto, somente uma parte do que você faz chegar ao outro. De nada adianta, por exemplo, enviar uma mensagem por e-mail para alguém que não usa esse meio de comunicação. Pense nisso quando for se comunicar. Sua mensagem precisa ser compreendida e, para isso, você deve considerar quem é o seu receptor.

Contexto

Observe o contexto em que você e o outro se encontram. Cada comportamento, por exemplo, chorar, sorrir, falar muito ou pouco, tem um significado diferente a depender do contexto em que você e seu paciente estão.

Pense também no contexto físico em que a comunicação está acontecendo ou vai acontecer. O ambiente é o adequado para ter essa conversa? E o momento, é o melhor? Cuidar disso faz parte de uma boa comunicação. Imagine ter uma conversa que deveria ser em um ambiente calmo em um local cheio de pessoas ouvindo, sem nenhuma privacidade?

Ainda que a sua maneira de falar seja adequada, se o contexto não for, seu paciente não lhe escutará da forma que precisa. Conversas apressadas no corredor, na porta de entrada ou na lanchonete podem não ser a melhor forma de falar um assunto importante, por exemplo.

Em muitos contextos, pode ser necessário, por exemplo, que você utilize materiais escritos (sejam materiais educativos ou orientações de tratamento) para evitar que haja dúvidas ou esquecimento quando o paciente estiver sozinho.

Compreensão

A comunicação necessita alterar momentos de fala e de escuta. Quando seu paciente estiver falando, exercite a escuta ativa e busque compreender os verdadeiros interesses que ele apresenta. O que ele está querendo dizer para você? O que ele precisa nesse momento?

Nem sempre as pessoas conseguem expressar com clareza as suas necessidades, especialmente porque muitas em nosso país não tiveram acesso à educação formal. Então, ao escutar, esteja disponível para compreender o que a outra pessoa pensa e o que ela quer verdadeiramente dizer para você.

Quando for o seu momento de falar, lembre-se de não utilizar uma linguagem científica e um vocabulário técnico que impeça a compreensão da mensagem. A sua comunicação não pode ser verticalizada, ela deve construir com o seu paciente um espaço de diálogo no qual ele compreenda o que está sendo dito e possa se expressar.

Comportamento

A linguagem corporal – sua e do paciente – preenchem a mensagem que está sendo transmitida. Esteja atento às reações corporais conscientes e inconscientes.

Braços cruzados, aliados a uma preocupação com o relógio, ou os olhos revirados, por exemplo, transmitem uma mensagem de impaciência que pode ser diferente do que você pretende passar.

Use o corpo como seu aliado na mensagem e não como inimigo. Ornelas e Cruz (2021, p.22) consideram que:

"Para além da identificação, a empatia deve trazer um componente comporta-mental do profissional que possibilite a comunicação tanto verbal quanto não verbal sobre essa construção empática da relação. Essa comunicação pode ser feita tanto com o olhar, com o toque ou a postura durante o encontro quanto com a expressão verbal de que está acompanhando, interessado e identificando os sentimentos envolvidos."

Além da preocupação com o próprio desempenho, perceba os sinais en-viados pelo paciente. Há inúmeras formas de ele não demonstrar interesse, atenção e compreensão. Merece ainda mais destaque essa informação quando diversas pessoas estão presentes na consulta, pois muito se pode inferir a partir da forma como interagem durante o atendimento.

Cordialidade

Tratar o paciente com respeito é um dever – como cidadão e profissional – e contribui para construir uma relação de confiança e simpatia. Todas as pessoas necessitam de respeito. Muitas vezes, o estresse do seu dia a dia pode te levar a uma comunicação mais descuidada e que pode ser lida como agressiva e reativa.

Não deixe de dar atenção para o cuidado com o outro: você não sabe o que ele está passando nos outros setores da vida. Se você pudesse se colocar no lugar do outro e soubesse que ele está passando por uma situação difícil, o trataria de forma diferente? O tratamento afetuoso para com o paciente é fundamental.

Concisão

Se você tem uma mensagem importante para transmitir, seja breve e desta-que aquilo que é essencial. Com cuidado e empatia, vá direto ao ponto. Muitas vezes, a fundamentação é tão extensa que o foco se perde no meio do caminho.

As pessoas não gostam de ser enroladas (e sempre percebem quando isso acontece). Evite ficar tempo demais com a fala, seja breve e deixe que o pacien-te fale e tire suas dúvidas também.

Credibilidade

A confiança do seu paciente não se conquista da noite para o dia. Essa é uma construção que exige dedicação e cuidado. Ser confiável significa que seu paciente acredita no que você diz.

Para construir credibilidade é necessário ter competência e transmitir adequadamente a mensagem, com segurança, honestidade e transparência. Para pessoas mais desconfiadas, fazer combinações com o paciente (inclusive que comprometam você) e cumpri-las também é uma forma de ilustrar que é possível confiar em você.

Calma

As pessoas são diferentes, possuem necessidades e valores diferentes e passam por distintas situações na vida. Por isso, nem sempre elas entenderão a sua mensagem da forma e na urgência que você quer. Cuidado com as suas reações nesse momento.

Essas situações podem ser desafiadoras, mas não se desespere. Mantenha a calma e explique a importância da mensagem. Isso não fica sempre evidente.

Se estiver com dificuldades de se controlar, você pode criar estratégias pessoais que lhe tragam mais tranquilidade. Algumas pessoas contam até 10, fazem uma meditação breve ou repetem algumas respirações mais prolongadas antes das conversas sensíveis.

Ter essa lista de dez Cs vai lhe ajudar a priorizar e a organizar a sua comunicação. Utilize esses itens como um *checklist* na sua preparação ou após o final de uma conversa, para analisar como foi. Se perceber que houve alguma lacuna importante, retome o contato com o paciente e ajude-o a ter o melhor atendimento que puder.

ACOMPANHAR A EXECUÇÃO DO PLANO DE AÇÃO

Não podemos deixar de destacar a importância da comunicação assertiva como um fator que impacta diretamente na relação que profissional e paciente constroem, bem como na adesão ao tratamento proposto pelo profissional. Milhares de mensagens serão enviadas e recebidas entre vocês ao longo dessa relação, portanto, o cuidado com o padrão de comunicação que vai existir é essencial para a adesão do paciente.

Dias (2011) destaca que:

"Este exercício de comunicar estabelece uma relação, e, nesse sentido exige treino, reflexão, aprendizagem, prática e sobretudo uma série de atitudes e comportamentos que envolvem as palavras, o sentido compreensivo e lógico da estrutura, mas também os gestos, toda a linguagem do corpo".

Uma das críticas mais frequentes aos profissionais de saúde é no que diz respeito à forma como se comunicam, de uma forma "fria". Tendo em vista que várias comunicações irão acontecer ao longo da sua relação com o paciente, demonstre empatia e compaixão se comunicando de forma acolhedora. Na comunicação empática, o profissional se preocupa em como falar com o paciente, e falar de forma que ele possa entender. A comunicação deve ser pensada de maneira individualizada, utilizando a escuta como ferramenta indispensável.

CONSIDERAÇÕES

A comunicação é um desafio diário enfrentado nas relações interpessoais e merece ainda mais atenção quando ocorre entre profissionais de saúde e seus pacientes. Essa relação, que muitas vezes tem início diante de notícias difíceis, precisa ser construída com confiança, empatia e transparência, elementos atingidos por meio de uma comunicação assertiva e funcional.

Há pacientes que por ter mais conhecimento, proatividade ou regulação emocional são capazes de esclarecer pontos que não tenham ficado claros ou que sejam insuficientes, mas estes não são a maioria. Pode ser estimulado que os pacientes anotem as informações e orientações recebidas em consulta para que não se esqueçam e possam revisar as combinações (recomenda-se que o profissional confira com o paciente a sua capacidade de compreensão de textos escritos, podendo gravar as orientações em áudio, caso esta seja baixa).

Nas anotações, os pacientes podem desenhar imagens que os ajudem a lembrar, como um sol para medicações diurnas e uma lua para medicações noturnas. Podem ser usadas cores como as dos comprimidos ou de acordo com o dia da semana para melhorar a memorização.

Frequentemente parte do profissional também a recomendação de que sejam anotadas as dúvidas que a pessoa venha a ter até a próxima consulta e traga durante o atendimento. Após consultar, é comum que o paciente comente com familiares e amigos o que ocorreu e que surjam comentários que lhe tragam inseguranças e preocupações. Estas precisam ter lugar no atendimento, pois ignorá-las pode afastar o paciente do tratamento ou fazer com que este se equivoque nas medidas que precisam ser tomadas.

Toda comunicação pressupõe interação entre emissor e receptor. É nesse espaço de troca que a comunicação acontece e é impossível um ser humano não se comunicar. Tudo, inclusive o silêncio, transmite uma informação e é, portanto, uma forma de comunicação.

O processo de comunicação tem importância central na relação entre os profissionais de saúde e seus pacientes.

CUIDADOS ESPECIAIS NA COMUNICAÇÃO REMOTA

- A comunicação remota, cada vez mais frequente no atendimento em saúde mental, exige alguns cuidados, tais como ser o mais claro e objetivo possível.
- Outro cuidado importante é com a linguagem. Como a comunicação remota tende a ser mais formal do que a presencial, se você ainda não tem um vínculo criado com o paciente, observe a melhor forma para se expressar.
- Como você só está vendo uma parte da pessoa, preste mais atenção na comunicação não verbal, nas expressões faciais da pessoa.

REFERÊNCIAS

1. CAMPOS CFC, LEÃO J, DOHMS M. Comunicação clínica efetiva. In: DOHMS M, GUSSO G. Comunicação clínica: aperfeiçoando os encontros em saúde. Porto Alegre: Artmed; 2021.
2. CORIOLANO-MARINUS MWL, QUEIROGA BAM, RUIZ-MORENO L, LIMA LS. Comunicação nas práticas em saúde: revisão integrativa da literatura. 2014. Disponível em: https://www.scielo.br/j/sausoc/a/v4qzCcwMMwyyz5TtztQ9sMg/?lang=pt&format=pdf. Acesso em: 16 jun. 2021.
3. DIAS MO. Um olhar sobre a família na perspectiva sistêmica. O processo de comunicação no sistema familiar. 2011. Disponível em: http://z3950.crb.ucp.pt/biblioteca/gestaodesenv/gd19/gestaodesenvolvimento19_139.pdf. Acesso em: 16 jun. 2021.
4. MOIMAZ SAS, MARQUES JAM, SALIBA O, GARBIN CAS, ZINA LG, SALIBA NA. Satisfação e percepção do usuário do SUS sobre o serviço público de saúde. 2010. Disponível em: https://www.scielo.br/scielo.php?script=sci_arttext&pid=S0103-73312010000400019. Acesso em: 28 mar 2021.
5. MORRISON J. Entrevista inicial em saúde mental. Porto Alegre: Artmed, 2010.
6. ORNELAS RH, CRUZ MRP. Construção da relação. In: DOHMS M, GUSSO G. Comunicação clínica. Porto Alegre: Artmed; 2021.
7. PYGALL SA. Triagem e consulta ao telefone: estamos realmente ouvindo? Porto Alegre: Artmed; 2018.
8. VASCONCELOS CE. Mediação de conflitos e práticas restaurativas. Rio de Janeiro: Forense; São Paulo: Método; 2020.

9
A importância de perguntar de forma eficaz

> "Estar disposto a questionar é uma coisa; questionar efetivamente e de forma eficaz é outra".
> (Warren Berger)

 Ao final deste capítulo você deverá:

- Saber quando e por que perguntar durante a consulta.
- Ser capaz de fazer perguntas adequadas aos seus objetivos.
- Estruturar as perguntas para ser entendido.
- Identificar quais riscos há nas perguntas e como minimizá-los.

INTRODUÇÃO

A atuação na área da saúde mental, especialmente na atenção primária, baseia-se na ideia de compreensão. Asen et al. (2012, p.37) referem que, de "30 a 60% das pessoas que buscam atendimento na atenção primária à saúde trazem uma queixa com sofrimento mental".

É fundamental associar um bom acolhimento com uma excelente técnica em fazer perguntas. É preciso compreender o paciente, a queixa, a família e a comunidade. Desses vários fragmentos de informação o profissional de saúde monta o mosaico daquele paciente e entrega um verdadeiro atendimento centrado na pessoa.

Provavelmente você não estudou a fundo na faculdade como a formulação de perguntas é fundamental no seu atendimento, mas acredite, as perguntas são o elemento estruturador do atendimento em atenção primária à saúde (APS).

Profissionais com pouca experiência muitas vezes têm dificuldade de pensar nas perguntas que devem ser feitas ao paciente e montam um roteiro, que é seguido em todos os atendimentos. Lembre-se, no entanto, de que cada paciente é um ser diferente e suas perguntas devem orientá-lo no caminho de lhe dar as informações necessárias.

O profissional de saúde tem foco na compreensão do paciente e de suas queixas, sendo imprescindível uma boa qualidade de escuta. Para atingir esse objetivo, é necessário, além da presença e da disponibilidade, que se utilize adequadamente as perguntas, formatando-as como um convite ao paciente para que se expresse, e não como um direcionamento ou manipulação.

Você tem a missão de mapear aspectos clínicos daquele que busca o serviço de atendimento. A pergunta é o elemento-chave para que se componha um cenário completo, que abranja todos os elementos necessários ao atendimento daquele paciente, muitas vezes mesmo aqueles que ele não quer, ou não é capaz de ver.

Perguntar bem também é fundamental para dar foco ao atendimento, permitindo que o paciente saiba qual informação é necessária e útil, otimizando o tempo sem perder o relacionamento.

CONCEITOS FUNDAMENTAIS

Por que fazer perguntas?

Perguntar é uma forma (possivelmente a melhor) de trocar informações entre duas ou mais pessoas. Além disso, as perguntas ajudam o profissional a estruturar a conversa e entender o contexto do paciente. Quando usadas no contexto de atenção primária, elas podem ter diferentes objetivos, como:

- Contextualizar a situação.
- Incrementar a comunicação.
- Ajudar a estruturar a conversa.
- Promover compreensão.
- Produzir reflexões que contribuem para soluções.
- Gerar troca de informações: esclarecem as informações existentes e introduzem novas.
- Ajudar a perceber a própria parcela de responsabilidade.
- Gerar movimento e mudança de perspectiva.
- Confirmar uma suposição.

Com tantas possibilidades, o profissional pode se sentir sobrecarregado. A fim de perguntar de forma eficaz, você precisa estar atento, com foco no momento com o paciente. Perguntar pressupõe uma escuta ativa e adequada. É preciso criar interesse pela história do paciente. Se o profissional não escuta genuinamente, não tem como perguntar. A escuta atenta do que se tem a dizer é fundamental. Berger (2019, p.120) considera que "o ato de ouvir é um treino para o questionamento".

A falta de atenção no que está sendo falado pode ocasionar perguntas sobre o que já foi dito. A percepção de desatenção pode ser lida como descaso e isso põe em risco o vínculo construído.

Saber perguntar aumenta a capacidade de o profissional conduzir bem a sua consulta, pois faz com que seja capaz de ter todas as informações necessárias para cada etapa e cada tomada de decisão. Perguntar permite a criação de uma estrutura de atendimento efetiva e organizada, que dá conta de todas as demandas ao invés de somente parte delas.

Essa atitude, ainda, permite que se desfaçam certezas e se abra espaço real para mudanças – seja de comportamento, hábitos ou de pensamentos. Cada um desses caminhos é guiado por um tipo de pergunta, que precisa ser feita no momento correto para obter seu máximo resultado.

Que tipo de pergunta utilizar?

Existem diversos tipos de perguntas, que servem a objetivos distintos. Para escolher qual o tipo de pergunta que você deve fazer, antes é preciso ter claro o que você espera alcançar com a pergunta que fará. Não existe uma classificação unânime entre diferentes autores que exploram a temática, mas todos se baseiam em dois grandes tipos principais: perguntas abertas e perguntas fechadas. Por isso, essa classificação será adotada no presente capítulo, como forma de tornar mais acessíveis e claros os conceitos necessários para que se façam melhores perguntas.

Abertas

Perguntas abertas são aquelas que não podem ser respondidas somente com sim ou não e dão ao paciente a possibilidade de responder com liberdade. A sua elaboração é feita de forma a não sugerir possibilidades a partir das quais o respondente elege a correta; ao contrário, a resposta é totalmente feita por ele. Para Stewart e Cash Junior (2015, p.79), nas perguntas abertas, "aquele que responde tem considerável liberdade para determinar a quantidade e o tipo de informação a ser dada".

Fazer perguntas abertas permite que seu paciente amplie o que vai relatar e oportuniza que você descubra pontos da história até então desconhecidos. Essa construção estimula respostas mais abrangentes, que trazem consigo mais do que somente fatos ou informações objetivas, são espaços de reflexão, raciocínio e criatividade.

Fechadas

As perguntas fechadas são mais direcionadas e têm o objetivo de confirmar (ou não) uma intenção ou informação. Elas são respondidas com respostas curtas, que se limitam a sim/não ou a uma resposta limitada, como por exemplo a idade ou cidade de nascimento. Exigem menos reflexão.

Esse tipo de pergunta frequentemente é mal interpretado e tido como pior do que as perguntas abertas. Isso, no entanto, não se verifica na realidade. Sua condução pode, sim, induzir respostas e, por isso, sua construção precisa ser cuidadosa.

Isso, porém, não desmerece seu valor de alcançar respostas objetivas e averiguar certezas. Para Morrison (2010, p.24) "elas também são úteis, e às vezes necessárias, para obter mais informações em menos tempo".

Por economizarem tempo, é frequente que se utilize demasiadamente essas perguntas, acreditando na otimização absoluta do tempo de consulta. No entanto, o seu uso exclusivo, além de indutivo, pode gerar diversos pontos invisíveis, uma vez que as informações obtidas vão depender exclusivamente da criatividade e curiosidade daquele que realiza a entrevista. Nesse sentido apontam Rollnick et al. (2009, p.66):

> "A maioria das consultas, é claro, exige questões abertas e fechadas. Uma abordagem comum é construir uma interação em torno de questões abertas básicas, usando as questões fechadas apenas para afunilar e evocar informações específicas quando necessário".

CENÁRIO DE INTERVENÇÃO

As perguntas se inserem em todo o cuidado de saúde, nos seus mais diversos níveis de complexidade e de urgência. Por isso, saber quando perguntar é tão importante quanto saber como perguntar.

Todas as vezes em que estiver atendendo você fará perguntas, por isso, não deixe que esse ato seja algo automatizado nas suas consultas.

Muitas vezes, o paciente chega na consulta ansioso e com medo. Faça uma pergunta de cada vez. Pense no seu objetivo com ela, faça-a e espere a resposta. Só depois de a primeira ter sido respondida é que você pode fazer outra. Além de trazer mais tranquilidade para esse momento da consulta, uma pergunta de cada vez traz mais clareza para quem vai responder.

Ademais, perguntas múltiplas podem soar inquisitórias. Rollnick et al. (2009, p.68) apontam que fazer questões seriais "também tendem a evocar uma postura defensiva, muitas vezes levando a respostas que são meias-verdades como um meio de proteger a autoestima".

No início das consultas, é natural que você faça perguntas com a intenção de mapear quem é aquela pessoa e em que contexto está inserida; que queixas possui e que a levaram a buscar atendimento de saúde nesse momento. Se não houver urgência, aproveite esse primeiro momento para construir vínculo e verdadeiramente escutar.

Com o passar do tempo e o decorrer do atendimento, pode ser necessário se fixar em um ponto ou outro, explorando-o mais a fundo ou trabalhando para identificar que comportamentos atrapalham ou ajudam a melhorar a condição de bem-estar do paciente. Toda pergunta causa um impacto no emissor e no receptor, por isso, além de pensar no porquê você precisa saber aquela resposta, pense em por que é importante que se fale sobre aquilo.

Existe um momento da consulta mais adequado para fazer a pergunta que você planeja fazer? Perguntas mais íntimas, por exemplo, tendem a ter melhores respostas quando a consulta tiver se desenrolado mais, enquanto perguntas gerais costumam ser mais bem recebidas no início dos encontros.

Seu paciente é destinatário da pergunta e, possivelmente, se sentirá à vontade com algumas perguntas e com outras nem tanto. Você precisará usar a sua sensibilidade no momento de fazê-las e mudar a forma como pergunta de acordo com a reação para não soar como demasiadamente invasivo.

Mesmo que ele se sinta desconfortável, há perguntas que precisam ser feitas no âmbito da saúde e como elas têm um objetivo em si, quando achar importante e necessário, exponha a sua motivação. Morrison (2010, p.23) indica que "quando você fizer a sua primeira pergunta, seja específico. Diga ao paciente exatamente o que quer ouvir". Assim, ele perceberá que a sua intenção é ajudá-lo e não somente saciar uma curiosidade humana.

Quando for abordar um assunto sabidamente sensível, avise antes. Explique por que aquela pergunta é importante para o seu atendimento, assim a pessoa não é pega de surpresa e, possivelmente, não entrará em um modo defensivo e se disponibilizará para responder. Se achar que ainda não tem um vínculo suficiente com o paciente para fazer esse tipo de pergunta, analise a viabilidade de adiá-la.

Você incentiva o paciente a falar dando pistas verbais e não verbais, mas é importante pensar até onde deve ir com as perguntas. Sua consulta não pode ser um interrogatório, mas é importante que você pergunte até onde precisar e seu paciente permitir. Como refere Morrison (2010, p.102), "uma entrevista efetiva não envolve apenas fazer uma pergunta após a outra. Você também deve prestar atenção na coerência geral do que você e o paciente estão dizendo."

IDENTIFICAR O PROBLEMA

As perguntas são a ferramenta base do seu trabalho na atenção primária à saúde, pois é por meio delas que você usa seu conhecimento para auxiliar as pessoas.

Entrevistar o paciente, além de lhe dar as informações necessárias para o seu atendimento, é um momento de criar conexão. Como refere Morrison (2010, p.11), "se o processo de entrevistar envolvesse apenas fazer os pacientes responderem perguntas, os clínicos poderiam atribuir a tarefa a computadores e passar mais tempo tomando café".

Fazer perguntas da forma correta permite que seu paciente expresse mais do que informações sobre sua saúde ou hábitos, mas que revele seus sentimentos, medos, angústias e problemas. Se ele ainda não está à vontade para responder suas perguntas, possivelmente vocês ainda não criaram um vínculo. É essa criação de vínculo com o paciente que permite que ele te apresente, com mais facilidade, a sua história.

Outros elementos que estimulam o paciente a falar de forma mais aberta são a forma como você organiza a sua sala e seu comportamento verbal e não verbal, por exemplo. Existe mesa ou outro bloqueio físico entre você e o paciente? Seus braços estão cruzados? Você interrompe o paciente assim que faz a pergunta? Cada um desses comportamentos dificulta a sua conexão com ele e fará com que você tenha um trabalho a mais na hora de obter respostas.

Outro cuidado a ser tomado é quanto às suas anotações sobre o que o paciente responde. Tomar nota de nomes, por exemplo, pode ser importante para não os dizer equivocadamente. No entanto, lembre-se de ser breve e anotar palavras-chave, assim você presta mais atenção na pessoa do que no seu papel.

Muitas vezes, o paciente não responde imediatamente à pergunta. Permita que ele use o silêncio como um momento de reflexão. Não se apresse em cortar o silêncio e não faça outra pergunta na sequência. Espere para ver como o paciente reage, sua reação é, também, uma forma de resposta.

Use uma linguagem simples com o paciente. Um obstáculo para a boa comunicação é usar expressões que somente alguém da área conhece. Muitos pacientes se sentem constrangidos ao dizer que não entenderam alguma orientação, por isso, lembre-se de que sua linguagem precisa ser adequada ao seu interlocutor.

DISSECAR O PROBLEMA E DOMINAR A SITUAÇÃO

Características dos diferentes tipos de perguntas

Abertas

Como vimos, as perguntas abertas demonstram ao paciente o seu interesse na história dele. Elas são especialmente importantes nas primeiras consultas, já que aumentam a quantidade de informações relatadas e aspectos importantes do caso podem aparecer. Para Fernandes (2017, p.516), essas perguntas "são as responsáveis por abrir as portas do mundo daquele com quem se conversa, permite enxergar a partir do seu olhar e ver uma história a partir do seu ponto de vista".

Faça perguntas abertas para identificar e compreender o contexto do seu paciente, bem como as questões trazidas por ele que precisam de prioridade e de solução da sua parte. Ao respondê-las, o paciente reflete sobre o assunto e esclarece suas ideias.

A estrutura dessas perguntas geralmente se inicia com: o que, qual, onde, como e quando. Essas expressões ajudam a evitar a adivinhação e a condução das respostas.

As perguntas abertas oportunizam que você conheça mais uma experiência que o paciente teve, sobre como ele se sente ou sobre fatos. Como refere Morrison (2010, p.23), "como convidam os pacientes a falar um pouco sobre o que lhes parece importante, elas promovem um estilo descontraído de entrevista já desde o início, o que ajuda a construir o *rapport*".

Trata-se de um convite à conversa. "'Posso lhe perguntar sobre...?' é uma questão que capta muito bem a qualidade cortês e respeitosa de um atendimento projetado para satisfazer as necessidades do paciente" (ROLLNICK et al., 2009, p.67).

Ainda que essa forma de perguntar seja importante, também existem desvantagens na sua utilização. A principal delas é o tempo de resposta, porque esta fica inteiramente nas mãos do entrevistado. Nesse sentido, refere Pygall (2018, p.59):

"Questões abertas sugerem que você não procura nada em especial, mas você pode demorar muito tempo tentando chegar ao ponto, ao passo que questões fechadas podem direcionar o interlocutor e você pode terminar com informações totalmente incorretas ou não confiáveis".

Como é o paciente quem detém esse poder, ele pode utilizar o tempo de consulta para fornecer informações sem importância para aquele momento. Daí a importância de aliar diferentes tipos de perguntas, mantendo o controle da reunião (STEWART e CASH JUNIOR, 2015, p.79). De qualquer forma, o profissional deve estar atento (e até perguntar ao paciente) por que julgou importante trazer uma informação aparentemente irrelevante para o atendimento.

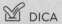
DICA
Não tenha medo de fazer perguntas, mesmo que elas pareçam óbvias!

Fechadas

Reafirma-se que as perguntas fechadas, apesar de muitas vezes percebidas como vilãs da comunicação, são bastante úteis, desde que utilizadas no momento e com o objetivo correto. É a partir delas que os profissionais controlam o tipo e o tempo das respostas e guiam os entrevistados para que ofereçam as informações necessárias. Por isso, em urgências, esse é um recurso muito útil.

Além disso, as respostas a essas perguntas são mais facilmente comparáveis e classificáveis. Para saber se determinados fatos ocorreram ou se certos sintomas foram percebidos, as questões de natureza fechada podem ser as mais adequadas (ROLLNICK et al., 2009, p.66).

As desvantagens das perguntas fechadas se referem principalmente ao fato de que as respostas oferecem somente uma pequena porção de informação, por isso, elas podem ser insuficientes. Por vezes, são necessárias várias perguntas até "adivinhar" a pergunta correta a ser feita. Além disso, a falta de oportunidade de o paciente explicar mais sobre sua resposta ou fornecer outras informações que julgue relevantes pode fragilizar a confiança depositada no profissional, que corre o risco de parecer apressado aos seus olhos. Outro risco é que, ao oferecer uma possibilidade limitada de respostas, o paciente venha, ao não se identificar com nenhuma, a selecionar uma, mesmo que com ela não se identifique (STEWART e CASH JUNIOR, 2015, p.79).

Há algumas perguntas que necessitam ser evitadas, especialmente aquelas que induzem respostas, porque sugerir ou demonstrar preferências pode fazer com que as pessoas prefiram essas respostas às que livremente responderiam. São exemplos: "você não acha que fazer exercícios poderia lhe ajudar?", "você não concorda que deveria ter vindo antes?".

POSSIBILIDADES

Ainda que se conheçam todas as técnicas para perguntar bem, a prática e a atenção ao *feedback* que o paciente oferece são as principais formas de você melhorar nessa habilidade. Observar que tipos de perguntas você fez e como os pacientes reagiram a elas vai te ajudar a encontrar o que funciona melhor para cada situação. Rollnick et al. (2009, p.76) trazem alguns dos efeitos que buscamos:

"Você sabe que está fazendo boas perguntas orientadoras quando alguma ou todas as seguintes coisas acontecem:
• Você se sente conectado com os pacientes e interessado em suas respostas.
• Seus pacientes falam de um modo positivo sobre a mudança de comportamento.
• Seus pacientes questionam em voz alta por que e como poderiam mudar.
• Um paciente parece incomodado e engajado, e está tentando resolver as coisas.
• Um paciente faz perguntas sobre como e por que poderia mudar.
• Mesmo quando o tempo é curto, a consulta não parece apressada."

É certo que os primeiros questionamentos podem ser muito desafiadores para os profissionais de saúde. Para facilitar essa tarefa, propõe-se algumas perguntas que podem ser adaptadas conforme a necessidade e o caso específico.

Perguntas para início de consulta:

- O que traz você à consulta hoje? (aberta)
- O que tem preocupado você? (aberta)
- Me fala sobre como eu posso te ajudar? (aberta)
- O que aconteceu desde a nossa última consulta? (aberta)

Perguntas para meio de consulta:

- O que precisa acontecer para…? (aberta)
- Você está sob algum tipo de pressão? (fechada)
- Descreva como é essa dor. (aberta)
- Você vomitou? (fechada)
- Pratica exercício? (fechada)
- Que dia você começou a ter esses sintomas? (fechada)
- Eu gostaria de ouvir mais a respeito disso. (aberta)

Perguntas para fim de consulta:

- É possível para você cumprir essas orientações? (fechada)
- Que obstáculos você acha que podem aparecer e como você vai superá-los? (aberta)
- Precisamos nos encontrar novamente em 15 dias, em que dia da semana (ou turno) fica melhor para você? (fechada)
- Você entendeu quais os próximos passos do tratamento? (fechada)
- Fui claro(a) sobre a ordem dos remédios que você deve tomar? (fechada)
- Quem pode te ajudar nesse momento? (aberta)

CONSIDERAÇÕES

Perguntar é um ato que propulsiona entendimento e mudança. É por meio das perguntas que demonstramos ao outro que temos interesse nas informações que carrega e em seus pensamentos.

As perguntas, antes mesmo de serem respondidas, já são ferramentas extremamente poderosas, uma vez que tiram o sujeito de uma posição de saber e o colocam em uma posição de atenção e de reflexão.

Quando falamos em APS, falamos inevitavelmente de presença e de cuidado com o paciente e para atingir esses objetivos, a capacidade de perguntar bem é essencial a todo e qualquer profissional.

É por meio de questionamentos que é possível entender o contexto do paciente, montar seu diagnóstico e criar um plano de tratamento personalizado e adequado às suas necessidades.

 DICA

Cuidado com a curiosidade! Mesmo que você tenha nas mãos o grande poder de conhecer a vida do outro, tenha responsabilidade de, ao mesmo tempo, perguntar todo o necessário e de não extrapolar.

CUIDADOS ESPECIAIS NA COMUNICAÇÃO REMOTA

Perguntas são portas para a intimidade, por isso, verifique se a pessoa está em condições (ambientais e emocionais) de responder.

Algumas vezes, presencialmente, usamos perguntas em que a gente coloca o relacionamento com a pessoa em jogo e se mostra rígido, como, por exemplo, "você precisa se comprometer ou não é necessário voltar. Você tem condições de fazer isso?". Essa postura dura pode, eventualmente, funcionar no presencial, mas no virtual sair da reunião/não voltar é uma barreira menor, então pode ser que você perca o paciente.

Algumas perguntas podem ser mais desconfortáveis de serem respondidas de forma não presencial. Assim, caso haja previsão de ver o paciente em uma consulta presencial, avalie a possibilidade de não a fazer.

Pode ser que seu paciente não se sinta seguro ao ser atendido na modalidade remota. Não vale a pena insistir nesse formato até que haja um vínculo criado entre vocês.

REFERÊNCIAS

1. ASEN E, TOMSON D, YOUNG V, TOMSON P. 10 minutos para a família: intervenções sistêmicas em Atenção Primária à Saúde. Porto Alegre: Artmed; 2012.
2. BERGER W. Uma pergunta mais bonita: o poder de questionar para desenvolver ideias revolucionárias. São Paulo: Aleph; 2019.
3. FERNANDES M. O poder da pergunta na mediação de conflitos familiares. In: MOLINARI F, MARODIN M (orgs.). Procedimentos em mediação familiar. Porto Alegre: Imprensa Livre; 2017.
4. MORRISON J. Entrevista inicial em saúde mental. Porto Alegre: Artmed; 2010.
5. PYGALL S-A. Triagem e consulta ao telefone: estamos realmente ouvindo? Porto Alegre: Artmed; 2018.
6. ROLLNICK S, MILLER W, BUTLER C. Entrevista motivacional no cuidado da saúde: ajudando os pacientes a mudar o comportamento. Porto Alegre: Artmed; 2009.
7. STEWART C, CASH JUNIOR WB. Técnicas de entrevista: estruturação e dinâmica para entrevistados e entrevistadores. Porto Alegre: AMGH; 2015.

10
Empatia e compaixão no cuidado com famílias

> "Empatia é uma coisa estranha e poderosa. Não há script. Não existe uma maneira certa ou errada de fazer isso. É simplesmente ouvir, segurar espaço, não julgar, conectar-se emocionalmente e comunicar aquela mensagem incrivelmente curativa de 'Você não está sozinho'."
> Brené Brown

 Ao final deste capítulo você deverá:
- Entender o que é empatia.
- Saber por que ela é importante para os profissionais da saúde.
- Perceber por que ela é especialmente importante para os profissionais que atendem em atenção primária.
- Ser capaz de exercitar e incentivar o exercício da empatia.
- Identificar quais os cuidados e limites que a empatia impõe à atividade profissional.

INTRODUÇÃO

Até pouco tempo, mal se falava em empatia como um termo relevante. Hoje, a palavra estampa matérias jornalísticas ao redor do mundo. Mas será que esse termo – tão amado por uns e odiado por outros – é, de fato, conhecido ou é usado apenas como um suporte para os clichês de cuidado com o próximo?

Na área da saúde, a empatia é pedra basilar, mas muitas vezes essa matéria é deixada de lado, ora como se fosse um conteúdo óbvio, ora um talento que a pessoa tem, ou não tem. E todos estamos certos de que temos. Mesmo assim, quando estamos do outro lado, como ouvintes, somos capazes de apontar inúmeras situações em que houve falta de empatia. Por que essa conta não fecha?

É passada a hora de os profissionais de saúde olharem a empatia como um instrumento que compõe o seu trabalho e, sendo assim, dedicarem-se ao domínio dessa habilidade. A empatia não é, como muitos fazem parecer, uma ingenuidade sobre a qual não se reflete e não se verificam limites. Isso não a faz, no entanto, menos necessária.

CONCEITOS FUNDAMENTAIS

A empatia é fundamental no cuidado à saúde, especialmente porque o objeto de trabalho dos profissionais dessa área é o cuidado com outro ser humano. Os estudos sobre esse tema são recentes e seguem em constante modificação, o que faz com que seu conceito varie de acordo com o autor. Ainda assim, é possível identificar um núcleo que se mantém ao longo das mudanças no tempo.

De modo amplo, empatia é a capacidade de uma pessoa se colocar no lugar da outra, vendo e entendendo o mundo pela sua perspectiva. Krznaric (2015, p.10), estudioso do tema, define-a como "a arte de se colocar no lugar do outro por meio da imaginação, compreendendo seus sentimentos e perspectivas e usando essa compreensão para guiar as próprias ações".

Não é esperado que uma pessoa tenha os exatos mesmos sentimentos que a outra – isso talvez nem seja possível –, mas espera-se que haja esforço de conexão com a existência daquele sentimento dentro de si, o que serve como uma plataforma de conexão com o outro.

Para Goleman (2012, p.118) "a empatia é alimentada pelo autoconhecimento; quanto mais conscientes estivermos acerca das nossas próprias emoções, mais facilmente poderemos entender o sentimento alheio". Assim, sem entender as suas próprias emoções será mais difícil de conseguir ser empático.

A empatia, imprescindível para uma comunicação efetiva e de qualidade na área da saúde, muitas vezes é confundida com a compaixão e com a simpatia. A empatia trata da capacidade de sentir e ver o mundo pelo olhar do outro, seja esse mundo como for (uma condição de riqueza, ou de pobreza, por exemplo) e os sentimentos que forem, de alegria, de tristeza, de esperança, de vergonha, entre outros. Não à toa a empatia se disseminou no meio empresarial como estratégia de compreensão do mundo do cliente a fim de oferecer soluções mais ligadas à sua realidade.

A compaixão, por outro lado, nasce intimamente ligada ao desejo de livrar o outro de uma condição de sofrimento. Ela, por si só, não se ocupa do esforço de compreender o mundo ao redor dessa pessoa que sofre: quais suas crenças, suas experiências e suas ideias. A compaixão é própria daquele que a sente e com ele se mantém, mesmo que haja intenção de agir para interromper o sofrimento do outro, enquanto a empatia serve de ponte entre a realidade de duas pessoas em ressonância (PEIXOTO et al., 2016). Para Arantes (2019, p.54), "na empatia, às vezes cega de si mesma, podemos ir em direção ao sofrimento do outro e nos esquecermos de nós. Na compaixão, para irmos ao encontro do outro, temos que saber quem somos e do que somos capazes".

É possível que a empatia e a compaixão andem juntas, mas também é possível que andem separadas, por isso merece destaque essa distinção. Quando unidas, frequentemente se inicia um movimento ativo para tentar fazer cessar aquele sofrimento, como destaca também Arantes (2019, p.56):

> "A empatia permite que nos coloquemos no lugar do outro e sintamos sua dor, seu sofrimento. A compaixão nos leva a compreender o sofrimento do outro e a transformá-lo. Por isso precisamos ir além da empatia. Todos nós precisamos de pessoas capazes de entender nossa dor e de nos ajudar a transformar nosso sofrimento em algo que faça sentido."

Para o profissional de saúde, é importante o domínio de todos esses conceitos, sem misturá-los. A empatia é largamente utilizada como uma panaceia para todos os males, como se ela, por si só, pudesse resolver todos os problemas de injustiça e desigualdade no mundo. No entanto, como vimos em seu conceito, sua aplicação é limitada, na medida em que nos permite sentir o sentimento da pessoa e ver o mundo através dos seus olhos, independentemente das razões morais que tenha para isso. Assim, se não equilibrada com a compaixão, mais ligada aos aspectos altruístas e benevolentes, ela pode nos levar a evitar empatizar com outros pontos de vista.

No que toca à simpatia, esta diz respeito unicamente à capacidade de perceber que o outro tem um sentimento muito latente diante de uma determinada situação e de reconhecê-lo ou minimizá-lo. Segundo Sinclair et al. (2017), a simpatia "tem sido definida na literatura da saúde como uma reação emocional de piedade em relação ao infortúnio de outra pessoa, especialmente aqueles que são percebidos como sofrendo injustamente". Ela, no entanto, muitas vezes é percebida como indesejada e baseada na pena, marcada pela falta de compreensão e pela intenção do observador de se autopreservar.

CENÁRIO DE INTERVENÇÃO

No ambiente profissional da área da saúde (e de todas as demais áreas), não basta mais somente a habilidade técnica. As competências relacionais e de empatia são fundamentais para o exercício profissional, principalmente porque os atendimentos acontecem em momentos difíceis das pessoas, quando elas ou seus afetos estão doentes.

Nesses momentos, pacientes e famílias enfrentam uma enorme sobrecarga emocional e as informações trazidas pelos profissionais estão intimamente ligadas a isso. Não existe receita pronta para a forma de se comunicar e é necessário que você encontre a sua própria forma de fazer isso, com autenticidade e empatia.

Um diálogo honesto sobre as informações que o paciente e sua família precisam ter é absolutamente necessário, mas ser honesto não significa não ser empático. A empatia está ligada à maneira como você vai dizer o que precisa ser dito e a estar pronto a acolher. Há pacientes que já ficam nervosos na mera presença de um médico e agem de forma diferente do que em geral se comportam: alguns se esquecem das orientações, têm vergonha, se fecham e outros ficam agressivos.

O profissional pode não concordar com o comportamento dos pacientes, mas é necessário compreender que, mesmo em situações de discordância, é possível entender suas razões e sentimentos. Nesse sentido, destaca Morrison (2010):

> "Seu objetivo é expressar empatia, ou seja, em algum nível, você pode se sentir como o paciente se sente – você pode se colocar no lugar do paciente. Ter empatia significa entender a motivação por trás do comportamento de um paciente, embora você possa não concordar que o que ele fez estava certo."

Demonstrar empatia pelo paciente não significa que você vai viver por ele o sofrimento dele, mas que vai assimilar o que o outro está vivendo e se conectar com esse sentimento, reconhecendo-o e validando-o. Nem sempre este é um movimento fácil e requer autoconhecimento do profissional e dedicação ao desenvolvimento da sua capacidade empática. Quanto aos caminhos para isso, também Morrison (2010) elucida que:

> "Você transmitirá melhor seus sentimentos empáticos se tiver em mente este pensamento: 'como seria estar no lugar desse paciente falando comigo agora?'. Isso pode parecer difícil quando o paciente demonstra muita raiva, ansiedade ou mesmo psicose. No decorrer da sua vida profissional, você deverá trabalhar com todos os tipos de pessoas. Algumas parecem mais agradáveis que outras. Se não puder responder positivamente ao conteúdo do que é dito, talvez você possa empatizar com alguns dos sentimentos que estão por trás."

As suas intervenções direcionadas ao paciente ou sua família devem ser pautadas na transparência e respeito. A falha no estabelecimento da empatia com o seu paciente pode prejudicar o seu vínculo, desencadeando baixa frequência no serviço de saúde, dificuldade de adesão ao tratamento, mau uso da medicação, entre outros efeitos possíveis.

A empatia repercute não somente no momento daquele atendimento, mas também na adesão ao tratamento. Takaki e Sant'Ana (2004) consideram que "também da empatia depende o sucesso do tratamento da pessoa, pois a mesma tem efeito terapêutico".

A atuação em atenção primária à saúde (APS) é de muita proximidade com o paciente e com sua família, por isso, o estabelecimento da confiança mútua é fato absolutamente necessário. Sobre isso, Machado e Souza (2018, p.53) reforçam que há pesquisas em que os pacientes entrevistados descreveram uma percepção de maior empatia nas especialidades com maior contato com o paciente e menos naquelas em que o contato é mais pontual, tal qual ocorre com as cirúrgicas. Boa parte dos profissionais concorda com a importância da empatia na prestação de cuidados junto ao paciente, mas desconhece a forma de fazê-lo, responsabilizando a falta de tempo e de valorização, bem como a influência das emoções como responsáveis pelas dificuldades existentes com o vínculo.

A percepção de escuta por parte do paciente está no centro da satisfação deste com o serviço prestado. Na APS, em que o atendimento é focado na pessoa – e não somente na doença –, o papel da escuta de necessidades é maior. São elas que ajudarão o profissional a estabelecer, em conjunto com o seu paciente, um plano de intervenção adequado às suas demandas. O preço a pagar por falta de escuta empática é caro. Como refere Goleman (2014, p.109):

> "Não escutar está no topo da lista de reclamações que os pacientes têm de seus médicos. Da parte dos médicos, muitos reclamam que não dispõem do tempo de que precisam com seus pacientes e, assim, o lado humano da interação é sumariamente negligenciado. A barreira ao contato humano aumenta enquanto médicos – obrigados a manter registros digitais – digitam anotações num teclado de computador durante as entrevistas com os pacientes e, dessa forma, acabam se comunicando com o laptop em vez de com o paciente.
>
> Essa relação empática entre médico e paciente aumenta imensamente a precisão diagnóstica, a forma como o paciente cumpre as orientações do médico, assim como a satisfação e lealdade dos pacientes."

IDENTIFICAR O PROBLEMA

São dois os principais problemas relacionados à empatia: a falta ou o excesso dela.

A falta absoluta de empatia está restrita a casos excepcionais, uma vez que a nossa capacidade de exercer empatia é inata – para 98% das pessoas. Os outros

2% se restringem à personalidade antissocial, e algumas formas mais graves estão dentro do transtorno do espectro autista.

Isso não quer dizer, contudo, que toda essa maioria de pessoas seja empática em níveis saudáveis para suas relações pessoais e profissionais. Prova disso são as conclusões de Moimaz et al. (2010) em relação à satisfação e percepção dos usuários do SUS sobre o serviço público de saúde, para os quais "a humanização do atendimento é uma necessidade gritante nos serviços de saúde. A falta de comprometimento, respeito e atenção por falta do profissional são umas das principais causas de insatisfação do usuário".

Ou seja, não basta que se considere a empatia importante. É necessário fazê-la acontecer de fato, assim como ser percebida pelo paciente. Mais do que a escuta distanciada ou a visão seletiva sobre o paciente e a forma como se expressa e se comporta, é imprescindível colocar-se igual a ele, percebendo o mundo à sua volta. Para Pimenta et al. (2006), "quando estão cuidando de indivíduos doentes, os profissionais da saúde devem ser capazes de avaliar o tipo de dificuldade que o indivíduo está tendo e identificar se ele tem ou não recursos disponíveis para enfrentar a situação". Essa tarefa só será possível a partir da visão do seu paciente (e não somente a sua).

Muitas são as pessoas que se mantêm em nível de simpatia ao invés de explorar sua capacidade empática por medo do contato com os próprios sentimentos ou pelo medo de sofrer de forma real por uma situação imaginária (do seu ponto de vista, ainda que concreta para o outro). No entanto, essa fuga é uma corrida impossível de vencer.

Há perdas inevitáveis do ponto de vista relacional pelo distanciamento emocional, da mesma forma que pode haver sofrimento no exercício empático. O que se busca, na atividade profissional, é encontrar o equilíbrio entre esses dois pontos. Segundo Arantes (2019):

> "Empatia é a habilidade de se colocar no lugar do outro. Paradoxalmente, ao mesmo tempo que pode ser a habilidade mais importante para um profissional de saúde (...), pode ser também o fator de maior risco para que ele se torne incapaz de cuidar".

Isso leva ao outro principal problema ligado à empatia na área da saúde, o "misturar-se". A empatia, quando em níveis muito altos, pode fazer com que o profissional tenha dificuldade de se separar do paciente e entender que, apesar de reconhecer a sua dor, às vezes dilacerante, é dele, não sua.

Quando a empatia é demais, incapacita. O profissional, frente à situação, se torna tão emocionalmente instável quanto o paciente e a sua capacidade de julgamento e tomada de decisão se reduz.

Esse fenômeno é cada vez mais comum na rotina da saúde e ficou conhecido como *burnout* empático ou superexcitação empática. Esse estado de incapacidade decorrente da exaustão emocional (em grande medida pela atribuição a si dos sentimentos vividos pelos pacientes) tem grande incidência entre as pessoas que trabalham em situações extremas e traumáticas.

DISSECAR O PROBLEMA E DOMINAR A SITUAÇÃO

Para compreender de que forma é possível lidar com a empatia, precisamos, inicialmente, entendê-la mais a fundo. Esse é um fenômeno multidimensional e complexo, no qual se destacam dois principais componentes: o cognitivo e o afetivo.

A empatia cognitiva diz respeito ao pensar e relaciona-se com a ideia de entender o que o outro sente, sabendo que este é um ponto de vista e que jamais será capaz de se igualar ao da pessoa que sente. Quando o profissional de saúde atua dentro dessa dimensão, ele consegue se diferenciar do outro, protegendo-se do desgaste emocional.

A dimensão afetiva da empatia, por outro lado, trata do compartilhamento de um sentimento. É um aprofundamento tão grande da forma como o profissional se sente que passa a sentir com o outro, a compartilhar com ele a sua dor.

O processo empático combina esses dois elementos, completando-se quando há equilíbrio entre eles. Para Goleman (2014, p.99):

> "A leitura supersensível de sinais emocionais representa o auge da empatia cognitiva.
>
> Essa forma de empatia nos permite assumir a perspectiva de outra pessoa, compreender seu estado mental e, ao mesmo tempo, administrar nossas próprias emoções enquanto avaliamos as dela.
>
> Em contrapartida, com a empatia emocional, nos unimos à outra pessoa e sentimos junto com ela. Nossos corpos ressoam qualquer tom de alegria ou tristeza que aquela pessoa possa estar sentindo."

Em um cenário ideal, portanto, nem o profissional fecha-se em si, como ocorre na empatia cognitiva, nem se perde no outro, como acontece na empatia emocional. Há situações que vão ser extremamente exigentes com a capacidade empática do profissional, levando-o ao limite.

Quando o estresse emocional é muito intenso, é útil o uso de uma estratégia de consciência de limites, dos pessoais (em que cabe ao profissional reconhecer a necessidade de afastamento de um determinado caso) e dos relacionais (no qual pode ser auxiliado por outros profissionais da equipe ou em supervisão a equilibrar-se emocionalmente e restabelecer as fronteiras com o paciente). A única atitude que não pode ocorrer é a evitação, pois com ela pode haver dificuldade de ação do profissional, o que possibilita consequências de toda ordem (administrativa, jurídica etc.).

A regulação emocional do profissional possibilita os aspectos positivos da empatia e minimiza a angústia pessoal. Com ela, há possibilidade de acessar os recursos cognitivos para o manejo de situações clínicas, minimizando o risco de *burnout*. É este também o posicionamento de Pimenta et al. (2006, p.481), para os quais "é fundamental que tenhamos clareza de nossos limites, crenças, sentimentos e de como usamos mecanismos de defesa que podem deteriorar nossa saúde física e mental, ocasionando o *burnout*, a exaustão física e mental".

POSSIBILIDADES

A sintonia emocional do profissional de saúde com o paciente é de fundamental importância para que não se reduza o atendimento a uma medicalização/intervenção corretiva no paciente. Fazê-lo seria um enfraquecimento da relação profissional-paciente. Um bom vínculo permite ao profissional assumir um papel de preocupação empática, isto é, um estado empático de genuíno interesse pelo mundo do seu paciente, mas em uma postura que o previne do estresse emocional exagerado.

A comunicação é um elemento fundamental para o desenvolvimento e a demonstração da empatia. É por meio da recepção e emissão de mensagens que será possível compreender a perspectiva do outro, desenvolver e transmitir a empatia. Para que alcancemos essa tarefa, tão simples e tão complexa, precisamos, acima de qualquer coisa, nos colocar na posição de ouvintes.

Ser empático é escutar os sinais, verbais e não verbais, do interlocutor, buscando compreendê-lo da melhor forma que pudermos. Pode ser desafiador fazê-lo quando você se sente ofendido, ignorado ou agredido. Mesmo nesses casos, com os quais discordamos diametralmente, a possibilidade para a empatia não deixa de existir.

Frequentemente é ensinado que a regra de ouro da empatia é "não faça aos outros o que não gostaria que fizessem com você". No entanto, isso não é suficiente. Peguemos, por exemplo, a seguinte situação. O paciente chega e lhe diz: "eu não aguento mais esse tratamento, me sinto cansado todos os dias, você é um incompetente, incapaz de me ajudar a melhorar". Vamos supor que você acredita que ele não foi empático.

Segundo a regra de ouro, ele deveria agir como gostaria que agissem com ele. Mas não é isso. Para que agisse de forma verdadeiramente empática, ele não deveria ser a referência, e sim você, que é o seu interlocutor. Portanto, nesse caso, ele deveria agir como você gostaria que agissem consigo. O exercício empático é o de sair do seu lugar. Tomar a perspectiva do outro sendo ele quem ele é, e não você sendo ele com as suas próprias crenças.

É isso que sugere Krznaric (2015) quando elucida a regra de platina da empatia: tratar os outros como eles gostariam de ser tratados.

 DICA

O exercício da empatia pressupõe colocar-se no lugar do outro. Por isso, evite:
- Competir pelo sofrimento → a pessoa conta uma coisa e você imediatamente diz "ah, mas comigo (ou com outro paciente) foi pior...".
- Interromper → a pessoa está falando e você diz "tá, chega, vamos continuar, deixa isso pra lá"; "esquece isso, vira a página". O cuidado com o tempo pode ser importante, mas se o paciente escolhe falar sobre algo, pergunte a importância daquele tema para ele naquele momento. A interrupção minimizadora não convida ao diálogo.
- Solidarizar-se → a pessoa entra no papel de vítima e você aceita o convite, manifestando piedade e confusão dos seus sentimentos com ela: "ai, coitadinha...".
- Questionar → interromper para perguntar a todo momento. As pessoas criam uma linha de raciocínio e isso pode prolongar o assunto ao invés de encurtá-lo: "mas quando isso aconteceu?", "Mas e aí, o que ele falou?".
- Aconselhar → você, como profissional de saúde, pode ter prescrições a fazer, mas isso é diferente de aconselhar a pessoa em aspectos que você (dentro das suas crenças) considera certo. Independentemente da situação, fica o convite de primeiro oferecer empatia e conexão.

CRIAR UM PLANO DE AÇÃO

A empatia pode – e deve – ser exercitada. Como um músculo, quanto mais treinamos a nossa capacidade empática, mais pronta para o uso ela estará quando precisarmos dela. Da mesma forma, se não a utilizarmos, pode ser que seja um pouco desconfortável o seu uso quando se fizer necessário.

Krzranic (2015, p.56) afirma que "nossa cota pessoal de empatia não é fixa"; o cérebro permite reequipar o circuito neural. A capacidade empática é como a habilidade musical, em parte um dom inato e em parte adquirido.

A primeira habilidade a ser treinada na empatia é a escuta com disponibilidade. Isto é, sem distrações, com presença. A empatia é uma habilidade que se desenvolve por meio da sensibilidade, respeito, apreciação dos sentimentos do outro. Por isso, é necessário autoconhecimento suficiente para nos silenciarmos frente a ele (TAKAKI e SANT'ANA, 2004). Terezam et al. (2017) enfatizam que:

> "A ausência de julgamento prévio, a escuta receptiva e atenta, os cuidados relativos à comunicação não verbal, a consideração das percepções das outras pessoas em relação às nossas características e o aprendizado gerado pelas próprias experiências também contribuem para desenvolver a habilidade da empatia."

A observação e a experiência também colaboram para o desenvolvimento da empatia. O uso de recursos artísticos, como o teatro, o cinema e a literatura, pode auxiliar na expansão dessa habilidade. Da mesma forma, treinamentos em habilidades comunicacionais e observação de entrevistas com pacientes, tal qual vem aparecendo nas capacitações de profissionais de saúde ao redor do mundo (MACHADO e SOUZA, 2018, p.51).

 DICA: SUGESTÃO DE LIVROS E FILMES QUE PODEM SER UTILIZADOS PARA AUMENTAR A CAPACIDADE EMPÁTICA

Filmes:
- *Selma* (direção: Ava DuVernay; 2014).
- *Escritores da liberdade* (direção: Richard LaGravenese; 2007).
- *Patch Adams* (direção: Tom Shadyac; 1998).
- *Uma mente brilhante* (direção: Ron Howard; 2001).

Livros:
- *A coragem de ser imperfeito*, de Brené Brown (ed.: Sextante).
- *Cem anos de solidão*, de Gabriel Garcia Marquez (ed.: Record).
- *Ensaio sobre a cegueira*, de José Saramago (ed.: Companhia das Letras).

Séries:
- *Grey's anatomy*.
- *This is us*.

CUIDADOS ESPECIAIS NA COMUNICAÇÃO REMOTA

A demonstração de empatia na comunicação remota depende de recursos técnicos adequados, fala tranquila, alta e clara; demonstração de conforto com eventuais falhas técnicas; e atenção ao vídeo. Com a comunicação por vídeo, é comum que algo externo chame a atenção; dedique-se ao momento com o outro. Goleman (2014) salienta: "nosso circuito de empatia foi projetado para momentos em que estamos frente a frente com o outro. Hoje em dia, trabalhar em grupo pela internet representa um desafio especial para a empatia".

REFERÊNCIAS

1. ARANTES ACQ. A morte é um dia que vale a pena viver. Rio de Janeiro: Sextante; 2019.
2. GOLEMAN D. Foco: a atenção e seu papel fundamental para o sucesso. Rio de Janeiro: Objetiva; 2014.
3. GOLEMAN D. Inteligência emocional: a teoria revolucionária que define o que é ser inteligente. Rio de Janeiro: Objetiva; 2012.
4. KRZNARIC R. O poder da empatia: A arte de se colocar no lugar do outro para transformar o mundo. Rio de Janeiro: Zahar; 2015.
5. MACHADO L, SOUZA E. Empatia: O olhar além do espelho. In: MACHADO L, PEREGRINO A, CANTILINO A. Psicologia médica na prática clínica. Rio de Janeiro: Medbook; 2018.
6. MACHADO L, PEREGRINO A, CANTILINO A. Psicologia médica na prática clínica. Rio de Janeiro: Medbook; 2018.
7. MOIMAZ SAS, MARQUES JAM, SALIBA O, GARBIN CAS, ZINA LG, SALIBA NA. Satisfação e percepção do usuário do SUS sobre o serviço público de saúde. Physis. 2010;20(4).
8. MORRISON J. Entrevista inicial em saúde mental. Porto Alegre: Artmed; 2010.
9. PEIXOTO MM, MOURÃO ACN, SERPA JUNIOR OD. O encontro com a perspectiva do outro: empatia na relação entre psiquiatras e pessoas com diagnóstico de esquizofrenia. Ciênc Saúde Colet. 2016;21(3).
10. PIMENTA CAM, MOTA DDCF, CRUZ DALM. Dor e cuidados paliativos: enfermagem, medicina e psicologia. Barueri: Manole; 2006.
11. PINHEIRO JP, SBICIGO JB, REMOR E. Associação da empatia e do estresse ocupacional com o burnout em profissionais da atenção primária à saúde. Cien Saude Colet [internet]. 2019. Disponível em: http://www.cienciaesaudecoletiva.com.br/artigos/associacao-da-empatia-e-do-estresse-ocupacional-com-o-burnout-em-profissionais-da-atencao-primaria-a-saude/17080?id=17080. Acesso em: 28 mar. 2021.
12. SINCLAIR S, BEAMER K, HACK TF, MCCLEMENT S, BOUCHAL SR, CHOCHINOV HM, et al. Sympathy, empathy, and compassion: A grounded theory study of palliative care patients' understandings, experiences, and preferences. Paliative Medicine. 2017;31(5):437-47.
13. TAKAKI MH, SANT'ANA DMG. A empatia como essência no cuidado prestado ao cliente pela equipe de enfermagem de uma unidade básica de saúde. Cogitare Enfermagem. 2004;9(1).
14. TEREZAM R, REIS-QUEIROZ JR, HOGA LAK. A importância da empatia no cuidado em saúde e enfermagem. Rev Bras Enferm [internet]. 2017;70(3):669-70.

11
Construindo vínculos

> "Escutar com atenção envolve todos os sentidos,
> não apenas os ouvidos."
> (LOWN, 1997, p.27)

 Ao final deste capítulo você deverá:

- Compreender a importância da construção do vínculo.
- Saber como construir vínculos.
- Reconhecer impasses na construção do vínculo.
- Aprender facilitações para a construção do vínculo.

INTRODUÇÃO

Os profissionais da atenção primária à saúde (APS) enfrentam um grande desafio: ter amplo domínio de conhecimento científico em um mundo altamente tecnológico e veloz, direcionado para a busca de evidências científicas e, ao mesmo tempo, estar próximo das pessoas e ser a referência para ajudá-las a resolver seus problemas.

Boland (1995) acredita que os pacientes esperam que a medicina seja algo mais que a mera aplicação da ciência médica à condição humana. As pessoas apresentam dores, desconfortos, conflitos e muitos tipos de histórias para contar, mas o que vai facilitar para que relatem o verdadeiro motivo da consulta é o vínculo com o profissional que as atende.

Segundo Starfield (2002, p.292):

> "As interações entre profissionais e pacientes contribuem para o estabelecimento de relações de longa duração, que facilitam a efetividade na atenção primária.

São os meios pelos quais os médicos aprendem a respeito de muitos, se não da maioria, dos problemas dos pacientes e como os pacientes aprendem a respeito da maioria dos aspectos de sua atenção. Embora as interações entre pacientes e profissionais ocorram no decorrer da consulta e do encaminhamento, é a amplitude e a profundidade do contexto que distingue as interações na atenção primária daquelas de outros níveis de atenção."

O que estabelece uma ligação afetiva e de confiança entre os pacientes e os profissionais são diversos fatores, como: a empatia, a capacidade de escutar o outro com atenção, a expressão de que se está atento às histórias reveladas e uma comunicação clara. Estas são características encontradas em uma relação com bom vínculo.

Uma pesquisa realizada no Reino Unido na década de 1990 revelou que a maioria das pessoas entrevistadas desejava um médico que soubesse escutar, resolver seus problemas e que fosse sempre o mesmo médico para atendê-las (BOLAND, 1995). Esta e várias outras pesquisas reforçam a importância do vínculo entre os profissionais e as pessoas.

CONCEITOS FUNDAMENTAIS

A formação de vínculo é um desafio, pois, em geral, as faculdades não ensinam o estudante a ser compreensivo e zeloso, e muitos dos erros na prática têm origem em falhas de comunicação, que poderiam ser evitadas. São profissionais que falham em entender o que a pessoa quer dizer ou em expressar o que eles mesmos querem orientar (FREEMAN, 2018).

Brunello et al. (2010) definem vínculo como sendo:

"A relação pessoal estreita e duradoura entre o profissional de saúde e o paciente, permitindo, com o passar do tempo, que os laços criados se estreitem e os mesmos se conheçam cada vez mais, facilitando a continuidade do tratamento, e consequentemente evitando consultas e internações desnecessárias."

Os sintomas que as pessoas trazem são algo que elas reconhecem como errado que esteja abalando o seu cotidiano. Portanto, o processo de comunicação tem início com uma situação desagradável para o paciente, que se encontra vulnerável. É um pedido de ajuda que revela fragilidade. Encontrar o outro implica um ato de coragem da pessoa com o problema, que mostra uma balança de relação desigual. Criar vínculos é a tentativa elementar de trazer equilíbrio na "balança" das relações.

COMO CONSTRUIR VÍNCULOS?

A comunicação do profissional de saúde com seu paciente é um desafio, e a confiança e o vínculo criados proporcionam que paciente e profissional estejam mais próximos e conectados, impactando diretamente na comunicação, que se torna mais eficaz.

A realização de uma entrevista organizada, respeitando os valores e crenças culturais e espirituais, com atenção às comunicações verbais e não verbais que as pessoas demonstram, em um ambiente acolhedor, é a base para a construção de bons vínculos.

Algumas estratégias auxiliam na formação do vínculo:

- Comece estando realmente presente no momento da consulta. Se tiver compromissos ou outras preocupações, isso pode tirar seu foco do paciente.
- Chame a pessoa pelo nome para o atendimento. Nesse momento, a demonstração de simpatia e cordialidade é essencial.
- Preste atenção ao seu tom de voz, que não pode ser nem muito alto nem muito baixo.
- Demonstrar interesse por meio da atenção, da escuta e realizando perguntas.
- Ouvir com atenção o que lhe é trazido como motivo de consulta e deixar a pessoa se expressar, inicialmente sem interrupções.
- Selecionar a queixa mais importante em acordo com a pessoa e pedir que expresse os sentimentos envolvidos com a situação.
- Legitimar os sentimentos, realizando afirmações de apoio.
- Após a expressão das emoções, elucidar a situação unindo-a ao contexto.
- O profissional pode fazer uma síntese do que foi expresso, pois isso ajuda a demonstrar a atenção envolvida e proporciona o esclarecimento de dúvidas. Ao fazer o resumo, cuidado para não expressar seus julgamentos.
- Use uma linguagem simples e adequada ao contexto do seu paciente.
- Rever planos, tentativas de resolução já realizadas e acordar possibilidades e objetivos futuros.
- Pergunte ao paciente se você foi claro no que disse, nos combinados feitos e se ele tem alguma dúvida.

Esse vínculo entre você e o paciente proporciona uma sensação de bem-estar, de acolhimento em um momento que pode ser especialmente difícil por se tratar da própria saúde ou da saúde de alguém querido.

Além disso, uma boa relação entre paciente e profissional de saúde é um fator que impacta na adesão ao tratamento.

QUAIS SÃO OS IMPASSES PARA A CONSTRUÇÃO DE VÍNCULO?

Na literatura se encontra, com certa frequência, o título paciente-problema que, segundo Lobato (2011, p.35):

"A expressão, num sentido genérico, engloba o seguinte:
• Pacientes com múltiplos sintomas de início recente, geralmente de natureza bizarra ou caráter atípico, e que o médico não entende;
• Pacientes com uma sintomatologia copiosa que se vem desenvolvendo no correr da vida, apresentando sintomas que se alternam: são os queixosos crônicos;
• Enfermos que têm quadros clínicos definidos, mas que não melhoram apesar da terapêutica adequada e convenientemente executada."

Afora essas condições, são considerados impasses para a formação de vínculo os pacientes que demonstram raiva e os que não aderem aos tratamentos.

QUAIS SÃO AS FACILITAÇÕES PARA A CONSTRUÇÃO DE VÍNCULO?

A relação que seu paciente vai estabelecer com você pode ter como base experiências anteriores que não foram agradáveis. Quando a pessoa chega para a consulta, ela vem com expectativas que podem ser satisfeitas ou não. Dias e Fernandes (2021, p.52) lembram que para o melhor desfecho do caso é fundamental:

- Envolvermos as pessoas ou famílias o mais cedo possível na tomada de decisões.
- Reconhecermos a autonomia das pessoas.
- Esclarecermos as situações.
- Mediarmos diálogos.
- Fornecermos suporte técnico.
- Ouvirmos.
- Aceitarmos opiniões.

DISSECAR O PROBLEMA E DOMINAR A SITUAÇÃO

A atuação do profissional de saúde mental na APS é mais do que um processo de identificar e tratar doenças, é um processo relacional, por isso o atendimento precisa ser permeado de práticas humanizadas e acolhimento.

O hábito de ser muito objetivo e supervalorizar a prática de pedir exames pode ocasionar a perda de informações preciosas e o distanciamento entre o paciente e o profissional de saúde.

A relação estabelecida entre o profissional de saúde e o paciente precisa ter como base o diálogo e a confiança. Gomes et al. (2012) destacam que "para que o paciente fale abertamente sobre sua história, 'chegue a falar de seus problemas mais íntimos', o médico necessita estabelecer a confiança para o diálogo, permitindo um 'discurso livre' do paciente".

Muitas vezes, quando o paciente começa a falar, pode parecer que você já sabe o que ele vai dizer e acaba deixando de efetivamente escutá-lo. Quando o paciente não se sente escutado, uma barreira para que o vínculo seja construído é imposta. Silva (2007, p.359) ressalta que "como seres humanos temos a tendência de ouvir seletivamente, ou seja, ouvir o que satisfaz nossas expectativas, bloqueando o restante da informação".

Como forma de melhorar a comunicação e construir vínculos, a técnica BATHE (discutida no capítulo "Abordagem em saúde mental") deve ser aplicada nas consultas ou, pelo menos, de forma muito resumida, perguntar: "Qual é a sua preocupação a respeito desse problema?". Vale ressaltar que é preciso manter uma escuta ativa até para escolher as perguntas que irá fazer, sob pena de se perder um vínculo de confiança e conexão com o paciente. A construção de vínculo está diretamente relacionada com o pareamento das emoções.

Segundo Levine e Block (2004), a prática de uma boa comunicação leva a uma melhor adesão às orientações fornecidas. Sugere-se a leitura do capítulo "Comunicação eficiente nos cuidados da atenção primária".

Os pacientes que expressam raiva requerem grande esforço por parte dos profissionais para não reagirem naturalmente à raiva se defendendo e sem empatia. O profissional deve, em primeiro lugar, reconhecer o sentimento de raiva apresentado e notificar esse sentimento ao paciente, para que possa explorar a origem do afeto.

CONSIDERAÇÕES

A formação dos profissionais, na maior parte das faculdades, tem sido direcionada em capacitar as questões técnico-científicas, na tentativa de detalhar e objetivar o sofrimento humano. O resultado dessa situação é a valorização de evidências científicas em detrimento da subjetividade, das emoções envolvidas, acarretando forte necessidade de solicitação e sofisticação de exames complementares.

A construção do vínculo na relação entre pacientes e profissionais de saúde é a chave para contornar essa dificuldade e tentar equilibrar e valorizar as relações humanas.

CUIDADOS ESPECIAIS NA COMUNICAÇÃO REMOTA

É no contexto da comunicação que se forma ou deforma a aliança terapêutica. A tecnologia é um poderoso aliado e, mesmo pela comunicação remota, é possível realizar combinações, demonstrar respeito e construir vínculos.

É tarefa do profissional de saúde traduzir o conhecimento técnico para o paciente e obter a confiança para o bom atendimento. Criar o hábito de esclarecer dúvidas e explicitar o que aparentemente parece implícito é a essência do vínculo em condições remotas.

REFERÊNCIAS

1. BOLAND M. Qué esperan los pacientes de sus médicos? Foro Mundial de la Salud.1995;16(3):251-82.
2. BRUNELLO MEF, PONCE MAZ, ASSIS EG, ANDRADE RLP, SCATENA LM, PALHA PF, VILLA TCS. O vínculo na atenção à saúde: revisão sistematizada na literatura, Brasil (1998-2007); 2010. Disponível em: https://www.scielo.br/j/ape/a/cZmxbMPbffBXzgyGtmMVMSQ/?lang=pt&format=pdf. Acesso em: 25 jul. 21.
3. DIAS LC, FERNANDES CLC. Abordagem centrada na pessoa em Comunicação Clínica. DOHMS M, GUSSO G (orgs.). Porto Alegre: Artmed; 2021. p.52.
4. FREEMAN TR. Método clínico em Manual de Medicina de Família e Comunidade de Mc WHINNEY. ISLABÃO AG, BURMEISTER AT (trads.). LOPES JMC, DIAS LC (rev.téc.). 4.ed. Porto Alegre: Artmed; 2018. p.173.
5. GOMES AMA, CAPRARAL A, LANDIM LOP, VASCONCELOS MGF. Relação médico-paciente: entre o desejável e o possível na atenção primária à saúde; 2012. Disponível em: https://www.scielo.br/j/physis/a/ZkpTbybS5FCcrvtBR3X3v7K/?lang=pt. Acesso em: 25 jul. 21.
6. LEVINE N, BLOCK M. Communication em Current Diagnosis &Treatment in Family Medicine. SOUTH-PAUL JE, MATHENY SC, LEWIS EL (orgs.). New York: McGraw Hill; 2004.
7. LOBATO O. O médico e o paciente-problema em Perspectivas da Relação Médico-Paciente. Cyro Martins et al. Porto Alegre: Artmed; 1981/2011. p.35.
8. LOWN B. A arte perdida de curar. Velloso W (trad.). 2.ed. São Paulo: JSN/Fundação Petrópolis; 1997. p.27.
9. SILVA MJP. "Ela volta todo dia. O que ela quer?": comunicação na atenção primária à saúde. In: SANTOS AS, MIRANDA SMRC. A enfermagem na gestão em atenção primária à saúde. Barueri: Manole; 2007.
10. STARFIELD B. Atenção primária: equilíbrio entre necessidades de saúde, serviços e tecnologia. Brasília: UNESCO, Ministério da Saúde; 2002. p. 292. Disponível em: https://www.nescon.medicina.ufmg.br/biblioteca/imagem/0253.pdf Acesso em: 18 jul. 2021.

12
Entendendo o *feedback* em saúde

"Todos nós precisamos de alguém que nos dê
feedback. É assim que nós melhoramos"
Bill Gates

 Ao final deste capítulo você deverá:

- Entender por que as pessoas se sentem sensibilizadas pelo *feedback*.
- Identificar formas de realizar *feedbacks* que sejam mais bem recebidos.
- Utilizar o *feedback* adequadamente para manejar situações delicadas.
- Aprender a comunicar suas expectativas de forma clara.

INTRODUÇÃO

Talvez você nem saiba, mas dá e recebe *feedbacks* o tempo todo. *Feedbacks* são respostas oferecidas a alguém por seu comportamento em relação a situações e a pessoas. Como aprendemos de forma desestruturada e intuitiva, acabamos cometendo erros simples que, ao invés de nos aproximarem do outro, nos afastam.

É possível que você tenha escutado o termo *feedback* como um sinônimo de avaliação de desempenho. Algumas instituições, especialmente as de saúde, usam esses termos de forma equivocada.

A avaliação de desempenho é um processo de análise estruturada do cumprimento de objetivos. Normalmente com frequência fixa, essa metodologia busca atender à necessidade do avaliador, de saber se o avaliado está alcançando as metas estabelecidas, e à do avaliado, de saber se e em que precisa dedicar-se mais. Normalmente, essa avaliação vem em forma de notas ou de conceitos que podem ser rotuladores, merecendo cuidado especial na sua realização.

O *feedback*, por outro lado, faz parte da nossa comunicação interpessoal de forma rotineira. Pode dar-se de forma fluida ou como um processo estruturado. Sua natureza de retroalimentação sugere que mais do que somente uma avaliação, o *feedback* consiste em uma análise compartilhada da situação, contendo sugestões de melhora – ditas direta ou indiretamente. É uma oportunidade de quem recebe o *feedback* entender como a outra pessoa enxerga aquela situação.

Essa distinção tem relevância para que vejamos que os processos não se substituem, ao contrário, são absolutamente complementares. Além disso, essa diferenciação dá clareza a um fato importante: o *feedback* é sempre uma oportunidade. Pelo temor de serem vistas negativamente pelo outro, muitas vezes as pessoas perdem de vista que existe de forma intrínseca no *feedback* o espaço para a mudança focada no aprimoramento e crescimento futuros.

CONCEITOS FUNDAMENTAIS

Feedback vem da junção das palavras inglesas "*feed*", que significa alimentar, e "*back*", que significa voltar. Dessa junção, depreende-se que o processo é mais do que somente a transmissão de uma opinião ou comentário. Há informação que visa proporcionar uma mudança produtiva. E que ela é um fenômeno de ida e de volta.

O *feedback* pode ser usado com diferentes propósitos nas áreas de gestão, desenvolvimento ou informação, a depender da necessidade. A utilização correta exige: atenção para a habilidade de comunicação de quem oferece sua percepção; entendimento do processo, evitando que ele seja percebido de forma errônea por quem o recebe; e capacidade de criar um ambiente propício para o momento, pautado em uma relação de confiança.

Se encarado e efetivado corretamente, o *feedback* pode ser o elemento-chave para o bem-estar de todo tipo de relação, podendo ocorrer entre duas ou mais pessoas. Ou seja, é possível um *feedback dual* somente entre paciente e profissional de saúde, ou coletivo, no qual uma grande corporação pode dar *feedback* sobre o funcionamento de uma nova área hospitalar, por exemplo.

IDENTIFICAR O PROBLEMA

Feedback não é só assunto de líderes, empresários ou do pessoal da área de gestão de pessoas. Ainda que hoje em dia ele represente um desafio de gestão e envolva diretamente essas áreas, a elas não está limitado. O entendimento dos elementos que compõem *feedbacks* efetivos é imprescindível para todas as pessoas que trabalham com pessoas – e que, portanto, manejam diferentes fluxos de comunicação.

Todos os processos conversacionais que versam sobre opiniões, visões e percepções sobre uma situação são – ainda que informalmente – diálogos com natureza de *feedback*. Assim, independentemente da área de formação, ou da atuação como profissionais autônomos ou em clínicas, públicas ou privadas, o entendimento da ferramenta como parte da comunicação em saúde é de extrema importância para a cooperação entre profissionais e com pacientes.

Na área da saúde ganha destaque esse assunto, pois ocorre mesmo quando o profissional não está preparado. A conversa não deixa de acontecer. Ela ocorre de forma inadvertida e, como não poderia deixar de ser, os resultados são quase sempre ruins.

 PARA AUXILIAR NESSA CONVERSA, INICIA-SE PELA IDENTIFICAÇÃO, A QUAL PODE OCORRER EM 5 EIXOS PRINCIPAIS, OU SEJA, NAS RELAÇÕES ENTRE:

1. Paciente e profissional da saúde.
2. Familiar ou responsável e profissional de saúde.
3. Profissionais de saúde com a mesma formação em um mesmo estágio formativo.
4. Profissionais de saúde com estudantes daquela formação.
5. Profissionais de saúde com formações diversas.

O dia a dia do cuidado impõe ao profissional de saúde não somente clareza das informações, mas cuidado com o outro no momento de emiti-las. Mais importante ainda é o que acontece quando é momento de receber as informações sem perder de vista a empatia com a outra pessoa.

Os papéis de emissor e de receptor do *feedback* se alternam, podendo cada um dos polos estar no lado ativo em um momento e no subsequente, no polo passivo.

Entendemos que essa ferramenta pode ser utilizada de três diferentes formas:

- **Como ferramenta de gestão:** quando utilizado no contexto de gestão, o *feedback* auxilia na articulação das atividades de uma dupla ou um grupo. Ele é o pontapé inicial para que todo e qualquer objetivo possa ser concretizado.
- **Como recurso de desenvolvimento:** para ser utilizado como recurso de desenvolvimento pessoal ou profissional, o *feedback* se relaciona com aspectos importantes da individualidade, como valores, interesses, motivações e competências de cada pessoa. Ele trata de temas sensíveis e com frequência é tido como "pessoal".

- **Como fonte de informações:** quando focado na obtenção ou doação de informações, o *feedback* é um recurso para unir elementos com vistas a uma tomada de decisão.

DISSECAR O PROBLEMA E DOMINAR A SITUAÇÃO

Por que profissionais de saúde devem fazer *feedbacks*

Fazer bons *feedbacks* permite que profissionais de saúde transformem suas conversas diárias em oportunidades de desenvolvimento dos pacientes, alunos e colegas. Isso é a possibilidade de fazer o oposto do que tradicionalmente ocorre: fazer um convite para um *feedback* e gerar no outro a imediata reação de medo e percepção de ameaça.

Quem trabalha na área da saúde lida com temas sensíveis, inúmeras pessoas e diferentes perfis. Entender como relacionar esses diferentes elementos com a sua comunicação é tão imprescindível quanto a própria parte técnica.

O *feedback* é um recurso que pode ajudar os profissionais de saúde a melhorarem sua capacidade de comunicação, gerando diversos benefícios, dentre eles:

- Aumentar o autoconhecimento e a capacidade de autocrítica.
- Identificar pontos fortes em si e no outro, seja ele colega ou paciente.
- Ganhar clareza sobre pontos a melhorar no próprio desempenho.
- Apresentar oportunidades de aprimoramento ao outro.
- Motivar a si e ao outro.
- Manejar situações de conflito.
- Comunicar e ajustar expectativas.

O *feedback*, portanto, "emerge como um componente essencial no desenvolvimento da prática reflexiva e da construção do profissionalismo". (ZEFERINO et al., 2007, p. 176-179). A chave para um *feedback* efetivo e positivo é criar um bom relacionamento com o ouvinte e entregar uma mensagem específica com base nas observações de desempenho (afastando as análises totalizadoras do tema). O *feedback* deve permitir a quem recebe entender exatamente o que fez e qual o impacto que teve a sua atitude. Se possível, pode ser construído um plano de manutenção ou melhora da performance.

Quem participa desse momento

O *feedback* pode ser construído de forma individual ou coletiva, devendo ser pactuado previamente o formato e a clareza dos itens que serão abordados.

É importante, ao montar um *feedback* coletivo, que seja ponderada a necessidade de cada pessoa envolvida. O ideal é que de fato o *feedback* seja coletivo quando todas as pessoas precisam recebê-lo, evitando situações em que este é direcionado a somente uma pessoa, mas é feito na frente das outras.

Exemplo: João, estagiário de serviço social, realiza, sob supervisão, uma pesquisa exemplar de instituições que podem colaborar com a rede de apoio de um paciente que possui uma condição rara. Sua supervisora, Mara, espera a reunião de equipe para elogiá-lo, dizendo: "pessoal, gostaria da atenção de vocês para que juntos possamos destacar o trabalho do João junto ao paciente X. Esse é o tipo de trabalho que nós queremos aqui no serviço, proativo, inteligente e sem preguiça".

Nesse caso, a intenção de Mara foi a de reforçar o esforço de João, o que é muito positivo. Se analisarmos cuidadosamente, ela falou somente de João, no entanto, Laura e Marcelo, também estagiários do serviço, nunca receberam esse tipo de tratamento. Além disso, entenderam que ela estava oferecendo uma indireta de que eles eram preguiçosos. Naturalmente, ficaram chateados e pediram à chefia uma troca de equipe, que não foi aceita. O clima da equipe foi abalado pela situação.

Como se vê, os *feedbacks* realizados em conjunto podem ser bastante problemáticos, pois, se negativos, podem ser vistos como um constrangimento; se positivos, como favoritismo ou bajulação. É sempre um risco e, por isso, cada participação precisa ser minuciosamente analisada a fim de não gerar consequências indesejáveis.

Independentemente da sua escolha, tome cuidado com a confidencialidade. É muito desagradável para quem recebe um *feedback* que aquela conversa (privada) seja comentada abertamente. Nem sempre a pessoa se sente à vontade para isso e fazê-lo pode disparar um sentimento de desvalia que pode ser difícil de superar.

Assim, se você precisar se reportar a alguém sobre a conversa que aconteceu, ela pode ser tratada em linhas gerais como "falamos sobre o desempenho", ou "conversamos e criamos um plano de evolução", mas evite trazer relatos sobre o que foi compartilhado.

Com relação a esses sentimentos que são gerados a partir de uma conversa sobre percepções, precisamos lembrar que as pessoas emprestam significado às mensagens de forma diferente. Nós nos julgamos pelas nossas intenções, enquanto os outros nos julgam pelas impressões que causamos.

Para minimizar esses efeitos, é interessante identificar os gatilhos mais comuns que podem gerar sentimentos prejudiciais ao objetivo do *feedback*. Elencamos os três caminhos comuns na prática do *feedback* que disparam sentimentos difíceis (STONE e HEEN, 2016, p.30-41):

- O primeiro deles é o gatilho da verdade, no qual o conteúdo do *feedback* é percebido pelo receptor como sendo um equívoco. A importância de ter a conversa fundada em informações concretas é a de evitar a percepção de que o que é dito é injusto, inútil ou errado. Se isso ocorre, disparamos sentimentos difíceis de lidar como indignação, irritabilidade, raiva e mágoa.
- O segundo é o gatilho de relacionamento, no qual a pessoa percebe o *feedback* como uma afronta ao relacionamento em si existente entre o emissor e o receptor. Nesse caso, a conversa fica pessoalizada e deixa de ser sobre o comportamento em si e, não raro, o que acaba acontecendo é que o receptor, na intenção de proteger-se do ataque que percebe do emissor, o desvaloriza ou minimiza a relação existente entre ambos. O cuidado necessário aqui é o de sempre fazer essa separação, sem bajulações à pessoa, e mostrar para ela que o *feedback* diz respeito ao comportamento, não à relação que possui com ela.
- O terceiro é o gatilho da identidade. Esse é o *feedback* no qual o emissor fica completamente abalado. Isso ocorre porque ele percebe o que é dito como algo que o invalida como pessoa. Isso normalmente aciona a insegurança do receptor, fazendo com que este se sinta amedrontado e ameaçado. Quando este é o caminho que está sendo tomado, é importante esclarecer ao receptor que não é necessário defender a história que tem sobre si, pois ela não está em jogo. O *feedback* diz respeito ao comportamento, não à pessoa.

É difícil impedir que um gatilho ocorra quando se está na posição de receptor, mas conhecê-los permite a reflexão e a mudança de padrão daquela conversa. Receber bem um *feedback* não é aceitar e acatar tudo o que é dito como verdade absoluta e inquestionável. É um processo de classificação e filtragem de informações. Nesse processo, temos a oportunidade de crescimento a partir da compreensão de como o outro vê as coisas. Com base nisso, cabe ao receptor pôr à prova uma compreensão diversa, questionar. A partir disso, filtrar, eliminando o que parecer de fato inadequado e aproveitando o potencial do que for apropriado.

POSSIBILIDADES

Quando fazer

Algumas pessoas – e algumas empresas – optam por fazer *feedbacks* contínuos, utilizando esse espaço para revisar eventuais rotas. Assim, caso o receptor esteja precisando de ajuda, o emissor pode favorecer escolhas melhores. Na área da saúde, esse tipo de *feedback* é bastante comum em equipes e, também, com pacientes que são atendidos de forma continuada, normalmente revendo os compromissos da última consulta.

O *feedback* contínuo merece cuidado para que não gere mais malefícios – pela expectativa e ansiedade – do que benefícios. Esse efeito pode ser mitigado com o uso de reuniões informais sobre a revisão de desempenho, como a orientação de uma chamada por telefone, e-mail ou mensagem, entre outros.

Por isso, o ideal é analisar quando o *feedback* realmente é de fato pertinente, para que não se torne enfadonho ou forçado. Evite realizá-lo em situações que possam descaracterizar os seus objetivos e nas quais (HALVORSON, 2019, p.33):

- Você não esteja preparado e com os objetivos combinados previamente.
- Não tenha tempo ou esteja sem paciência.
- O outro tenha passado por situações difíceis recentemente que você conheça.
- Você não tem certeza das informações.
- A única razão da conversa é impor a sua forma de ver ou de realizar algo.
- Você não tenha nenhuma proposta de mudança para o futuro.

Excluindo-se situações em que realmente seja melhor esperar, entrar em ação prontamente pode apresentar resultados melhores, como a mensagem de que os problemas não são ignorados, que as falhas são corrigíveis e que o esforço pela melhoria importa.

CRIAR UM PLANO DE AÇÃO

A fim de ajudar na preparação de um *feedback*, elaboramos uma estrutura com a finalidade de auxiliar na tomada de decisões sobre a condução da conversa. Para isso, organizamos o conteúdo a partir do momento:

Antes da conversa:
- **Prepare-se:** comece pela sua preparação pessoal, prevendo o tempo e o conteúdo necessários para que a conversa seja produtiva. Quais os seus objetivos com aquele *feedback*? Está clara e específica a oportunidade de melhora no que se deseja dizer? Você está preparado para, nessa oportunidade, também receber um *feedback* sobre você? Esteja preparado para escutar e disponível para a flexibilidade. Auxilia estar ciente de que talvez seja necessário dizer não a algum pedido e que nem sempre você precisa se desculpar por isso, é possível ser acolhedor e ao mesmo tempo recusar um pedido.
- **Agende-se:** quando for uma conversa que você pode prever a necessidade, reserve um tempo na sua agenda, independentemente do quanto possa le-

var ou do grau de formalidade que envolva. Muitas vezes, as conversas mais profundas nascem daquelas menos pretensiosas e, por isso, mesmo com essas é importante fazer um preparo adequado. Se puder, leve em consideração se é melhor que aquele diálogo se dê no início do dia, antes que outros assuntos tirem a atenção, ou ao final do dia, para que possam refletir mais sobre o assunto. Considere os compromissos posteriores dos envolvidos, se você os conhecer, como aniversários, consulta médica, férias, entre outros. A rotina da saúde é bastante atarefada e as conversas muitas vezes se realizam com menos tempo do que o ideal para que todos fiquem confortáveis. Ao preparar a reunião, considere que todos os envolvidos precisam falar e que se a conversa for delicada, as pessoas podem precisar de um tempo para retomarem suas atividades.

- **Cultive o relacionamento, mas não seja falso**: em muitos textos e aulas sobre *feedback* é dito que as pessoas devem fazer elogios, mesmo se o *feedback* for negativo. No entanto, isso confunde e minimiza o que precisa ser dito. O que se esconde por trás dessa dica é a necessidade de buscarmos conexão com o outro. As pessoas gostam de tratamentos diretos e objetivos, sem rodeios, mas isso não quer dizer ignorá-las ou não as escutar. Para minimizar esse efeito, você pode, antes de se reunir com o outro, procurar se conectar de forma genuína com o que sabe sobre aquela pessoa além desse *feedback*. Busque identificar na sua memória suas potencialidades e características positivas. Esse exercício auxilia na humanização do ouvinte.

- **Escolha um local apropriado e organize-o**: priorize sempre que possível um local com privacidade para que a conversa não seja escutada, evitando distrações e interrupções. Se não for um momento em que você deseja utilizar a distância física para reforçar a sua autoridade, considere sentar-se sem uma mesa no meio ou mesmo caminhar lado a lado, se adequado para a circunstância. Se houver formulários que precisam ser preenchidos, tente prepará-los antes, assim como papel e caneta.

Durante a conversa:

- **Cuidado com a abertura:** a abertura é o momento em que se definem os objetivos e o tom que terá a conversa. É aconselhável traçar de forma transparente as expectativas do encontro para ambas as partes. Nesse momento se fazem as combinações formais necessárias, como desligar o celular, definir o tempo de duração e a sequência de fala. É possível usar quebra-gelos no início da conversa, mas evite estendê-los demasiadamente de modo que não pareça que você está inseguro ou fugindo do assunto.

- **Concentre-se em um diálogo sincero e focado em fatos:** ser sincero não é o mesmo que ser grosseiro. Foque a sua conversa nos fatos, evitando rótulos e expressões que desmotivam as pessoas. Lembre-se, o *feedback* tem foco na melhora, portanto evite especular sobre as intenções do outro, traga o fato que ocorreu e como você se sentiu perante a situação. Assunções erradas podem disparar o gatilho da verdade e tornar o seu feedback um problema de relacionamento.
- **Seja específico:** você seria capaz de melhorar o aspecto que você está pedindo que o outro mude ou de manter o comportamento que você está destacando? Dizer à pessoa que ela se comunica bem, é adequada, precisa desenvolver mais o seu pensamento estratégico ou sua habilidade de trabalhar em grupo são declarações que somente avaliam e interpretam, sem precisão. Elas não trazem comportamentos específicos que podem ser alterados ou devem ser mantidos. Busque sempre pontuar e exemplificar de modo a trazer clareza para quem escuta.

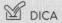
DICA

O *feedback* eficaz deve ser: assertivo, respeitoso, descritivo, oportuno e específico.

- **Estimule o teletransporte:** talvez você tenha pensado muitas vezes nas situações que levaram você ao momento do *feedback*. Talvez a outra pessoa nunca tenha pensado naquela situação novamente. Ou, ainda, talvez ela não tenha conectado situações diferentes como você fez. Se ela estiver estressada no momento do *feedback*, pode ser ainda mais difícil para ela fazê-lo durante a reunião, não compreendendo adequadamente as suas colocações. Para que o seu *feedback* seja efetivo nessa situação, dê várias informações para ajudar a pessoa a se transportar até os momentos aos quais você se refere. Frases do tipo "ontem, após a reunião de equipe, nós ficamos na sala e nesse momento você me disse que…" ou "nos momentos finais da nossa última consulta, após eu ter referido as medicações que você teria de tomar, percebi que…".
- **Seja interessado:** especialmente quando o *feedback* for negativo, dedique-se a investigar se e de que forma o outro percebe que você pode estar contribuindo para aquela situação. Mesmo que ele ache que você não está diretamente ligado ao problema, por você querer entender ele perceberá que pode contar com você para novas situações.

- **Identifique valores, interesses e motivações**: se for um *feedback* importante, pode ser útil você buscar identificar esses pontos no seu interlocutor. Os valores, interesses e motivações de quem escuta um *feedback* podem servir como explicação ou impulso para a mudança da situação ou da atuação do ouvinte.
- **Pense em soluções**: o ideal é que as pessoas sempre saiam do *feedback* com um plano concreto, que inclua objetivos, metas e execução. Se possível, recomenda-se que esse plano seja pensado em conjunto, pois isso garante uma maior percepção de autonomia e justiça das decisões, além de um maior cumprimento dos combinados. Inclua, quando possível, estímulos com base nos valores, interesses e motivações que você tenha mapeado.
- **Encerramento**: muito é discutido em uma reunião de *feedback* e é fácil perder informações. Sendo assim, para garantir que você tenha sido escutado e que o conteúdo da sua fala tenha sido realmente apreendido, repasse os conteúdos em um resumo ou convide o outro a fazê-lo. Manifeste otimismo no cumprimento dos combinados e confiança na melhora (ou manutenção) dos pontos levantados.
- Marque uma nova data para revisão do processo combinado, quando aplicável.

ACOMPANHAR A EXECUÇÃO DO PLANO DE AÇÃO

Ao terminar uma reunião de *feedback*, é comum o pensamento de que é impossível esquecer, pois podem ter sido evocados sentimentos ou ditas falas que parecem marcas na memória. No entanto, não é o que ocorre na dinâmica do dia a dia. Por isso, recomenda-se que se faça um registro privado do que foi dito de mais importante ou combinado entre os presentes.

Além da memória, essas anotações são importantes para o monitoramento do progresso e cumprimento do plano estabelecido em reunião. Caso isso se configure (as mudanças positivas), lembre-se de fazer novas reuniões de *feedback* exclusivamente para recompensar bons resultados. Nem todo o *feedback* precisa de conteúdo corretivo.

118 Saúde mental na atenção primária

> ### ☑ DICA
>
> - Foque em ser: assertivo com o problema, adequado com o momento, específico com a situação, educado com a pessoa e cuidadoso com as palavras.
> - O momento do *feedback* é interativo. Reflita sobre o desenrolar do processo e corrija eventuais mal-entendidos.
> - Observe a linguagem não verbal do seu interlocutor. Ele está ouvindo e realmente entendendo o que você está dizendo? Se a resposta for não, pare. Talvez essa não seja a melhor oportunidade para isso. Considere remarcar.

CUIDADOS ESPECIAIS NA COMUNICAÇÃO REMOTA

Se puder, evite *feedbacks* escritos. Além de a comunicação por escrito ser mais impessoal, é difícil para quem recebe perceber o tom que você quer dar para aquela conversa. Ainda, é mais difícil criar o vínculo anterior e necessário para que se possa dar um *feedback* sem gerar percepção de ofensa ou crítica vazia.

Verifique se a pessoa está sozinha (ou utilizando fones de ouvido). Como mencionamos, o *feedback* pode ser prejudicado quando outras pessoas escutam as percepções que eram direcionadas a somente um destinatário. Isso pode gerar sentimentos de vergonha e tornar o seu *feedback* imobilizador.

Não fale demais. A distância física pode criar em quem oferece um *feedback* a necessidade de se explicar em demasia. Em quem ouve, a explicação demasiada corre o risco de ser repetitiva e fazer com que se perca o interesse. Seja breve, estimule que o outro lhe faça as perguntas que estiver preparado para ouvir.

📚 REFERÊNCIAS

1. CAREL A. Cómo dar un buen feedback: gestionando el desempeño y el desarrollo. Ciudad Autónoma de Buenos Aires: Temas; 2016.
2. STONE D, HEEN S. Obrigado pelo feedback: a ciência e a arte de receber bem o retorno de chefes, colegas, familiares e amigos. São Paulo: Portfolio-penguin, 2016.
3. HALVORSON HG. A arte de dar feedback. Rio de Janeiro: Sextante; 2019.
4. STALLWORTH JR LJH. Providing difficult feedback: TIPS for the problem learner. Fam Med. 2003;35(8):544-6.
5. WILLIAMS R. Preciso saber se estou indo bem! Uma história sobre a importância de dar e receber feedback. Rio de Janeiro: Sextwante; 2005.
6. ZEFERINO AMB, DOMINGUES RCL, AMARAL E. Feedback como Estratégia de Aprendizado no Ensino Médico. Revista Brasileira de Ensino Médico. 2007;31:176-9.

13
Aconselhamento

> "Se conselho fosse bom, ninguém dava, vendia."
> (ditado popular)

 Ao final deste capítulo você deverá:

- Saber diferenças entre dar um conselho, realizar aconselhamento e psicoterapia.
- Conhecer o conceito de aconselhamento psicológico.
- Compreender a importância do aconselhamento.
- Distinguir as etapas do aconselhamento.
- Incorporar o aconselhamento no cotidiano das consultas.

INTRODUÇÃO

A história da realização do aconselhamento psicológico sofreu muitas influências teóricas e práticas através dos tempos. Teve início no século XX, pela necessidade de promover ajuda aos jovens em processo de escolha vocacional de carreira, decorrente da Revolução Industrial e, nesse sentido, estava direcionada a orientar possibilidades profissionais. Com o tempo, o campo do aconselhamento ampliou-se e passou a compreender um pedido de ajuda pelas pessoas para solucionar problemas em diversos domínios da vida. Entretanto, foi com Carl Rogers que teve maior aproximação com a psicologia clínica e psicoterapia, trazendo, muitas vezes, delimitações imprecisas entre esses campos, já que o mais importante para ele era auxiliar pessoas em sofrimento (SCORSOLINI-COMIN, 2014, 2015).

Na atenção primária à saúde (APS), o aconselhamento faz parte do cotidiano de todos os profissionais que atuam na área e, mesmo assim, ainda existe um certo retraimento e um desconhecimento técnico de como realizá-lo.

Uma das recompensas em trabalhar na APS é a de conhecer os pacientes profundamente ao longo do tempo e de obter sua confiança, respeito e amizade, tornando-se um recurso familiar para a resolução dos seus problemas. Essa proximidade, por vezes, facilita a abordagem e o acompanhamento das pessoas, mas não elimina a necessidade de os profissionais utilizarem boa técnica e distinguirem quais ferramentas podem resultar em soluções às dificuldades enfrentadas. Afinal, como refere B. LOWN (2016, p. 7), realizar o cuidado sem a ciência é bondade bem intencionada, mas não ato profissional.

Opiniões vindas de pessoas importantes do círculo de relações podem ser somente palpites a serem filtrados para não seguir, ou motivo de reflexão e orientação para a direção certa, mas, quando se tem acesso aos profissionais de saúde, espera-se mais do que meros palpites.

Situações estressantes ou dolorosas diminuem a capacidade de fazer escolhas e, nesse momento, muitas pessoas buscam profissionais de saúde para ajudar na tomada de decisão. A proximidade com os pacientes pode gerar uma posição ambígua entre dar respostas ou desenvolver as habilidades de quem está solicitando. Dizer o que o outro deve fazer parece ser a forma mais fácil de resolver problemas, mas também acaba por deslocar para si as soluções, o que contraria os princípios do Método Clínico Centrado na Pessoa (MCCP). A prática da APS se baseia no compartilhamento do poder e da responsabilidade sobre as condutas com a pessoa que pede ajuda, mediante a possibilidade do contexto. Portanto, o aconselhamento transita entre limites tênues da experiência com a prática da comunicação e conceitos teóricos da abordagem sistêmica.

Perguntas-chave

- Quais as diferenças entre dar conselhos e realizar aconselhamento psicológico?
- Realizar "diretivas" e dar conselhos é a mesma coisa?
- Quais as diferenças entre aconselhamento psicológico e psicoterapia?
- Quem pode realizar aconselhamento psicológico na APS?
- Como realizar um bom aconselhamento psicológico na APS?

CONCEITOS FUNDAMENTAIS

Segundo Trindade e Teixeira (2000), a Associação Europeia para o Aconselhamento define o aconselhamento psicológico como um processo de aprendizagem interativo, no qual estão implícitos os aspectos de resolver problemas e auxiliar a tomada de decisões, lidar com crises, desenvolver autoconhecimento, melhorar relacionamentos, trabalhar sentimentos e dificuldades, e reconhecer conflitos internos e externos.

Em todo o mundo essa definição se confunde com o papel e a função do psicólogo. Essa confusão ocorreu graças à forte contribuição que Carl Rogers fez ao considerar como sinônimos aconselhamento e psicoterapia. Para Rogers, os dois conceitos não poderiam ser diferenciados (SCHEEFFER, 1986). Vários outros teóricos importantes acompanharam com as suas ideias e colaboraram com a confusão de papéis entre o aconselhador e o psicoterapeuta. De uma forma geral, o conceito de aconselhamento estava ligado ao trabalho com pessoas menos doentes ou com problemas específicos, sem comprometimento de estrutura de personalidade. Scorsolini-Comin (2017) refere que:

> "Para a Organização Mundial da Saúde (OMS), o aconselhamento apoia-se no estabelecimento de relações e condições favoráveis para que o indivíduo avalie seus problemas e tome decisões. Para o Ministério da Saúde, trata-se de uma escuta ativa, individualizada, centrada no cliente. Pressupõe a capacidade de estabelecer relações de confiança entre interlocutores, visando ao resgate de recursos internos do cliente para que ele mesmo tenha possibilidade de reconhecer-se como sujeito de sua própria saúde e transformação..."

O conceito aqui escolhido para a APS é de que o aconselhamento é um processo educativo, preventivo, de apoio, situacional e voltado para a solução de problemas (SCHEEFFER, 1986) e é uma relação de ajuda que visa facilitar uma adaptação mais satisfatória do sujeito à situação em que se encontra e otimizar os seus recursos pessoais em termos de autoconhecimento, autoajuda e autonomia. Entretanto, aconselhar não é prescrever condutas e também não é dar conselhos (TRINDADE e TEIXEIRA, 2000).

Aconselhar compreende dizer o que a outra pessoa deve fazer, é dar uma opinião, recomendar. Dessa maneira, leva-se em consideração o que é importante para quem está dando o conselho e não para quem o recebe. Dar conselhos não deve ser a proposta de quem realiza o aconselhamento em saúde na Atenção Primária.

Outro conceito que traz confusão na abordagem das pessoas é a técnica diretiva. Fazer diretivas não é simplesmente dizer o que as pessoas devem ou não fazer, mas referir algo como tarefa a ser realizada, que vá em direção ao que é importante para aquele que pede ajuda. A diretiva pode ser uma tarefa, uma sugestão, uma reflexão, um pensamento desenvolvido pelo profissional e que leva em consideração os objetivos de quem solicita ajuda. O fato de ser um processo iniciado pelo profissional pode gerar uma relação de dependência. Como técnica, é utilizada principalmente quando a pessoa que solicita ajuda apresenta dificuldades em entender e realizar seus próprios objetivos ou não tem o costume de refletir sobre a sua subjetividade.

O aconselhamento aproxima-se da prática psicoterápica por também ser terapêutico e facilitador do crescimento individual, mas distancia-se por não focar nas mudanças de personalidade, que envolvem uma autocompreensão mais intensa, como rever aspectos do passado que promoveram, de alguma forma, conexões não compreendidas e não resolvidas no desenvolvimento da personalidade da pessoa. No aconselhamento, o foco principal encontra-se nos aspectos saudáveis da pessoa, as dificuldades, os conflitos e os problemas analisados são aqueles que estão acontecendo na situação presente. Esses motivos fazem com que o processo terapêutico seja mais curto que na psicoterapia (FORGHIERI, 2016). As principais diferenças, aqui destacadas, são o fato de estar mais orientado para a ação do que para a reflexão e estar mais centrado na prevenção do que no tratamento. Segundo Trindade e Teixeira (2000), "no caso da saúde a finalidade principal do aconselhamento é a redução de riscos para a saúde, obtida através de mudanças concretas do comportamento", sendo assim, várias categorias profissionais podem atuar realizando o aconselhamento psicológico e ele pode ser prestado a um indivíduo, a uma família, a uma comunidade e/ou a uma instituição.

A mudança de comportamento é um processo difícil e complexo, por vezes percebida como necessária pelo profissional, outras vezes pela pessoa que solicita ajuda. Com a intenção de recorrer aos recursos terapêuticos que o aconselhamento pode dispor para a mudança, é bom lembrar alguns de seus objetivos e importância:

- Promover saúde e prevenir doenças.
- Motivar e promover mudanças de comportamentos.
- Detectar e acolher preocupações.
- Avaliar riscos e reduzir danos.
- Apoiar pessoas, famílias ou grupos em suas doenças crônicas.
- Apoiar a autoeficácia e a tomada de decisões.
- Dar suporte à solução de problemas.
- Transmitir informação personalizada.

CENÁRIO DE INTERVENÇÃO

O aconselhamento na APS segue a orientação do Método Clínico Centrado na Pessoa (MCCP), em que a expressão de quem traz as aflições é compreendida pelo detalhamento dos aspectos da saúde, da doença e da experiência com a doença dentro do seu contexto e há o estímulo à participação nas decisões que afetam seus cuidados. Assim, existem diversas intervenções que podem auxiliar as pessoas a desenvolver comportamentos saudáveis, limitando os prejudiciais. "Tais intervenções variam desde a terapia individual e conjugal até visitas educacionais em grupo, aconselhamento para cessação do tabagismo, exercícios regulares, dietas saudáveis e outros" (FREEMAN, 2018, p. 276).

Uma proposta para realizar o processo de aconselhamento, independentemente do cenário, é disponibilizar tempo para a escuta, ter curiosidade sobre o problema trazido, estimular um ambiente de tranquilidade, confiança e liberdade de expressão.

No cenário individual, o foco de atenção para ocorrer mudança de comportamento implica colocar em evidência a singularidade da pessoa. Já no cenário em grupo, é utilizada a voz do grupo como reforço positivo.

IDENTIFICAR E DISSECAR O PROBLEMA

Um aspecto que merece destaque é a adaptação ao contexto do serviço de saúde para que os profissionais desenvolvam competências em aconselhamento sem que, com isso, substituam os psicólogos (TRINDADE e TEIXEIRA, 2000). Nesse sentido, agregar habilidades de empatia, escuta e reflexão a todos os profissionais que lidam no processo saúde-doença é ampliar a resolubilidade na APS.

Para situações clínicas, realizar o passo a passo do Método Clínico Centrado na Pessoa é a melhor forma de dar início ao processo de aconselhamento. Entretanto, Asen et al. (2012, p.37) referem que: "...entre 30 e 60% de todas as consultas de APS são diretamente sobre sofrimento mental ou contêm importantes questões psicológicas". Sendo assim, usar a técnica BATHE, descrita no capítulo "Abordagem em saúde mental", cria uma oportunidade terapêutica de aconselhamento centrado na pessoa.

No cenário individual, a questão inicial é a definição do problema. Para isso, o primeiro momento é a equalização sobre o tema de ajuda. Essa etapa é facilitada quando o problema é trazido de forma clara, mas, muitas vezes, a queixa clínica é a chave para o pedido. Quando é assim, o profissional deve fazer as perguntas facilitadoras que propiciem o aparecimento do real sofrimento (o capítulo "A importância de perguntar de forma eficaz" traz detalhes metodológicos).

Em um segundo momento, dissecar a situação compreendida como problema é parte integrante do movimento que produz necessidade de mudança, além de trazer conforto por poder falar sobre algo doído. Esses dois momentos lançam-se, com o passar do tempo, para a terceira fase, em que se manifesta, mais fortemente, a necessidade de mudança. Essa etapa é especial, pois lida com o sentido do sofrimento e a dor em si. Falar sobre o que dói e explicitar os sentimentos existentes faz com que a pessoa acredite que precisa mudar.

No cenário de intervenção com grupos na comunidade, a ênfase do aconselhamento é conduzida pelos movimentos gerados pelo grupo. As expressões desenvolvidas e expressadas que geram mudanças positivas são reforçadas e colocadas em evidência pelo profissional e, assim, fortalecem o processo de mudança.

Permeadas pela possibilidade de expressar sentimentos, a configuração das etapas do aconselhamento, independentemente se individual, familiar, grupo comunitário ou institucional, são:

- Detectar e analisar problemas.
- Contextualizar o problema.
- Decodificar a compreensão da(s) pessoa(s) em relação aos problemas.
- Avaliar recursos pessoais, familiares e comunitários que possam ser incluídos ou não como rede de apoio ou resolução de situações.
- Reconhecer formas anteriores de resolução de problemas.
- Levantar ações específicas como possibilidades de resolver problemas.
- Estimular escolhas e atitudes.

CONSIDERAÇÕES

De um modo geral, pode-se dizer que o aconselhamento psicológico é uma prática inerente ao trabalho na APS e que, inclusive, confere prestígio a esse campo.

Entre tantas definições de aconselhamento, a mais usual para a APS é de que seja um processo facilitador para buscar o bem-estar. O profissional que aconselha deve buscar o conjunto de situações que envolvem o conteúdo do problema e servir como um guia, um ajudante, não como protagonista ou alimentador de soluções.

O aconselhamento é um processo compartilhado, não é apenas de responsabilidade do profissional. As pessoas que reconhecem a necessidade de realizar mudanças dedicam mais esforços para superar as dificuldades; ao se sentirem compreendidas, são capazes de se assumirem como autores da sua história.

O processo de mudança está diretamente relacionado com a percepção de necessidade desenvolvida e reconhecida pela pessoa. O profissional que aconselha é o facilitador do processo.

CUIDADOS ESPECIAIS NA COMUNICAÇÃO REMOTA

São destaques essenciais para a comunicação remota:

- Estar atento ao que foi compreendido. Sugere-se sempre esclarecer, como, por exemplo: "Seria isso '...' que você quis dizer?"; "Você poderia me dizer o que compreendeu sobre nossa conversa?".
- Buscar identificar os problemas mais importantes emocionalmente para o paciente e não para o técnico.
- Discutir possibilidades de soluções.

 REFERÊNCIAS

1. ASEN Y, et al. Dez minutos para a família: intervenções sistêmicas em Atenção Primária à Saúde. SOUZA SM (trad.). LOPES JMC (rev. téc.). Porto Alegre: Artmed; 2012. p.37.
2. FORGHIERI YC. Aconselhamento terapêutico: origens, fundamentos e prática. São Paulo: Cengage Learning; 2016. p.44.
3. FREEMAN TR. A melhora da saúde e a prevenção de doenças em Manual de Medicina de Família e Comunidade de Mc WHINNEY. ISLABÃO AG, BURMEISTER AT (trads.). LOPES JMC, DIAS LC (rev. téc.). 4.ed. Porto Alegre: Artmed; 2018. p.276.
4. RAKEL RE, RAKEL DP. Textbook of Family Medicine. 9.ed. Philadelphia: Elsevier Saunders; 2016. p.7.
5. SCHEEFFER R. Teorias de aconselhamento. São Paulo: Atlas; 1986. p. 14-5.
6. SCORSOLINI-COMIN F. Aconselhamento psicológico e psicoterapia: aproximações e distanciamentos. Contextos Clínic, São Leopoldo. 2014;7(1):2-14.
7. SCORSOLINI-COMIN F. Aconselhamento psicológico: Práticas e pesquisas nos contextos nacional e internacional. Revista Subjetividades. 2015;15(1).
8. SCORSOLINI-COMIN F. Aconselhamento psicológico e psicologia positiva na saúde pública: escuta como produção de saúde. Revista do Departamento de Ciências Humanas, Universidade de Santa Cruz do Sul (UNISC), 2017. Disponível em: https://online.unisc.br/seer/index.php/barbaroi/article/view/4991/7307. Acesso em: 16 maio 2021.
9. TRINDADE I, TEIXEIRA JAC. Aconselhamento psicológico em contextos de saúde e doença – Intervenção privilegiada em psicologia da saúde. In: Análise Psicológica, 2000. publicações.ispa.pt. Disponível em: http://publicacoes.ispa.pt/index.php/ap/article/view/418 Acesso em: 08 de maio de 2021.

14
Comunicando notícias difíceis

> "Conheça todas as teorias, domine todas as técnicas, mas ao tocar uma alma humana, seja apenas outra alma humana."
> Carl Jung

 Ao final deste capítulo você deverá:

- Identificar o que são notícias difíceis.
- Conhecer quais os principais cuidados a serem tomados ao comunicar notícias difíceis.
- Saber como equilibrar a franqueza e a empatia.

INTRODUÇÃO

A comunicação interpessoal é uma habilidade extremamente necessária para que o profissional de saúde desempenhe o seu trabalho. Apesar de as notícias difíceis serem parte do dia a dia desse profissional, esse é um assunto que não é fácil de ser falado e estudado, já que está permeado de muitas emoções, dor e sofrimento para as pessoas. Essa realidade muitas vezes é esquecida pelos cursos de formação, que se preocupam essencialmente com o conteúdo técnico e se esquecem de que essa tarefa irá acompanhar o profissional na sua carreira e, para a qual, ele precisa de preparo.

A comunicação de notícias difíceis não pode ser entendida como algo apartado da prática e, por isso, o profissional deve estar bem preparado para esse momento.

CONCEITOS FUNDAMENTAIS

A comunicação, processo natural e absolutamente necessário para a vida em sociedade, acontece desde o nascimento e, seja de forma verbal ou não verbal, garante a interação e a sobrevivência.

Comunicar não é só informar, é realizar uma troca. E isso exige atenção para perceber o que o outro está, ou não, ouvindo e entendendo daquilo que você está falando.

Para que uma mensagem, entre duas ou mais pessoas, saia do emissor e chegue no receptor da forma que foi intencionada, ela precisa ser adequada, de forma a fazer todos os envolvidos entenderem o seu significado. Ao enviar a mesma mensagem para duas pessoas diferentes, possivelmente você terá de fazê-la de duas formas distintas, considerando a maneira que cada uma irá compreendê-la. Quando se trata de uma notícia que traz desconforto, medo e que altera (ou pode vir a alterar) significativamente a sua vida ou a de um familiar, é ainda mais importante perceber que o receptor interpreta a mensagem da sua maneira.

A comunicação nos permite tornar uma informação comum para uma pessoa ou grupo. Apesar de ser uma tarefa frequente para quem trabalha na área da saúde, comunicar uma notícia difícil, seja para o paciente, a família ou para a equipe de trabalho, pode ser muito desafiador.

O que é uma notícia difícil?

Muitas pessoas, ao referirem esse termo, pensam automaticamente no noticiamento da morte de alguém, mas a notícia difícil é muito mais abrangente do que isso. Pode compreender também informações sobre uma doença, uma internação ou qualquer outro conteúdo que afete o cotidiano e a qualidade de vida do doente e/ou da sua família.

Pereira (2005, p. 37.) afirma que "as 'más notícias' em saúde incluem situações que constituem uma ameaça à vida, ao bem-estar pessoal, familiar e social, pelas repercussões físicas, sociais, e emocionais que acarretam".

Uma notícia difícil é, portanto, toda comunicação transmitida a alguém que pode afetar a perspectiva com relação ao futuro ou quanto à saúde (sua ou de outrem). Há que se salientar que optamos por usar a expressão "notícias difíceis", mas você encontrará outros termos na literatura como, por exemplo, "más notícias".

Afonso e Mitre (2012, p. 2612) destacam que:

As notícias difíceis não são apenas aquelas sobre o diagnóstico, mas as que ocorrem durante todo o tratamento e se referem aos rumos da doença que trazem consequências à vida cotidiana e à subjetividade das pessoas. As notícias, mesmo quando não consideradas difíceis pelos profissionais, podem ter desdobramentos que alteram a rotina da família em seus planos e em seu futuro.

O peso que cada pessoa e cada família dá para a notícia está diretamente ligado a suas crenças, valores e vivências. Por exemplo: duas pessoas recebem o diagnóstico de diabetes. O paciente A tem um histórico familiar dessa doença de muito sofrimento; o paciente B não tem histórico de diabetes na família. A forma como cada um vai reagir será diferente. O paciente A possivelmente irá considerar esse diagnóstico uma notícia difícil e a mesma doença não representará a mesma coisa para o paciente B. Cada pessoa tem uma experiência sobre o adoecer, por isso conheça a história do paciente e da família antes de dar a notícia, de forma a dimensionar o impacto que ela terá.

Comunicar uma notícia difícil, minimizando os impactos negativos no receptor, é uma competência necessária para o dia a dia do profissional de saúde, já que a ausência dessa habilidade pode gerar danos aos pacientes e familiares.

Antes de dar a notícia, permita-se reconhecer seus medos e ansiedades, de forma que se sinta mais confortável para lidar com as reações dos pacientes. Ter clareza de como essa notícia afeta a si mesmo irá ajudar a pensar em estratégias para manejar essa questão e a lidar com as possíveis perdas.

Os desafios e como fazer

São muitos os desafios que o profissional de saúde tem ao dar uma notícia difícil para paciente ou família, tais como:

- Falar a notícia de forma acolhedora, o que pode causar ansiedade e levar o profissional a adiar esse momento.
- Temer a reação das pessoas envolvidas diante da notícia e recear não saber como lidar.
- Não saber como dar a notícia sem tirar a esperança das pessoas e sem afetar a relação com o paciente.

Muitas vezes, os pacientes e suas famílias estão entrando em uma seara completamente desconhecida. Para quem trabalha na área da saúde, o que vem após a doença, os próximos sintomas, as próximas fases, já são entendidos e esperados de forma linear, mas para o paciente e sua família tudo é novo e cada notícia difícil que o profissional dá é um momento de dor e sofrimento. Assim, a tendência é que façam muitas perguntas.

Para Borges et al. (2012 p. 113), "a comunicação de más notícias é uma realidade constante no cotidiano dos profissionais de saúde, constituindo-se uma das áreas mais difíceis e complexas no contexto das relações interpessoais."

É natural que o profissional fique com medo de não saber responder a tudo, e isso, de fato, pode acontecer. Porém, não é motivo para desespero. Concentre-se em compreender de forma adequada e completa a dúvida do paciente, seja franco quanto a não saber (sem se desculpar ou justificar) e refira que buscará a informação de forma a dar a resposta de modo consistente.

Ao repassar uma informação para o paciente ou familiar, sua intenção é que a pessoa entenda, mas, para isso, não é preciso dar uma aula. Fale de modo simples e objetivo para que as pessoas possam entender, mas não se perca em detalhes. Quando se escuta pela primeira vez algo que altera a realidade, com frequência é necessário um período de adaptação à mudança e, neste, dificilmente o receptor da mensagem está pronto para receber todas as informações. Coloque-se à disposição para explicar mais ou de outras maneiras. Se o paciente não percebe abertura por parte do profissional de saúde, o mais comum é que finja que entendeu e ignore o que foi dito ou que procure outra pessoa mais acessível.

A comunicação não verbal também é uma peça-chave desse processo. Sua fisionomia, o tom de voz, o ritmo da fala, os gestos, tudo isso passa uma informação ao paciente/família. Afonso e Mitre (2012, p. 2611) destacam que "a comunicação é composta por diversos aspectos que vão além da verbalização e que as opiniões dos profissionais, assim como a forma como elas são transmitidas têm um peso que afeta o ânimo dos familiares". Sua postura pode indicar que é algo mais ou menos sério, que você considera aquele momento mais ou menos importante, se você está mais ou menos apressado, entre tantas outras coisas.

Para se colocar de modo adequado o primeiro passo é: você. A autopercepção é o que vai te dizer sobre a sua possibilidade de ter aquela conversa. Observe como você está antes de a conversa começar. Reconheça seu estado emocional. É esperado que você esteja ansioso, ou preocupado, mas não que você sinta risco de desequilíbrio. Como profissional, você precisa estar pronto para oferecer segurança, acolhimento e suporte.

Se não estiver preparado, esse não é o melhor momento de falar com o paciente, mas não é motivo para ignorar o seu sentimento sobre o assunto e postergar a conversa indefinidamente. Há várias maneiras de superar esse momento: pedir para um colega te acompanhar ou substituir, solicitar supervisão, trabalhar o tema em terapia, discutir o caso com a equipe, entre outros. Não fique com a situação somente para você.

No que toca à conversa em si, existem várias formas de fazê-la e você terá de encontrar a sua, a partir da sua experiência e características pessoais. Há diversos protocolos que funcionam como um guia na hora para esse momento, mas não são rígidos, uma vez que precisam ser modulados pela realidade de cada situação.

Um dos protocolos mais conhecidos e usados se chama SPIKES, um acróstico formado pelas seguintes palavras e expressões:

- *Setting* (cenário).
- *Perception* (percepção).
- *Invitation* (convite).
- *Knowledge* (conhecimento).
- *Explore emotions and emphatize* (explore as emoções e empatize).
- *Strategy and summary* (estratégia e síntese).

Esse protocolo incentiva o uso da empatia e estimula que o profissional tenha ciência das expectativas do seu ouvinte antes de dar as notícias necessárias. Em contextos de tensão é natural que você se esqueça do protocolo em si, por isso vamos passar por todos os itens para que você entenda a importância de cada um, mais do que "decorar um passo a passo" de como dar a notícia.

- **Cenário**: antes de dar a notícia, você precisa pensar no lugar que vai fazer isso: o ambiente é um dos pilares da sensação de segurança em uma conversa. Encontre um espaço reservado – mesmo que seja em uma enfermaria, por exemplo; tente fechar as cortinas e dar o máximo de privacidade para o paciente e/ou a família. No contato remoto, principalmente por telefone, inicie perguntando se a pessoa pode falar naquele momento e se ela está sozinha (ou com quem ela quer que esteja), em um local que assegure sua privacidade.
- *Perception* (**percepção**)**:** antes de contar a notícia é importante que o profissional faça perguntas para conhecer a percepção que o paciente tem da doença: "O que já lhe foi dito?"; "O que você entendeu do seu quadro clínico?". Esse momento é para que você tenha a real noção sobre o quanto o paciente ou sua família sabe sobre o assunto, corrigir alguns equívocos que possam existir e organizar a forma como dará a notícia.
- *Invitation* (**convite**)**:** já de posse das informações, o profissional faz um convite para que paciente e/ou família conversem de forma aberta sobre o problema. Muitas vezes as pessoas não vão estar prontas ou não querem saber mais detalhes em um primeiro momento. Portanto, lembre-se de perguntar o que a pessoa quer saber e até onde você pode ir com as informações.
- *Knowledge* (**conhecimento**)**:** respeitando os limites estabelecidos pelo paciente e/ou sua família, esse é o momento de compartilhar informações concretas sobre o problema, por exemplo, sobre a doença, tratamentos, sequelas e reações emocionais esperadas. Nessa etapa, busque se comunicar com uma linguagem simples, adequada e de forma gradual. Não adianta dar todas as informações e não dar tempo de a pessoa absorver e entender.
- *Explore emotions and emphatize* (**explore as emoções e empatize**)**:** esse momento é bastante delicado para muitos profissionais que entendem que

não podem se emocionar com as notícias que irão dar. Você é um ser humano, e é possível que se sensibilize ao dar a notícia. Não significa que você vai sentir a mesma coisa que a outra pessoa, mas pode se conectar com a emoção do outro, sem se misturar com ela e, assim, validá-la de forma genuína. A empatia é uma habilidade necessária nesse momento para que você crie conexão com o sentimento da outra pessoa.

- *Strategy and sumary* (**estratégia e síntese**): pode ser que o paciente e/ou a família ouça tudo e, ao sair da consulta, se esqueça de muitas coisas que foram faladas. Como esse é um momento de muita emoção, recomendamos que antes de encerrar a conversa você faça uma espécie de resumo de tudo o que falou e cheque o entendimento do seu interlocutor. Caso tenha sido compreendido, você se coloca à disposição para responder mais dúvidas que surjam no futuro.

Como visto, mais do que o protocolo em si, é necessário focar na essência do que eles transmitem: se preparar; entender sobre a doença; aproximar-se do paciente; reconhecer; empatizar e falar sobre emoções; encaminhar a situação com a participação do paciente e da família.

Como forma de consolidar os conceitos a partir de outra perspectiva, listamos mais alguns cuidados que o profissional deve ter ao abordar a questão conforme o momento da conversa. O objetivo é fornecer estratégias a fim de melhorar sua comunicação com pacientes e familiares no momento da transmissão de uma notícia difícil.

Antes:

- Revise o histórico do paciente: estude possíveis tratamentos; outras doenças que ele tenha.
- Se houver uma equipe multidisciplinar atendendo o paciente, consulte-a e priorize a presença dessa equipe no momento de dar notícias.
- Desligue o seu celular ou coloque-o no silencioso, se possível. Esse momento deve ser de atenção integral com o paciente e a sua família.
- Separe um tempo para que essa conversa aconteça da forma mais calma possível. Mesmo que o tempo seja escasso, foque no momento em que estiver com as pessoas.
- Escolha um momento adequado, tanto para o paciente quanto para você. Talvez se você estiver com pressa ou fome não se dedique totalmente à escuta.
- Caso o paciente esteja sozinho, peça autorização antes de incluir a família na conversa.

Durante:

- Chame as pessoas presentes pelo nome. Se for preciso, anote em um papel. Se forem várias pessoas, anote na ordem.
- Se for um paciente novo, se apresente.
- Se possível, convide as pessoas a se sentarem e sente-se também. O mero ato de sentar indica que você tem tempo para elas. Isso confere importância ao outro.
- Atente-se para a sua expressão corporal; a sua, pois pode passar a mensagem de tensão, e a do paciente, que pode indicar se ele está prestando atenção e compreendendo.
- Comece a conversa preparando a pessoa. Exemplo: "Você sabe que seu pai não vinha bem. Eu tenho uma notícia difícil para dar…". Além da situação em si, traga os encaminhamentos possíveis.
- Deixe claro para a família e/ou paciente que, em se tratando de uma doença, você vai estar junto pelo percurso que virá.
- Se você não conhece a história de vida do seu interlocutor, faça perguntas que permitam entender um pouco mais do mundo dessa pessoa, suas crenças e expectativas.
- Se você já conhece, resgate algo da vida dessa pessoa para criar ou reforçar os vínculos e demonstrar interesse na pessoa. Exemplo: "Oi, Pedro, o João não veio contigo hoje?".
- Além disso, pense em momentos da vida dessa pessoa em que ela superou uma dificuldade, por exemplo, e traga isso à memória, fazendo um reforço positivo e validando as emoções.
- Fale de maneira clara e, de preferência, uma informação relevante por vez. Você está acostumado a essas informações no seu dia a dia, mas a pessoa precisa construir toda a linha de raciocínio, por isso seja específico e linear.
- Abra um espaço para que as pessoas façam perguntas de tempos em tempos, não é necessário deixar somente para o final. Se o assunto requer o entendimento de conceitos, pode ser útil consolidá-los antes de continuar.
- Respeite o silêncio. Após dar a notícia, pode ser que as pessoas fiquem caladas. O silêncio permite o processamento das informações pela outra pessoa.

Depois:

- Para finalizar, faça um resumo de tudo o que foi trazido e se coloque à disposição para dirimir eventuais dúvidas nesse momento ou em uma outra oportunidade.

- Pergunte se existe algo que você possa fazer para tornar esse momento um pouco mais fácil (ou menos difícil).
- Mostre que você não abandonará o paciente ou a família durante a fase de tratamento. As pessoas criam um vínculo de confiança com o profissional que está atendendo e a percepção de apoio a faz gerir melhor a situação.
- Se você se propuser a buscá-los no futuro, faça-o; se não puder fazê-lo, peça que o façam quando sentirem necessidade ou já deixe um encontro marcado.

A comunicação clara e honesta entre o profissional e o paciente e sua família fortalece a relação e pode ter efeitos terapêuticos. Por certo que não há como o profissional transformar uma notícia ruim em uma boa. No entanto, ainda que a notícia cause dor, por ser transmitida com empatia, cuidado e sensibilidade, abre-se a possibilidade de o seu receptor transformar seu sofrimento em algo construtivo, ao invés de agravar a situação.

Para Caponero (2015, p.42), é a nossa conexão, enquanto seres humanos, que passa o apoio ao paciente ou sua família:

> A técnica de comunicar as más notícias pode ser impecável, a comunicação efetiva pode ser perfeita, mas os pacientes querem mais que isso. Por essa razão não fomos substituídos pelo Google ou por robôs. Os pacientes desejam contato humano. Além de conhecimento técnico, eles necessitam de calor e proximidade, ou seja, do saber humanístico, da presença que reflita compreensão e apoio.

Esse momento não é de tensão somente para um dos lados, ele é um verdadeiro encontro de medos. Enquanto de um lado você enfrenta sua insegurança profissional e pessoal, o paciente enfrenta o medo do desconhecido, de não ser capaz de lidar com o que vier e da dor que pode ser gerada.

Para se preparar, ponha-se no lugar do paciente e da família antes da conversa e perceba que mudanças pode fazer na sua fala para que não se sintam frágeis. A reação deles não necessariamente tem a ver com quem você é como pessoa ou como profissional. O descontrole emocional pode ser encarado com respeito e compaixão.

Com o passar dos anos você, provavelmente, se sentirá mais seguro ao dar notícias difíceis. Muito dessa habilidade exige autoconhecimento e prática. Lembre-se de que a pedra fundamental da capacidade de dar notícias difíceis reside em se conectar com a outra pessoa, acima de tudo ela precisa que você se mostre uma pessoa como ela também.

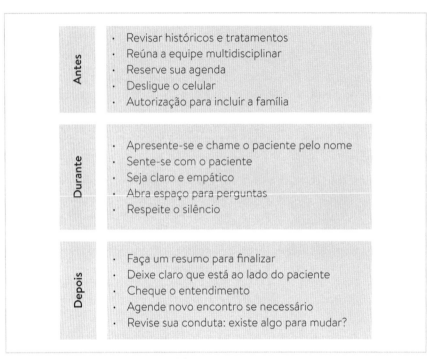

Figura 1   Comunicação de notícias difíceis.

CUIDADOS ESPECIAIS NA COMUNICAÇÃO REMOTA

O ideal é que você consiga dar uma notícia difícil pessoalmente para o paciente ou familiar, porém, sabemos que nem sempre isso é possível. Quando ocorre a necessidade de a comunicação se dar de forma remota, os cuidados com a sensibilidade e a empatia são ainda mais necessários.

Além disso, sempre cheque com a pessoa se ela pode falar naquele momento, se não está dirigindo ou mesmo fazendo alguma atividade que a coloque em risco se ficar abalada ao saber da notícia.

Se a comunicação for por escrito, antes de enviar leia atentamente para ver se a mensagem está clara e se transmite todas as informações necessárias. A qualidade da sua comunicação (seja de forma presencial ou remota) faz muita diferença no impacto causado ao paciente e sua família.

REFERÊNCIAS

1. AFONSO SBC, MITRE RMA. Notícias difíceis: sentidos atribuídos por familiares de crianças com fibrose cística; 2012. Disponível em: https://www.scielo.br/pdf/csc/v18n9/v18n9a15.pdf. Acesso em: 17 jan. 2021.

2. BORGES MS, FREITAS G, GURGEL W. A comunicação da má notícia na visão dos profissionais de saúde. Revista Tempus Actas de Saúde Coletiva. 2012. Disponível em: https://www.tempusactas.unb.br/index.php/tempus/article/view/1159/1058. Acesso em: 19 jan. 2021.

3. BRASIL. Ministério da Saúde. Comunicação de Notícias difíceis: compartilhando desafios na atenção à saúde. Disponível em: http://bvsms.saude.gov.br/bvs/publicacoes/comunicacao_noticias_dificeis.pdf. Acesso em: 17 jan. 2021.

4. CAPONERO R. A comunicação médico-paciente no tratamento oncológico: Um guia para profissionais de saúde, portadores de câncer e seus familiares. São Paulo: Mg Editores; 2015.

5. ISMAEL JC. O médico e o paciente: breve história de uma relação delicada. São Paulo: T.A. Queiroz; 2002.

6. JOHNSON J, PANAGIOTI M. Interventions to improve the breaking of bad or difficult news by physicians, medical students, and interns/residents: a systematic review and meta-analysis. Disponível em: https://pubmed.ncbi.nlm.nih.gov/29877913/. Acesso em: 23 set. 2020.

7. NONINO A, MAGALHÃES SG, FALCÃO DP. Treinamento médico para comunicação de más notícias: revisão da literatura. Disponível em: https://www.scielo.br/pdf/rbem/v36n2/11.pdf. Acesso em: 17 fev. 2021.

8. PEREIRA MAG. Má notícia em saúde: um olhar sobre as representações dos profissionais de saúde e cidadãos. Texto Contexto Enferm. 2005;14(1):33-7. Disponível em: https://www.scielo.br/pdf/tce/v14n1/a04v14n1.pdf.

15
O início da família

> "A paternidade quer do pai ou da mãe é a mais difícil tarefa que os seres humanos tem para executar .Pois pessoas,diferentemente dos animais, não nascem ,sabendo como serem pais. Muitos de nós lutam do princípio ao fim."
> Apud: Karl Menninge. (MC GOLDRICK, 1995)

 Ao final deste capítulo você deverá:

- Reconhecer o momento de crise familiar na chegada de um novo membro na família.
- Conhecer e avaliar situações comuns nessa fase do ciclo de vida familiar.
- Estar sensibilizado para avaliar quando a família necessita de ajuda para consolidar de maneira adequada a passagem da conjugalidade para a parentalidade e a simultaneidade do exercício desses papéis.

INTRODUÇÃO

A tarefa fundamental no início do casamento é a adaptação recíproca, a construção de um estilo de relacionamento que geralmente guarda semelhanças, mas que também mostra diferenças em relação ao funcionamento das famílias de origem. O casal renegocia as relações, principalmente com suas respectivas famílias e com os antigos amigos, criando uma nova cultura a dois (FALCETO e WALDEMAR, 2009). O casamento representa uma oportunidade de enriquecimento pessoal, a interação promove um desenvolvimento sexual, afetivo e social.

A passagem de casal à família é um dos momentos do ciclo vital da família que impõe uma "crise" em razão da complexidade do processo, o que inclui uma mudança de papéis e funções do casal e no casal. Mudam também seus vínculos com as famílias de origem (parentais e fraternais), com os filhos de relações anteriores e amigos de ambos os membros do casal. Todas as combinações anteriores à gestação passarão por uma revisão, de forma a criar espaço para o novo membro da família. A estabilidade da relação está diretamente relacionada à capacidade do casal de flexibilizar alguns pontos e criar acordos para as novas situações do convívio.

O casal deverá avaliar o seu contexto e pactuar como e quais tradições e rituais familiares poderão ser mantidos e quais os parceiros terão de desenvolver sozinhos. Pittman (1994) salienta que tornar-se pai e/ou mãe na contemporaneidade não é uma tarefa fácil, ainda mais quando se adiciona a responsabilidade de criar os filhos à manutenção do casal. Groisman (2013) também aponta que a felicidade representada pela vinda de um filho implica em um desafio para a relação conjugal, que será testada em sua solidez e cumplicidade.

O profissional de atenção primária tem um papel essencial na prevenção em saúde mental, ajudando os novos pais a encontrarem alternativas para lidar com os conflitos que surgem ao longo do processo de passagem da conjugalidade para a parentalidade e de um convívio simultâneo dessas relações com as famílias de origem.

Satir (1983) afirma que a relação do casal influencia a homeostase familiar e é o eixo das outras relações da família com seu ecossistema. A construção da conjugalidade é um passo importante para o relacionamento a dois, pois é ela que permite o desenvolvimento do casal além do "eu" e do "ele/ela" em direção à construção do sistema chamado "nós".

CONCEITOS FUNDAMENTAIS

Casal

O termo tende a estar associado à união de duas pessoas com laços sentimentais, que se unem por vínculo amoroso, e não pelo estado jurídico da relação.

O formato da relação é construído por meio de modelos e expectativas das pessoas, sociedade e cultura em que estão inseridos. A vida do casal sofre influência de diversas variáveis, como: características de personalidade, valores, atitudes, necessidades, sexo, momento do ciclo da vida familiar, presença de filhos, nível de escolaridade, nível socioeconômico, nível cultural, trabalho remunerado e experiência sexual anterior ao casamento.

Família

"É um sistema aberto, dinâmico e complexo, cujos membros pertencem a um mesmo contexto social e dele compartilham. É o lugar do reconhecimento da diferença e do aprendizado quanto ao unir-se e separar-se: é a sede das primeiras trocas afetivo-emocionais e da construção da identidade" (FERNANDES & CURRA, 2015, p.10-12).

CENÁRIO DE INTERVENÇÃO

As motivações que levam as pessoas a desejarem ter filhos são diversas. Existem motivos individuais, do casal, das famílias de origem e do meio onde estão inseridos, podendo estes ser conscientes ou inconscientes. Em casais com bom funcionamento conjugal os motivos são pactuados e trabalhados explicitamente.

Segundo Carminatti (2009), o casal deve ter ajustes constantes até que consiga elaborar um consenso de ideias, negociação de tarefas, modificação de papéis e responsabilidade em novos compromissos como deixar de ser filho e passar à condição de pai, acrescentando a paternidade à conjugalidade.

Os sentimentos para a tomada de decisão são ambivalentes, contextualizados e com motivações psicológicas, emocionais, financeiras e sociais, como:

- Desejo, consciente ou não, do casal ou de um dos parceiros de possuir uma "família".
- Desejo de ocupar o lugar valorizado de pai e mãe.
- Cumprimento de uma exigência social.
- Possibilidade de continuidade e transcendência.
- Necessidade de possuir mais um papel a desempenhar.
- Estabelecer uma importância conjugal e uma responsabilidade permanente e definitiva.
- Mudança de papéis que promova a possibilidade de novos papéis e funções em todas as gerações das famílias de origem.
- Desejo de possuir uma descendência.
- Sensação de potência pela capacidade de procriar.
- Fonte de sonhos e projeções.
- Sensação de responsabilidade pelo crescer e fazer crescer ao mesmo tempo.

A inserção social tem um papel relevante na decisão de ter filhos. Na classe média e alta, parece haver uma maior flexibilidade dessa decisão, pois existem formas alternativas de atender às necessidades de valorização pessoal e da condição feminina.

Planos e expectativas em relação à gravidez

Muitos dos sentimentos em relação à criança nascem do momento do casal e de suas expectativas. Esses sentimentos serão mais positivos quanto mais precoce for a aceitação da gestação e a evolução do casal à condição de família. O afeto a ser desenvolvido entre o casal e o bebê é adquirido pelo convívio e depende de fatores como:

- Momento do casal e o desejo de transformar a relação dual em família.
- Matriz psicobiológica constitucional e do desejo de transcendência.
- Experiências infantis com pessoa significativa, reconhecida como modelo parental.
- Identificações positivas.
- Meio onde está inserido e da sua aprovação.
- Interação com o pai da criança.
- Características inatas da criança.

IDENTIFICAR O PROBLEMA

As mudanças ocorridas na relação do casal

Um estudo de Menezes e Lopes (2007), ao avaliarem a relação conjugal na transição para a parentalidade, constatou que não é a transição em si que gera uma crise nos sistemas. O que de fato se apresenta relevante para a existência e superação da crise é a história de cada casal e a qualidade de sua relação afetiva. Falceto e Waldemar (2009, p.235-246) referem que:

> "É desejável que a gravidez aconteça só depois da estabilização do casamento, uma vez que ela introduz profundas modificações na vida do casal. A mulher, mais sensível e introspectiva, precisa de apoio, atenção e carinho do marido, ao passo que este também pode desequilibrar-se caso se sinta abandonado pela esposa. Assim, espera-se que, nesse momento, o casal esteja com a comunicação bem estabelecida, bem como que já esteja habilidoso na solução dos problemas comuns dessa etapa, tais como: manejo do dinheiro e divisão do poder, tarefas domésticas, relações com os amigos e crescente autonomia das famílias de origem. Quando isso acontece, a chegada do bebê – com sua grande capacidade de despertar amor –, fortalece também a intimidade do casal".

DISSECAR O PROBLEMA E DOMINAR A SITUAÇÃO

Identifique se o casal está com dificuldade de manejar os papéis de pai e mãe

As mudanças com a chegada do bebê são muitas e necessitam de atenção especial. A sobrecarga de tarefas, a falta de horário para atividades essenciais como banho, alimentação, sono, tempo para o casal ficar com o bebê, ausência ou diminuição de sexo, falta de tempo para sair com amigos e trabalhar contribuem para que os pais desenvolvam momentos de solidão e melancolia, podendo chegar a percentuais em torno de 30% de depressão clínica.

A depressão materna é ainda pouco falada, mas atualmente os profissionais de saúde já estão sensibilizados para detectá-la. A depressão paterna, que apresenta índices semelhantes, por outro lado, costuma passar despercebida aos olhos dos profissionais, sendo sua manifestação pouco reconhecida como tal. A depressão paterna costuma manifestar-se por isolamento, aumento do consumo de álcool e drogas, infidelidade, irritabilidade e conduta violenta.

É importante valorizar esse processo de transição, mostrando aos pais que a situação pela qual estão passando é uma crise previsível para todos os casais que optam por ter filhos. Esses processos familiares podem funcionar como estímulos à resiliência ou à vulnerabilidade de seus membros em momentos de crise (WALSH, 2005). Esse momento é importante para que o casal possa pensar sobre a maneira como o profissional vê o seu funcionamento.

A importância da rede de apoio para a chegada de um novo membro na família

A rede de apoio social mostra-se significativamente associada ao funcionamento familiar ao longo do tempo. As relações com a família extensa, se positivas, podem fornecer amparo e servir como rede de apoio e proteção para a nova família. Se negativas, estabelecem relações competitivas, que desestabilizam a nova família, tornando-se um fator de risco e vulnerabilidade à continuidade desta.

A evolução do ciclo de vida familiar seguirá independentemente das relações vividas, mas a qualidade do funcionamento familiar apresenta relação significativa com o apoio da rede social e do contexto em que ela está inserida.

> ### ☑ SÃO FUNÇÕES DA FAMÍLIA:
>
> Criar filhos autônomos e independentes, promover proteção e pertencimento de seus membros, ensinar e colocar limites, valores éticos e morais, além de promover o desenvolvimento contínuo dos pais.

Como identificar que uma família não vai bem

O momento de crise instalado com a chegada de um novo membro vem acompanhado de um processo de adaptação do núcleo familiar e das famílias de origem. É adequado imaginar que existam dificuldades a serem resolvidas nessa fase e que o casal tenha queixas relativas ao momento que está vivendo. Nesse momento, as expectativas e a realidade se encontram, e irão balizar todas as suas similaridades e diferenças na criação de um novo ser humano.

É normal que existam pequenas queixas do cotidiano, que devem ser superadas pela habilidade em trabalhar as diferenças. Quando um dos pais apresenta algum grau de sofrimento mental maior, se predominar a disputa de poder ou dos estereótipos de gênero na relação, sintomas referentes ao casal ou ao desenvolvimento da parentalidade vão começar a aparecer. Os mais comuns são:

- Depressão.
- Dificuldades no desempenho do cuidado e no autocuidado.
- Familiares com presença excessiva na casa e diretivas sobre como cuidar da criança.
- Implantação de rotinas, independentemente da anuência dos pais.
- Queixas em relação às rotinas do bebê como sono, alimentação e choro.
- A criança fica muito no colo ou pouco com os pais.
- Consultas excessivas e necessidade de certificação das condutas.
- Somatizações, irritabilidade, intolerância e pequenos acidentes domésticos.
- Afastamento voluntário ou induzido por terceiros da relação pai-bebê.
- Falta ou excesso de sono dos pais.
- Queixas de "falta" de relação sexual, carinho e atenção.
- Conduta com uso de álcool e drogas ou mudança do padrão de consumo.

CASO CLÍNICO

Um casal jovem – Cristina, 30 anos, e João, 33 anos – vem à consulta porque o bebê (Caio), que está com 40 dias, não quer mais mamar no peito. A avó materna (muito próxima) sugeriu a consulta, porque ele não está ganhando peso e necessita de complementação com mamadeira. A avó refere que no dia anterior deu uma mamadeira de leite de caixinha com água de arroz e que, por esse motivo, ele até dormiu melhor. Relata que não entende por que os pais não aceitam o uso de chupeta.

Quando questionada, a mãe refere que seu peito está cheio e dói muito. João, o pai, comunica que não se mete porque isso é coisa de mãe e filho. Diz que para ele nada mudou, trabalha muito, joga futebol na sexta à noite e, às vezes, vai à casa de amigos para comer churrasco ou ver jogos de futebol.

Cristina refere que não tem se sentido bem, tem cefaleia constante, não dorme e não sabe por que tem engordado muito desde o parto.

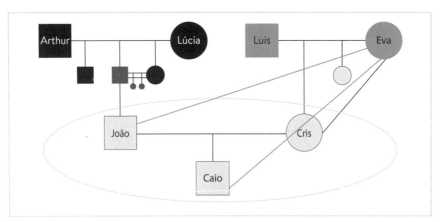

Figura 1   Exemplo de caso clínico.

Criar um plano de ação

- Parabenize o casal por terem vindo à consulta juntos.
- Verifique o peso do bebê e mostre aos pais fazendo o cálculo por dia. Se o peso estiver na curva, reforce o sucesso da amamentação.
- Convide o pai a auxiliar no processo da amamentação (água, local adequado, suporte etc.).
- Mostre a mama cheia e ensine como esvaziá-la e se for o caso oriente como guardar o excesso e congelar para uso posterior.
- Converse e notifique o pai da necessidade de assumir uma participação ativa e da importância de estar próximo e auxiliar Cristina.
- Elogie o desprendimento da avó no cuidado, valorize-a e faça aliança. Prescreva tarefas para que ela não se sinta alijada do processo, tais como receber as visitas, ficar com o bebê para os pais dormirem e organizar o quarto.
- Questione sobre a família do pai e avalie se são parte da rede de apoio e se é possível aproximá-los.
- Restabeleça a necessidade do casal de tomar as atitudes de forma consensual.
- Avalie a possibilidade de depressão dos pais.
- Normalize o momento contextualizando, criando possibilidades em conjunto para a resolução da situação.
- Avalie a qualidade da rede de apoio da família.
- Inclua outros profissionais como rede de apoio e no cuidado.

ACOMPANHAR A EXECUÇÃO DO PLANO DE AÇÃO

- Que atitudes o profissional deve ter no acompanhamento dessa família?
- Procure acompanhar o desenvolvimento da família com momentos de confirmação das atitudes dos pais. Elogie e corrija o que for necessário no tempo da família. Criação de rede de apoio familiar ou profissional pode auxiliar na resolução dessa etapa.

>  **DICA**
>
> - Os profissionais de atenção primária têm a possibilidade de agir preventivamente de forma precoce, podem detectar problemas nas famílias que estão em formação e ajudá-las no momento certo sobre a crise e a vulnerabilidade que estão enfrentando.
> - O acolhimento deve ser a conduta para as demandas de pais ansiosos e deprimidos. Essa fase é adaptativa e necessita de fortalecimento da rede de apoio.

CUIDADOS ESPECIAIS DA COMUNICAÇÃO REMOTA

Reconheça que esse é um momento vulnerável e muito produtivo para intervenções, seja receptivo, acolhedor e nunca ofereça conselhos. Priorize o atendimento com ambos os pais.

Sempre que você for procurado, tente entender o problema. Se necessário, encaminhe para outro profissional para atendimento individual e siga com o atendimento do casal.

REFERÊNCIAS

1. BARBIERO EB, BAUMKARTEN ST. Somos pais, e agora? A história de nós dois depois dos filhos. Pensando Fam. [online]. 2015;19(1):32-45.
2. CARMINATTI D. Casamento: a construção de uma nova família. 2009. Disponível em: http://www.daniellecarminatti.psc.br/Artigos/Casamento_Construcao_nova_fam%C3%ADLIA.pdf.
3. CARTER B, McGoldrick M. As mudanças no ciclo vital familiar, 2.ed. Porto Alegre: Artes Médicas; 1995.
4. EIZIRIK CL, BASSOLS AMS (orgs.). O ciclo da vida humana: Uma perspectiva psicodinâmica. Porto Alegre: Artmed; 2012. p.59-72.
5. FALCETO OG, GIUGLIANI ER, FERNANDES CL. Couples' relationships and breastfeeding: is there an association? J Hum Lact. 2004;20(1):46-55.
6. FALCETO OG, GIUGLIANI ER, FERNANDES CL. Influence of parental mental health on early termination of breast-feeding: a case-control study. J Am Board Fam Pract. 2004;17(3):173-83.

7. FALCETO OG, WALDEMAR JOC. Famílias com bebês. In: OSÓRIO LC, VALLE MEP (orgs.). Manual de terapia familiar. Porto Alegre: Artmed, 2009. p.235-246.
8. FERNANDES CLC, CURRA LCD. Ferramentas de abordagem da família. Programa de Atualização de Medicina de Família e Comunidade (PROMEF). Porto Alegre: Artes Médicas; 2015.
9. GROISMAN M. A arte de perdoar - Terapia sistêmica breve no casamento e na infidelidade. Rio de Janeiro: Núcleo Pesquisas; 2013.
10. HERNANDEZ JAE, HUTZ CS. Transição para a parentalidade: Ajustamento conjugal e emocional. PSICO. 2009;40(4):414-21.
11. JABLONSKI B. A divisão de tarefas domésticas entre homens e mulheres no cotidiano do casamento. Psicologia: Ciência e Profissão. 2010;30(2):262-75.
12. KROB AD, PICCININI CA, SILVA MR. A transição para a paternidade: Da gestação ao segundo mês de vida do bebê. Psicologia USP. 2009;20(2):269-91.
13. LOPES RCS, MENEZES C, SANTOS GP, PICCININI CA. Ritual de casamento e planejamento do primeiro filho. Psicologia em Estudo. 2006;11(1):55-61.
14. MATOS MG, MAGALHÃES AS. Tornar-se pais: Sobre a expectativa de jovens adultos. Pensando Famílias. 2014;18(1):78-91.
15. MCGOLDRICK M. A união das famílias através do casamento: O novo casal. In: Carter B, McGoldrick M (orgs.). As mudanças no ciclo de vida familiar. Porto Alegre: Artes Médicas; 1995. p.184-205
16. MENEZES CC, LOPES RCS. A relação conjugal na transição para a parentalidade: Da gestação ao segundo ano de vida do bebê. Dissertação de mestrado não publicado. Mestrado em Psicologia. Universidade Federal do Rio Grande do Sul; 2001.
17. PITTMAN FS. Mentiras privadas: A infidelidade e a traição da intimidade. Porto Alegre: Artes Médicas; 1994.
18. PRADO LC. O bebê inaugura a família: A terapia pais-bebês. In: Prado LCO (org.). Famílias e terapeutas construindo caminhos. Porto Alegre: Artes Médicas; 1996. p.97-130.
19. SATIR V. Conjoint family therapy, 3.ed. Palo Alto: Science and Behavior Books; 1983.
20. SEIBEL BL, FALCETO OG, HOLLIST CS, SPRINGER P, FERNANDES CLC, KOLLER SH. Rede de apoio social e funcionamento familiar: Estudo longitudinal sobre famílias em vulnerabilidade social. Pensando Famílias. 2017;21(1):120-36.
21. WALSH F. Fortalecendo a resiliência familiar. São Paulo: Roca; 2005.

16
Abordagem da família em crise

> "Uma crise pode ser considerada simplesmente como o momento de maior mudança na vida de uma pessoa..."
> (STUART e LIEBERBAN, 2019, p.33)

 Ao final deste capítulo você deverá:

- Compreender o ciclo de vida familiar.
- Abordar uma família em crise.
- Entender o processo de crise.
- Diferenciar uma crise previsível de uma acidental.
- Prevenir situações de crise familiar.

INTRODUÇÃO

Uma das riquezas da atenção primária à saúde (APS) é a diversidade de situações que se apresentam e espera-se que sejam resolvidas nesse nível de atendimento. Os problemas emocionais geralmente se manifestam como problemas físicos, e estes geralmente têm consequências emocionais. Portanto, é fundamental aprender a lidar com ambos de forma integrada e conhecer maneiras de enfrentar situações de estresse, mesmo na ausência de condições psiquiátricas, já que os profissionais da APS são, muitas vezes, os únicos recursos de saúde mental e reconhecidos como terapeutas naturais (STUART e LIEBERMAN, 2008, p.1).

Muitas pessoas chegam para a consulta referindo apenas que não se sentem bem. Se as queixas são investigadas e resolvidas, o profissional sente-se tranquilo e o paciente, feliz com o resultado. Entretanto, parte da demanda se apresenta de forma inespecífica e, mesmo que sofra extensa investigação biomédica, não gera resposta aos sintomas apresentados. Se apenas os aspectos biológicos forem abordados, problemas reais do paciente não serão vistos e uma espécie de "agenda oculta" fará parte do complexo quadro que torna o motivo da consulta algo que parece que nunca será resolvido. Como a procura pelos serviços de saúde não é exclusivamente por quadros orgânicos, forte parcela vai se apresentar por estresse, dificuldades de adaptação, transtornos, solidão e crises no ciclo da vida.

Cabe aos profissionais de saúde desenvolver habilidades de comunicação para diagnosticar e cuidar das pessoas, ao invés das doenças. Por isso, este capítulo vai focar atenção em situações de crise familiar, nas quais as características de relacionamento são agentes fundamentais propulsores de saúde mental.

Compreender o desenvolvimento das famílias por meio da lógica do seu ciclo de vida facilita o processo de abordagem, de promoção de saúde e prevenção de crises.

Segundo Nichols e Schwartz (2007), "o real valor do conceito de ciclo de vida não é tanto aprender o que é normal ou esperado em determinados estágios, e sim reconhecer que as famílias muitas vezes desenvolvem problemas nas transições do ciclo de vida."

PERGUNTAS-CHAVE

- O que é ciclo de vida familiar?
- É possível prevenir crises?
- Quais os momentos mais frequentes de ocorrerem as crises nas famílias?
- O que são crises previsíveis e acidentais?
- Como abordar a crise?

CONCEITOS FUNDAMENTAIS

A ideia de compreender as crises das famílias por meio do modelo de ciclo de vida é decorrente do impacto que gera.

McGoldrick e Shibusawa (2016, p.376) definem famílias da seguinte forma: "As famílias são compostas por aqueles que possuem uma história e futuro compartilhados. Elas abrangem todo o sistema emocional de três a cinco gerações, unidas por laços de sangue, legais e/ou histórico." Embora as famílias tenham papéis e funções a cumprir em seu desenvolvimento, o que gera valor a elas são as características únicas e insubstituíveis que formam as suas relações.

Ao longo do tempo, dentro de uma mesma cultura, todas as famílias passam por etapas semelhantes de processos de vida para conseguirem se desenvolver, à medida que biologicamente ocorre o crescimento/envelhecimento dos indivíduos. Este é o conceito de ciclo de vida familiar, independentemente de ser uma família tradicional, normativa, ou não.

Os estágios do ciclo de vida familiar descritos por Carter e McGoldrick (1995, p.17) são muito utilizados na APS, conforme mostrado na Tabela 1 (resumida e modificada).

Tabela 1 Estágios do ciclo de vida familiar

Momento do ciclo de vida	Processo emocional	Mudanças necessárias
Jovem solteiro saindo de casa	Aceitar a responsabilidade emocional e financeira pelo eu	Diferenciar-se da família de origem Desenvolver relacionamentos íntimos entre adultos iguais Estabelecimento do eu no trabalho e financeiramente
O novo casal	Comprometer-se com o novo sistema	Formação do sistema marital Realinhamento dos relacionamentos com as famílias e amigos para incluir o cônjuge.
Famílias com filhos pequenos	Aceitar os novos membros no sistema	Ajustar o sistema conjugal para criar espaço para o(s) filho(s) Unir-se nas tarefas de educar filhos, financeiras e domésticas Realinhar relacionamentos para incluir papéis de pais e avós.
Famílias com adolescentes	Aumentar a flexibilidade das fronteiras familiares para incluir a independência dos filhos e as fragilidades dos avós	Permitir ao adolescente movimentar-se para dentro e fora do sistema familiar Estabelecer novo foco nas questões conjugais e profissionais do meio da vida Começar a mudança em cuidar da geração mais velha
Lançando os filhos e seguindo em frente	Aceitar várias saídas e entradas no sistema familiar	Renegociar o sistema conjugal como díade Relacionar-se com seus filhos como adultos Ocorrer o realinhamento familiar e inclusão de parentes por afinidades e netos Lidar com incapacidades e mortes dos pais (avós)
Famílias no estágio tardio da vida	Aceitar a mudança de papéis geracionais	Manter o funcionamento e os interesses próprios e/ou do casal em face do declínio fisiológico Apoiar o papel mais central da geração do meio Abrir espaço para a sabedoria dos idosos Lidar com a perda do cônjuge, irmãos e outros iguais e preparar-se para a própria morte

Fonte: modificada de Carter e McGoldrick, 1995.

As famílias passam por um movimento constante de transformações nas suas relações. Para Asen et al. (2012, p.130), "toda família passa por diferentes fases na sua vida, e cada nova fase apresenta um desafio à organização e ao equilíbrio."

Andolfi (2003, p. 47) refere que "os momentos críticos na vida da família podem ser considerados fisiológicos porque pertencem ao seu desenvolvimento e evolução e são previsíveis."

Os processos emocionais das fases do ciclo de vida podem gerar algum grau de desorganização e angústia. Quando eles são esperados para o momento de vida, denominamos crise previsível do ciclo de vida familiar. Em geral, estão marcados por eventos significativos, referentes às mudanças estruturais da família, como os nascimentos e as mortes, as separações e as uniões, as inclusões e as exclusões (ANDOLFI, 2003, p. 47).

As crises também podem ocorrer de forma inesperada, acidental, mas multiplicando as transformações do sistema familiar, como: rupturas, divórcio, morte imprevista e enfermidade em um dos membros da família (ANDOLFI, 2003, p. 48).

Quando estão em crise, as famílias perdem o movimento, deixam de realizar as mudanças e ficam presas ao período do problema. As intervenções na crise servem para que o processo de desenvolvimento possa evoluir.

CENÁRIO DE INTERVENÇÃO

A utilidade do modelo de ciclo de vida familiar possibilita ao observador identificar a fase do ciclo que a família se encontra, detectar o momento de crise e mostrar possibilidades de reorganização na passagem de uma fase à outra (ANDOLFI, 2003, p. 50).

Segundo Omer (1997, p.63), "as estratégias são relevantes apenas quando os objetivos estão precisamente definidos. Seria um absurdo, por exemplo, desenvolver uma estratégia detalhada para a obtenção de objetivos nebulosos...". Para organizar uma estratégia é preciso ter o conceito de crise estabelecido e os objetivos da família postos em evidência.

Uma situação é considerada como uma crise quando um indivíduo percebe um evento como uma ameaça a si mesmo de forma significativa. É um momento de forte estresse e de alta vulnerabilidade porque, em geral, as pessoas encontram-se menos capazes de pensar com clareza e eficácia. Na crise, há uma quantidade avassaladora de sofrimento emocional e, muitas vezes, encontram-se incapazes de processar informações de forma objetiva. Definida como o momento de maior mudança, a crise é limitada no tempo, durando cerca de quatro a seis semanas. O indivíduo angustiado geralmente está ansioso para receber ajuda, o que dá ao profissional de saúde a oportunidade de realizar intervenções. O objetivo das intervenções nas crises visa alcançar resultados específicos e limitados. Os principais objetivos, de acordo com Stuart e Lieberman (2008), são:

- Evitar consequências terríveis. Uma boa intervenção é sugerir que nenhuma decisão seja tomada sem que seja cuidadosamente discutida.
- Voltar ao funcionamento pré-mórbido. Mostrar apoio e fornecer suporte para que o paciente se sinta competente.
- Aumentar a autoestima.
- Refletir sobre como negociar relacionamentos pessoais.

IDENTIFICAR, DISSECAR O PROBLEMA E DOMINAR A SITUAÇÃO

Pensando em uma sequência norteadora para a abordagem da crise, o raciocínio sistêmico que auxiliaria contaria com as seguintes reflexões:

- Qual é o problema principal?
- Estão emocionalmente estáveis?
- O problema é identificado como da família ou uma crise individual?
- Qual é a configuração da família e o estágio do ciclo de vida (ASEN et al., 2012)?
- Qual é o processo de transição do ciclo de vida (ASEN et al., 2012)?
- A crise era previsível ou acidental?
- Como compreendem o problema?
- Têm planos para obterem soluções?
- Como resolveram outros processos de transição?
- Contam com rede de apoio?

Pensar em possibilidades e criar um plano de ação em conjunto com a família, assim como estar disponível para manter o acompanhamento, são algumas das condições que mais agregam valor e bem-estar nos momentos de vulnerabilidade.

CONSIDERAÇÕES

Muitos profissionais que não sabem que são qualificados (ou que podem se qualificar) e que têm habilidades para serem terapêuticos, às vezes, perdem oportunidades de realizarem intervenções simples e que podem ser altamente eficazes. Os momentos de crise no ciclo da vida familiar são reconhecidos como sendo de grande sofrimento e desorganização. A dica é utilizar consultas de pré-natal, puericultura e tantos outros momentos para estimular, reforçar atitudes preventivas e funcionais para situações que já sabemos que irão acontecer e que podemos refletir sobre elas antes de ocorrerem, além de estimular atitudes saudáveis e rever papéis e funções.

CUIDADOS ESPECIAIS NA COMUNICAÇÃO REMOTA

Se foi detectada uma situação de crise, o contato por telefone pode ser mais uma ferramenta à disposição da família. Entretanto, o máximo de cuidado em ouvir deve ser a regra. O acolhimento em momento de crise deve ser reforçado e a construção de qualquer plano terapêutico é um passo posterior que responde às necessidades da família.

REFERÊNCIAS

1. ANDOLFI M. Manual de psicologia relacional – La dimension familiar. Roma: Corporación Andolfi – Gonzalez, Accademia di Psicoterapia della Famiglia; 2003. pp.47, 48, 50.
2. ASEN Y, et al. Dez minutos para a família: intervenções sistêmicas em atenção primária à saúde. SOUZA SM (trad.). LOPES JMC (rev.téc.). Porto Alegre: Artmed; 2012. pp.130, 160.
3. CARTER B, McGOLDRICK M. As Mudanças no Ciclo de Vida Familiar – Uma estrutura para a terapia familiar. VERONESE MAV (trad.). 2.ed. Porto Alegre: Artes Médicas; 1995. p. 17.
4. McGOLDRICK M, SHIBUSAWA T. O ciclo vital familiar em processos normativos da família-diversidade e complexidade/Froma Walsh. MALLMANN SM (trad.). WAGNER A (coord.). 4.ed. Porto Alegre: Artmed; 2016. p.376.
5. NICHOLS MP, SCHWARTZ RC. Terapia familiar: conceitos e **métodos**. 2007. p.118.
6. OMER H. Intervenções críticas em psicoterapia: do impasse ao início da mudança. VERONESE MAV (trad.). Porto Alegre: Artes Médicas; 1997. p.63.
7. STUART MR, LIEBERMAN JÁ. The fifteen minute hour: therapeutic talk in primary care. 4.ed. Oxford: Radcliffe; 2008. p. 1, 33, 35.

17
Mediação de conflitos familiares

> "Mais do que uma técnica, a Mediação é uma arte do encontro, ocasião em que todos põem mãos à obra para o cultivo do jardim comum. Nesse momento, retoma-se a medida do conflito, toma-se distanciamento, permite-se a apropriação das possibilidades criadoras pessoais. É uma cultura social e política, uma arte de ser com o outro."
>
> *Jean François Six*

 Ao final deste capítulo você deverá:

- Entender o que é a "atividade" de mediação (informal).
- Diferenciar as atividades de busca pelo consenso da mediação de conflitos.
- Conhecer os recursos da mediação de conflitos que podem ser úteis ao profissional de atenção primária à saúde (APS).
- Saber quando encaminhar o caso a um mediador profissional.

INTRODUÇÃO

Relações humanas são a base do trabalho do profissional que atende na atenção primária à saúde (APS) e o surgimento de novos conflitos nas famílias, cada vez mais complexos, evidencia a necessidade de o profissional conhecer os diferentes métodos de resolução de conflitos.

Ter domínio de diferentes metodologias é fundamental tanto como forma de levar ferramentas específicas dessa área para a APS quanto para poder encaminhar adequadamente as situações. A repetição de encaminhamentos é um dos motivos de insatisfação dos usuários do sistema de saúde, assim como a percepção de não serem escutados.

Não é esperado que o profissional de saúde resolva situações de outras áreas ou que conheça a fundo o sistema jurídico. No entanto, esse argumento não pode ser utilizado para eximi-lo da tarefa de conhecer os aspectos gerais desses sistemas que tantas vezes se entrelaçam. A mediação de conflitos entendida, tanto como a habilidade de auxiliar pessoas a resolverem um conflito de forma positiva quanto como método de solução de conflitos formal, tem muito a oferecer ao profissional de APS, independentemente da sua formação.

Às vezes, os conflitos chegam ao sistema de saúde antes mesmo de serem expressos na própria família, dado o vínculo e a confidencialidade que os pacientes têm com os profissionais que os acompanham. Outras tantas vezes, os conflitos aparecem na forma de queixas físicas e, além de lidar com elas objetivamente, o profissional deve permitir que o paciente consiga expressar e endereçar suas "dores subjetivas".

Executar essas tarefas requer o desenvolvimento de competências para identificar e distinguir situações geradoras de conflitos e violências naquela família e naquela comunidade, bem como o entendimento dos marcos teóricos que acompanham a resolução consensual de conflitos, especialmente a mediação.

Em uma época na qual a dinâmica das relações é diretamente afetada pelas mudanças sociais e tecnológicas trazidas pela era da informação, falar sobre os métodos para profissionais de saúde mental é fundamental para contribuir com a disseminação da cultura de pacificação social e a preservação das relações interpessoais.

A perspectiva de que existem outras formas de garantir justiça passa pelo reconhecimento de que os conflitos são fenômenos complexos, frequentes e, como tais, precisam ser trabalhados sob diversas óticas, dentre elas, a saúde mental.

CONCEITOS FUNDAMENTAIS

Mediação é uma palavra polissêmica – tem duas acepções: uma que reflete o sentido de estar no centro, de trabalhar para uma situação intermediária; e outra que reflete uma atividade feita por um mediador de conflitos, de forma procedimental e estruturada.

Ambos os casos interessam à APS, o primeiro porque o profissional de saúde, quando atende mais de uma pessoa, pode se ver em uma situação na qual os pacientes entram em divergência e, se isso ocorrer, necessitará de ferramentas para auxiliá-los a encontrarem uma "base comum".

O segundo porque a mediação de conflitos como procedimento formal de solução de conflitos compõe o sistema amplo de acesso à justiça e conhecê-lo é fundamental para integrá-lo à rede de apoio de pessoas e famílias.

A construção de relações humanas saudáveis tem, no diálogo, um pilar para o estabelecimento de vínculos interpessoais mais efetivos e autênticos.

Os contextos familiares são dinâmicos e permeados pela subjetividade. Muitos dos conflitos são, para além da parte objetiva, preenchidos com diversas questões emocionais. Assim, o atendimento e a escuta do paciente deverão ser pautados por acolhimento e empatia, para que a intensidade do conflito possa ser reduzida e se abra espaço para uma resolução consensual.

Os conflitos, eventos multifatoriais, necessitam de um olhar igualmente complexo, que o cuide em todos os seus aspectos, para que se encontre uma solução real. No caso das relações continuadas, essa característica ganha maior destaque ainda, uma vez que os impactos do conflito também podem afetar a pessoa em diversos níveis. Emoções difíceis podem atrapalhar o processo de solução do problema e é papel do profissional de saúde auxiliar que seu paciente seja capaz de enfrentar a situação gerenciando suas emoções. Nesse caso, faz-se ainda mais relevante a oportunidade de se resolver o conflito por meio da escuta empática e da comunicação respeitosa e igualitária.

O papel de quem atende o paciente em consulta não é o mesmo de quem o atende em mediação. Quem o recebe em mediação (formal) mantém-se a todo o momento imparcial. Busca ouvir os demais envolvidos na situação e com eles trabalha da mesma forma. Isso não se confunde com o papel de um profissional de saúde que, muitas vezes, é parcial, pois mantém relação prévia e de confiança com seu paciente.

Métodos de solução de conflitos

Com frequência, o paciente solicita ajuda do profissional de saúde para resolver um conflito. Infelizmente, em muitos casos, seja em razão do volume de trabalho ou pela falta de preparo, o auxílio dado se limita a respostas que incentivam o litígio e terceirizam a decisão.

Muitos conflitos familiares são submetidos diariamente ao Poder Judiciário pela falta de conhecimento acerca da existência da mediação de conflitos (e de outros métodos) como metodologia adequada de resolução de demandas dessa natureza.

A terceirização das decisões é cultural e muito presente em nossa sociedade. Em razão disto, quando diante de um conflito, é comum que as pessoas optem por ingressar com um litígio judicial, por meio do qual um terceiro – o juiz – tomará as decisões necessárias para resolver um impasse.

Mas essa não precisa ser a única alternativa em vista, uma vez que, atualmente, o Brasil tem diversos métodos de resolução de conflitos. Esses métodos podem ser heterocompositivos, tal qual o processo judicial, no qual um terceiro decide, ou autocompositivos, como acontece na conciliação e na mediação, que veremos a seguir, nas quais a construção da decisão se dá pelas partes.

Para entendermos melhor as possibilidades de métodos autocompositivos – consensuais – de solução de conflitos, precisamos diferenciar conciliação e mediação. Esses formatos são bastante confundidos por sua semelhança, mas suas diferenças são importantes.

A conciliação e a mediação têm como pressuposto a solução pelo consenso. Em ambas há um terceiro a quem se confia o papel de facilitar um acordo de forma imparcial, que atua buscando criar um ambiente de entendimento entre as partes envolvidas em um conflito.

Na conciliação, contudo, o terceiro – no papel de conciliador – deve estimular a autonomia das partes, mas pode sugerir opções de solução (BARBOSA E SILVA, 2013 p. 185). Na mediação isso não acontece.

O foco do mediador é primordialmente nas técnicas de comunicação e de negociação. Com isso, ele garante a estrutura para que acordos ocorram, mas sem sugerir soluções.

O conceito de mediação pode ser encontrado no art. 1º, parágrafo único, da Lei 13.140/15: "considera-se mediação a atividade técnica exercida por terceiro imparcial sem poder decisório, que, escolhido ou aceito pelas partes, as auxilia e estimula a identificar ou desenvolver soluções consensuais para a controvérsia" (BRASIL, 2015).

A mediação de conflitos surge como um método adequado de resolver diversos conflitos, inclusive os familiares. Por ser um método breve, que visa solucionar um conflito de forma consensual e autônoma, essa prática minimiza os danos emocionais, poupa recursos financeiros, evita a exposição das pessoas em um processo judicial e cuida do sistema familiar como um todo.

O mediador é um profissional capacitado que vai facilitar o diálogo entre os envolvidos para que eles construam as melhores decisões para o seu caso. Diferente do conciliador, como já mencionado, o mediador não pode oferecer sugestões, pois podem soar como parciais, caso apoiem a narrativa de uma das partes (e não da outra). Por isso, todo tipo de conselho ou sugestão merece cuidado.

A atividade do profissional de saúde, quando busca encontrar os pontos de vista dos seus pacientes ou do seu paciente e sua família, não é a de conciliação ou mediação formal, mas uma atividade que comunga dos mesmos ideais: colaboração, solução e paz. Por isso, conhecer técnicas pode contribuir positivamente.

CENÁRIO DE INTERVENÇÃO

Há diversas situações passíveis de ser contextos de conflito com as quais o profissional de saúde pode se deparar, especialmente familiares. Tradicionalmente, o desfazimento dos vínculos amorosos é motivo de conflito, assim como os ajustes em relação aos cuidados com os filhos. Definir questões que envolvem moradia, convivência e suporte financeiro pode ser um momento especialmente conflituoso.

O envelhecimento, igualmente, pode ser um processo duro. Assim, a gestão do cuidado de idosos, inventário e partilha podem ser problemáticos. Além disso, os próprios aspectos ligados à saúde podem gerar problemas: com os cuidadores, com os responsáveis financeiros, entre outras possibilidades.

IDENTIFICAR O PROBLEMA

O conflito nasce quando as pessoas têm interesses ou ideias divergentes e passam de uma relação estabilizada a uma polarizada. O primeiro passo para a resolução é que seu paciente reconheça a existência do conflito, ou seja, reconheça que existe uma discrepância de interesses e que esse desentendimento está impactando sua vida e seu relacionamento familiar.

A existência do conflito, por si só, não é considerada como algo negativo ou positivo. A forma como cada ser humano (um ser próprio, com suas características, sua individualidade e interesses distintos) vai lidar com ele, quanto tempo irá durar e como será resolvido são o que contribui para que ele seja definido como algo bom ou ruim.

Para Serpa (2017, p.18), "em todos os níveis, psicológico, sociológico ou judicial, o conflito é apontado e tratado como algo indesejável e comumente afastado da seara pessoal ou grupal a qualquer preço".

Analisando a capacidade pessoal para lidar com conflitos

A mediação no contexto da APS deve acontecer dentro dos limites administrativos, legais e institucionais. Por isso, ao se deparar com uma situação difícil, analise se você pode, naquele caso, propor o encontro com o objetivo de trabalhar o problema e buscar um acordo. É importante também que as pessoas presentes tenham a possibilidade de tomar decisões.

Você precisa se preocupar com outra pessoa: você. Conflitos podem ser extremamente mobilizadores do ponto de vista emocional, portanto é de suma importância que você analise a sua capacidade pessoal de lidar com a situação trazida pelo paciente de forma profissional. Lembre-se, não é seu papel agir em nome do seu paciente, mas informá-lo e apoiá-lo para que ele possa tomar suas decisões e garantir seus direitos.

DISSECAR O PROBLEMA E DOMINAR A SITUAÇÃO

A ausência de clareza e autenticidade na comunicação é um elemento que faz nascer conflitos diariamente, nem sempre de forma consciente (MARO-DIN, 2016, p.144). A forma como os envolvidos escolhem se expressar diante de uma situação difícil muitas vezes é agravante de todo o contexto.

Por isso, você, como pessoa distanciada emocionalmente da situação, pode ajudá-los. Perceba que muitos pedidos das pessoas em controvérsia escondem o que elas realmente esperam, querem ou precisam.

A expressão objetiva e transparente é algo a ser conquistado nesse momento e não somente algo dado às pessoas. Sendo assim, foque em compreender o que de fato os envolvidos na situação querem e precisam e não somente no que são capazes de expressar quando permeados por seus sentimentos.

POSSIBILIDADES

Mesmo que não seja um mediador profissional, ao auxiliar o paciente na busca pela resolução de um conflito, você pode lançar mão de algumas ferramentas do método. Um dos recursos mais importantes para essa atuação é a escuta ativa.

Ao atender o paciente, você deve expressar uma escuta atenta, que demonstre interesse pelo que está sendo dito e que estimula, por meio das linguagens verbal e não verbal, que o interlocutor amplie sua narrativa. A seguir, mostramos algumas preocupações e ferramentas que podem auxiliar nessa tarefa.

Utilizar resumos mutualizadores

O resumo é uma oportunidade de checar com o paciente se o seu entendimento sobre o que ele falou está correto. Quando você estiver atendendo mais de uma pessoa ao mesmo tempo, é importante que o seu resumo seja mutualizador, ou seja, que una as diferentes perspectivas apresentadas. Esse é também um momento em que as pessoas em conflito poderão escutar, de uma forma diferente, os interesses e necessidades do outro e descobrir o que existe em comum. O resumo cria uma conexão entre os relatos das pessoas em conflito que, ao compartilharem experiências e valores, podem entender o ponto de vista do outro.

É importante, ainda, que o resumo seja definido com conotação positiva, de forma que o paciente redefina sua percepção sobre os fatos que narrou. Focar nos pontos negativos irá contribuir para a espiral do conflito.

Evitar a escalada do conflito

Os conflitos, ao serem externalizados, podem ingressar em uma cadeia de ação e reação em que, em geral, a reação é mais intensa que a ação original, dando início à chamada escalada do conflito. Esse formato se aproxima de uma espiral, sendo chamado também dessa forma.

Sua atuação precoce diante de um conflito é importante para evitar que este escale e aumente. As perguntas são ferramentas essenciais nesse trabalho de compreender o conflito e auxiliar na resolução. Como a escalada é a reação impulsiva, perguntar e gerar reflexão oportuniza que os envolvidos reflitam e, assim, saiam do "pico de raiva", acalmando-se. Você pode encontrar no capítulo "A importância de perguntar de forma eficaz" alguns recursos para lhe apoiar nesse momento.

Buscar valores comuns

Quando as pessoas estão em situações conflituosas, frequentemente pensam que não existe qualquer conexão entre o que desejam e o que a outra pessoa deseja. Ao mediar a situação, é importante que você identifique os valores comuns entre eles, de forma que possam criar uma aproximação, apesar das perspectivas diferentes.

CRIAR UM PLANO DE AÇÃO

Se precisar, encaminhar para outro profissional

Mesmo que você tenha desenvolvido competências técnicas e incorporado as ferramentas da mediação no seu atendimento, por vezes será necessário direcionar o(s) paciente(s) para atendimento de um mediador profissional.

Alguns casos apresentam uma dificuldade maior na negociação entre as pessoas e o diálogo atinge um nível de ruptura que dificulta a escuta. Nesses casos, recomenda-se encaminhar para um mediador profissional, que tem formação no método e capacitação para facilitar a comunicação entre os envolvidos.

Quando enviar para a mediação

A mediação familiar se mostra de vital relevância para o estabelecimento do diálogo e da construção de relações que trabalhem o conflito de forma pacífica, além de desenvolver competências emocionais, sociais e de comunicação.

Os casos de dificuldades comunicacionais devem ser encaminhados para a mediação sempre que não houver violação de direitos humanos e houver vontade das partes de encontrarem uma solução dialogada. Muitas pessoas acreditam que, quando o canal de comunicação entre as pessoas está gravemente rompido, não podem ser encaminhadas para esse serviço, mas isso é um equívoco. Os mediadores profissionais têm ferramentas específicas para lidar com esse tipo de situação.

Para onde enviar

A mediação tem se difundido como método de solução de conflitos e, assim, a busca pelo serviço se torna mais fácil. Atualmente, você encontra a mediação nos seguintes formatos:

- Mediadores autônomos ou câmaras privadas de mediação: realizam o serviço em um espaço particular e são facilmente encontrados nos sites de busca da internet.
- Defensoria Pública: algumas cidades já contam com esse serviço na Defensoria Pública, mas ainda é necessário consultar a disponibilidade.
- Poder Judiciário: por ser uma política pública, o judiciário conta com um serviço de mediação dentro de inúmeros fóruns.

ACOMPANHAR A EXECUÇÃO

Em uma época em que as habilidades humanas se destacam cada vez mais como diferencial, mostra-se extremamente significativo que o profissional da saúde mental no atendimento realizado na APS, além de atuar em uma situação de conflito, fomente na comunidade as mais diversas formas de se relacionarem, de modo a valorizar o diálogo e a autonomia na resolução dos conflitos. Não basta ajudar na solução dos conflitos pontuais, é preciso incentivar que as relações familiares sejam pautadas pela cultura de diálogo.

Quando encerrar uma consulta na qual houve um conflito aberto, é importante que haja seguimento com as pessoas. Nesse caso, marque uma nova reunião (ou consulta), individual ou conjunta, a depender de como se encerrou o momento.

Usar as ferramentas ou o procedimento de mediação tem o propósito de manter a comunicação e os vínculos afetivos entre os familiares, sendo utilizadas principalmente onde há forte carga emocional. Usar o diálogo como forma de solucionar um conflito mostra a capacidade de vê-lo como uma oportunidade de crescimento pessoal e relacional para os envolvidos.

DICAS

- Veja o capítulo "Comunicação eficiente nos cuidados da atenção primária" para mais dicas de como se comunicar de forma assertiva com o paciente.
- Sempre que identificar que o conflito está demasiadamente acentuado, faça uma pausa na reunião, evitando que as pessoas sejam agressivas umas com as outras.
- Fazer algumas combinações iniciais pode ajudar a minimizar o clima hostil das reuniões. Portanto, quando já souber que será assim, comece o atendimento estabelecendo algumas regras de funcionamento desse ambiente.

CUIDADOS ESPECIAIS NA COMUNICAÇÃO REMOTA

Na comunicação remota, é importante ter um cuidado (ainda maior) com a eventual percepção de parcialidade dos envolvidos, pois isso pode gerar uma ruptura de vínculo tão grande que não é possível recuperá-lo.

Reuniões difíceis também são difíceis no formato *on-line*, pois estão todos sujeitos ao encerramento, a qualquer tempo, com um pequeno "X".

REFERÊNCIAS

1. ALMEIDA T. Caixa de ferramentas em mediação: aportes práticos e teóricos. São Paulo: Dash; 2013.
2. ALMEIDA T. Mediação de conflitos: para iniciantes, praticantes e docentes. Salvador: JusPodivm; 2016.
3. BARBOSA E SILVA E. Conciliação judicial. Brasília: Gazeta jurídica; 2013.
4. BRASIL. Lei n.13.140, de 26 de junho de 2015. Dispõe sobre a mediação entre particulares como meio de solução de controvérsias e sobre a autocomposição de conflitos no âmbito da administração pública. Diário Oficial da República Federativa do Brasil, Brasília – DF, 29 jun 2015. Disponível em: http://www.planalto.gov.br/ccivil_03/_ato2015-2018/2015/lei/l13140.htm. Acesso em: 15 jul. 2021.
5. BREITMAN S, PORTO AC. Mediação familiar: uma intervenção em busca da paz. Porto Alegre: Criação Humana; 2001.
6. CAMERON NJ. Práticas Colaborativas: aprofundando o diálogo. São Paulo: Instituto Brasileiro de Práticas Colaborativas; 2019.
7. GLASL F. Auto-ajuda em conflitos: uma metodologia para reconhecimento e solução de conflitos em organizações. 3.ed. São Paulo: Antroposófica; 2006.
8. MARODIN M. Teoria da comunicação humana e mediação de conflitos. In: MARODIN M, MOLINARI F (orgs.). Mediação de conflitos: paradigmas contemporâneos e fundamentos para a prática. Porto Alegre: Imprensa Livre, 2016.
9. SERPA MN. Mediação uma solução judiciosa para conflitos. Belo Horizonte: Del Rey; 2017.
10. VASCONCELOS CE. Mediação de conflitos e práticas restaurativas. Rio de Janeiro: Forense; São Paulo: Método; 2020.

18
Conflitos intergeracionais

"O que parece o auge do absurdo numa geração, muitas vezes torna-se o auge da sensatez na seguinte".
Adlai Stevenson

 Ao final deste capítulo você deverá:

- Conhecer o que são conflitos intergeracionais.
- Compreender por que é importante compreender os conflitos entre gerações na família.
- Saber como agir diante de situações difíceis entre familiares de diferentes gerações.

INTRODUÇÃO

Se você ainda não atendeu uma pessoa que apresente a queixa de não ser entendida por (ou não entender) alguém de uma idade diferente, esse dia com certeza chegará.

A relação com diferentes gerações começa na família, com o convívio entre pais, filhos e avós. Os conflitos intergeracionais acontecem entre pessoas que pertencem a gerações diferentes e, por isso, possuem diferenças de cultura, de pensamento, de hábitos, entre outras. No ciclo natural, o esperado é que uma geração dê lugar a outra em sequência e, conforme Kanaane (2017, p.149) ressalta, isso vem acontecendo cada vez mais cedo:

> "Antigamente, uma geração era definida a cada 25 anos, porém, nos dias atuais, já não se espera mais um quarto de século para se instaurar uma nova classe genealógica. Atualmente, os especialistas apontam que uma nova geração surge a cada 10 anos apenas."

A tendência à longevidade é uma realidade no país. O Instituto Brasileiro de Geografia e Estatística (IBGE) registrou um aumento de 4,8 milhões de idosos de 2012 a 2018. O maior número de gerações de uma família convivendo entre si traz um maior espaço de conflitos. Em muitas casas, a dificuldade econômica faz com que mais de uma geração das famílias precise morar junta. São filhos que se separam e voltam para a casa dos pais; filhos que saem mais tarde da casa dos pais; pais idosos que passam a morar junto com os filhos e netos, etc.

Alguns hábitos e valores passam de geração em geração e outros são transformados pelas novas gerações. Esse convívio promove, além de cooperação e integração de gerações, alguns conflitos de convivência e de valores que serão relatados para você nas consultas.

Outra realidade são as gerações que convivem pouco entre si, que moram em casas diferentes, muitas vezes em cidades diferentes e, com a globalização, cada vez mais, também países diferentes. Nesses casos, conforme destacam França et al. (2010, p.523), "são reduzidas as trocas afetivas, a transmissão dos valores morais e éticos, e mesmo a passagem de cultura e do patrimônio, tão importantes para a formação de valores e das atitudes de um adulto".

Todas as gerações têm algo a ensinar e algo a aprender. Nesse sentido, Côrte e Ferrigno (2018, p.1527) destacam que "como os velhos podem ser aprendizes da vida até seus últimos dias, também eles têm muito a ensinar, principalmente aos jovens".

Muitos desentendimentos familiares são levados à consulta e percebidos como frustrações que afetam os laços afetivos. É bastante comum que seus pacientes relatem o medo de ficarem sós e a angústia de não se sentirem aceitos e compreendidos.

O convívio com diferentes gerações e o entendimento de suas peculiaridades auxilia na abordagem realizada pelo profissional de Atenção Primária à Saúde (APS), que deve ser adaptada às necessidades de quem estiver sendo atendido e dos sistemas que integra.

CONCEITOS FUNDAMENTAIS

Geração *Baby Boomer*

São as crianças nascidas entre 1945 e 1964, pós-Segunda Guerra Mundial. É uma geração que valoriza a família, a busca por estabilidade financeira e por adquirir propriedades. Uma característica importante dessa geração, para Kanaane (2017, p.155), é ter sido "educada para ser competente na vida, cordial e respeitar hierarquias e os outros, principalmente a família. Essa postura autoritária, adotada pelos seus pais, culminaria em rebeldia mais tarde". Muitos jovens se engajaram em movimentos sociais e buscavam a igualdade.

Geração X

As pessoas que fazem parte dessa geração são aquelas nascidas entre 1965 e 1978. Seus membros são os "filhos dos *baby-boomers*", buscam atingir seus objetivos pessoais e organizacionais e se adaptam bem às mudanças, sendo capazes de trabalhar tanto em grupo como de forma individual. Se relacionarmos essa geração com a história do Brasil, podemos perceber que ela vivenciou um grave período econômico – juros e inflação altíssimos –, o que explica em parte o foco em aumentar a sua capacidade econômica. Durante essa geração houve a concretização da possibilidade de divórcio e, em razão disso, se ampliou a possibilidade de dinâmicas familiares.

Geração Y

Essa geração, que é dos nascidos na década de 1980, se caracteriza pelo avanço da tecnologia e da globalização. Isso impacta também na sua capacidade de trabalho, "são conhecidos por serem multitarefas, isto é, conseguem fazer várias coisas ao mesmo tempo, como falar no telefone, entrar em sites de relacionamento, enviar mensagens e até mesmo ouvir músicas" (KANAANE, 2017, p.163). Não gostam de tarefas repetitivas, são mais imediatistas e comunicativos.

Geração Z

Essa geração tem uma delimitação mais imprecisa que as demais. Normalmente considerada a partir de 1990 e indo até meados de 2010. Foram profundamente influenciados pela internet. O pensamento complexo e ágil que caracteriza a tecnologia se reproduz também nas pessoas. Da mesma forma, tendem a afastar-se fisicamente das pessoas, sendo muitas vezes considerados "silenciosos", por estarem sempre de fones de ouvido. São críticos e dinâmicos, buscando sempre flexibilidade.

Geração Alpha

A geração Alpha é a mais recente e ainda há poucos estudos profundamente realizados sobre ela. Acredita-se que essa seja a geração mais influenciada pela tecnologia, redes sociais e digitalização.

CENÁRIO DE INTERVENÇÃO

Cada vez mais podemos observar as gerações separadas. O universo infantil é separado do adolescente, que se separa do adulto, que se separa do idoso e isso gera um distanciamento cada vez maior entre essas pessoas, que poderiam estar compartilhando afeto, experiências, espaços.

Se antes os avós ficavam com os netos para os pais trabalharem, hoje eles ainda estão no mercado de trabalho, por exemplo. Ingressar na escola/creche cedo faz com que as crianças convivam cada vez mais com seus pares e cada vez menos com outras gerações.

Ferrigno (2006, p.67) destaca que:

"A compartimentalização de espaços sociais para as diversas gerações no mundo moderno é real, mas dificilmente nos chama a atenção, já que frequentemente somos tentados a considerar tal fenômeno como algo esperado, natural, inevitável e até, por diversas razões morais e pedagógicas, adequado."

Essa falta de convivência tem várias consequências, dentre elas a intolerância com o diferente e a falta de compreensão dos processos de envelhecimento. A convivência faz parte do processo de aprendizagem e precisa ser valorizada como tal.

As trocas afetivas na família constroem relações que serão a base do treinamento social que orientará a individuação, o pertencimento, a autonomia e a independência.

IDENTIFICAR O PROBLEMA

Da mesma forma que a interação entre as gerações é uma oportunidade de trocar conhecimento, ela é também fonte de conflitos. E eles acontecem dentro da família, no ambiente de trabalho e nos demais espaços sociais.

Em um contexto de imersão na tecnologia, esses espaços não são mais somente físicos, mas também espaços de comunicação e de convivência digitais. Isso vale para pessoas que se agrupam pelas suas relações familiares, mas também pelos seus interesses. Borges e Rocha-Coutinho (2008, p.45), apontam que:

"No contexto contemporâneo, os grandes avanços tecnológicos vêm favorecendo uma maior integração entre as culturas, o que acarreta uma intensa troca de influências, que acaba por se repercutir na vida social, tornando-a mais diversificada e levando-a a transformar seus padrões de sociabilidade".

A oportunidade de diversificação não é, porém, certeza de uma vida mais diversa. Observa-se, muitas vezes, que apesar da possibilidade desse convívio a partir dos meios digitais, as pessoas se isolam. Vê-se o fenômeno da solidão compartilhada. É necessário esforço ativo para que esse espaço de convivência seja transformado em um espaço de aprendizado. E os benefícios são inúmeros, como aponta Celebrone (2020, p.25):

"Configura-se um contraste intergeracional profundo quando avós e netos trocam experiência e estilos de vida, e tal contraste, se manejado dentro dos vínculos, pode ser bastante positivo. São exemplos disso: estilos musicais, roupas, piercings, tatuagens, modelos de relacionamento afetivos ("ficar, "pegar"), entre outros. A diminuição de preconceitos é algo que ocorre em encontros intergeracionais. Ao estarem próximos um ao outro, jovens ressignificam os conceitos que tinham sobre o envelhecimento e os idosos se tornam mais flexíveis em relação aos valores e costumes de uma época.

Encontros intergeracionais aproximam as gerações e estreitam os vínculos emocionais e afetivos. A transmissão intergeracional oportuniza o resgate de memórias, a valorização de histórias, o diálogo e a cooperação entre as gerações e os erros e acertos da vida do Idoso são preenchidos de significados, quando ensinam as gerações que sucedem".

DISSECAR O PROBLEMA E DOMINAR A SITUAÇÃO

A Sra. Mônica, 62 anos, casada, mãe de Clarice e Rossana, moradora do beco da paz é participante do grupo de mulheres. Em uma das reuniões, solicitou que o grupo discutisse relações familiares.

A conversa começou com o questionamento de Mônica sobre como as outras mulheres do grupo lidam com a liberdade das filhas adultas e com a presença dos genros na casa nos finais de semana. Refere que suas filhas são muito obedientes, estudiosas e não lhe dão trabalho, mas ambas tem namorado. Clarice tem 22 anos, namora o Pedro há 1 ano, e Rossana tem 19 anos e namora Beto há 5 meses. As meninas terminaram o ensino médio (cursaram à noite) e trabalham no shopping de dia.

Clarice e Rossana levaram os namorados para dormirem em casa e o pai (Paulo) nunca se opôs. A família começou a ter conflitos quando recebeu D. Sônia (avó paterna), que criticou tanto o filho quanto a nora por não terem "pulso" com as meninas, e disse que se o avô fosse vivo morreria de vergonha dessa situação. Lembrou o filho de que ele não foi criado assim e que na igreja ninguém poderia saber que elas estavam tendo esse tipo de vida.

As netas ficaram muito chateadas e Clarice a enfrentou perguntando se esse era o único valor que esperavam delas. Mônica pediu que parassem com aquela briga, lembrou que a casa era dela e de Paulo e que quem decidia eram eles. D. Sônia chamou Paulo para uma conversa: "o que está acontecendo? Tu tá perdendo o pulso na tua casa, as meninas fazem o que querem e a Mônica não diz não. Acho que tá na hora de ir embora, eu não posso concordar com esse tipo de coisa!".

Quando a avó foi embora, o casal teve uma discussão sobre as filhas e combinaram que a Mônica falaria com elas.

POSSIBILIDADES

É difícil traçar um perfil único dos conflitos intergeracionais. Eles podem ser com a família, com chefes e funcionários, com amigos, com desconhecidos, por isso, a sua forma de atuação tem de levar em conta o contexto em que as pessoas estão inseridas.

Partindo do princípio de que os conflitos entre diferentes gerações são multifacetados, podemos pensar nas seguintes possibilidades de intervenções para o caso relatado:

- Abordagem: discutir com o casal o que consideram adequado para as filhas, como farão e se vão combinar como proceder em algumas situações.
- Psicoterapia: colocar os pais em atendimento para aprenderem a lidar com os sentimentos e a lidar com a avó.
- Terapia de família: trabalhar com o casal as decisões, a cultura familiar, os limites com a avó. Marcar consulta com o casal e as filhas para conversarem sobre a situação com a avó.
- Mediação de conflitos: fazer uma reunião das filhas com a avó e os pais para conversarem sobre como podem achar uma situação que contemple as necessidades de todos
- Abordada em um capítulo próprio neste livro, a mediação tem como objetivo restaurar o canal de comunicação entre as pessoas. Nesse método, os envolvidos são auxiliados a entenderem as perspectivas do outro e, juntos, constroem soluções para o problema que estão vivendo. Nesse caso, você pode usar as ferramentas da mediação indicadas no capítulo ou encaminhar seu(s) paciente(s) para mediadores profissionais.

CRIAR UM PLANO DE AÇÃO E TOMAR DECISÕES

É preocupante o cenário de distanciamento físico e afetivo entre as gerações e, como profissional da APS, você deve adotar medidas que visam aproximá-

-los, incentivando as trocas de experiências e as conversas como forma de estabelecer vínculos.

O convívio entre as gerações precisa ser permeado de diálogo para torná-lo mais leve e com menos distanciamento e julgamentos sobre os hábitos, valores e regras de cada geração. É preciso colocar foco na comunicação e transpor as barreiras que existem entre as gerações.

Promover atividades que permitam a aproximação das gerações também é importante. O relacionamento humano não pode se limitar somente ao convívio com seus pares. A aprendizagem não acontece somente nas escolas, ela se dá na troca, no convívio com o outro. Esse contato diminui as distâncias e os "pré-conceitos" de uma geração com a outra.

As famílias foram acompanhando as mudanças que o mundo sofreu. Os conflitos geracionais estão mais explícitos, porque novas formas de viver se tornaram necessárias durante essa transformação, contrapondo modelos rígidos e trazendo à tona as divergências. Assim, a discriminação sexual, as questões de gênero, o racismo e outros temas, que antes eram tomados como segredos na sociedade, passaram a ser motivo de aproximação/identificação ou verdadeiros cabos de guerra, unindo ou afastando as pessoas. Por outro lado, esse é o grande campo de atuação da atenção primária à saúde, em que as pessoas precisam de apoio às suas fragilidades, vulnerabilidades, acolhimento às suas angústias, reconhecimento de seus sofrimentos, esclarecimento de suas dúvidas, orientação às suas inseguranças, aconselhamento, mediação aos seus conflitos e aproximação ao que entendemos ser a saúde mental.

REFERÊNCIAS

1. BORGES CC, ROCHA-COUTINHO ML. Família e relações intergeracionais no brasil hoje: novas configurações, crises, conflitos e ambiguidades. In: GOMES IC. Família: Diagnóstico e abordagens terapêuticas. Rio de Janeiro: Guanabara Koogan; 2008.
2. CELEBRONE RC. Psicogerontologia. Curitiba: Contentus; 2020.
3. CÔRTE B, FERRIGNO JC. Programas intergeracionais: estímulo à integração do idoso às demais gerações. In: FREITAS EV. Tratado de geriatria e gerontologia. Rio de Janeiro: Guanabara Koogan; 2018.
4. FERRIGNO JC. A co-educação entre gerações; 2006. Disponível em: http://citrus.uspnet.usp.br/eef/uploads/arquivo/19_Anais_p67.pdf. Acesso em: 22 jul.2021.
5. FRANÇA LHFP, SILVA AMTB, BARRETO MSL. Programas intergeracionais: quão relevantes eles podem ser para a sociedade brasileira? 2010. Disponível em: https://www.scielo.br/j/rbgg/a/55DRHDsYnS4CQ3SNKrLkYvQ/?format=pdf&lang=pt. Acesso em: 22 jul. 2021.
6. BRASIL. Instituto Brasileiro de Geografia e Estatística (IBGE). PNAD Contínua - Pesquisa Nacional por Amostra de Domicílios Contínua. Disponível em: https://www.ibge.gov.br/estatisticas/sociais/trabalho/17270-pnad-continua.html?=&t=o-que-e. Acesso em: 16 jul. 2021.
7. KANAANE R. Comportamento humano nas organizações: o desafio dos líderes no relacionamento intergeracional. São Paulo: Atlas; 2017.

19
A família no processo de divórcio

Fala-se muito sobre o processo de divórcio como um fato cada vez mais comum. Mesmo assim, ele está repleto de preconceitos, mitos e informações equivocadas. Quais você ainda reproduz?

 Ao final deste capítulo você deverá:

- Saber os principais efeitos do divórcio na família.
- Conhecer as informações jurídicas fundamentais para não gerar desinformação.
- Distinguir as diferentes formas de dissolver o vínculo conjugal.
- Entender como auxiliar um paciente que esteja passando por um divórcio.

INTRODUÇÃO

O casamento mudou muito ao longo dos anos e a história do divórcio no Brasil, que começou a ser escrita legalmente em 1977, também reflete essas mudanças.

Apesar de ser um fenômeno bastante comum atualmente, antes da lei, esse era um assunto velado e evitado na sociedade. O divórcio é o término da sociedade conjugal e coloca fim ao casamento válido, não modificando os deveres em relação aos filhos, caso existam. As modificações legislativas dispensam a necessidade de que o casal espere um tempo mínimo de união para dissolvê-la, ou seja, qualquer dos cônjuges pode dar início ao pedido de divórcio no minuto seguinte ao casamento.

Quando se fala em divórcio, trata-se essencialmente de relações humanas em toda a sua complexidade, pois relaciona-se com o processo de fim do amor e de uma relação inevitavelmente cheia de projeções de futuros que não se realizarão. Esse não é um evento simples e tampouco acontece por um único elemento. Normalmente ele compreende um longo caminho de atitudes, sentimentos e escolhas. É preciso que o profissional de saúde o entenda como um evento multifatorial que pode acontecer no ciclo vital da família, tranquilizando o paciente de que suas reações são naturais.

Na literatura, frequentemente o divórcio é considerado uma das transições mais difíceis da vida, sendo comparado, inclusive, ao luto por morte, na medida em que o divórcio se traduziria como a morte do relacionamento. O número crescente de divórcios não os despe do sofrimento dos envolvidos. Nas palavras de Rufo (2007, p.85):

> "Para os adultos, o divórcio se tornou algo trivial. Não quer dizer que ele não seja doloroso, mas que passou a estar integrado como uma eventualidade da vida de casal. Ainda que se sonhe com um amor para todo o sempre, na realidade sabemos que o casamento não é mais uma garantia de eternidade compartilhada."

Muitas vezes, essas dores aparecem em primeiro lugar para os profissionais da atenção primária, sob a forma de queixas físicas. Ao examinar o paciente e analisar o contexto, muitas vezes ele relata a intenção de divorciar-se, até mesmo antes de compartilhar com o outro cônjuge. Por isso, ao longo deste capítulo vamos analisar esse instituto (o divórcio) com novos olhares, inclusive sob a ótica jurídica, para que você tenha informações mínimas e necessárias para passar ao seu paciente.

Por ser um fenômeno multifatorial, sempre que for possível, o ideal é incentivar o paciente a ter um atendimento multidisciplinar e, preferencialmente, não adversarial. Se o casal não consegue conversar sobre o divórcio, não raras vezes, ele vai parar no judiciário, causando mais sofrimento para o casal que decide não mais seguir a vida juntos. Ver o outro como inimigo não ajudará a dor a passar.

Muitas crenças existentes sobre o divórcio não são reais, muitas coisas mudaram ao longo dos anos e informações equivocadas geram mais frustração e dificuldades de lidar com esse momento já tão tortuoso.

Observar o momento do ciclo de vida que a família está vivendo é um pressuposto para antecipar possíveis reações e aumentar o nível de empatia com o paciente. O número de divórcios aumenta no primeiro ano de casamento, na chegada do primeiro filho e na saída dos filhos de casa. Sendo esse momento tão sensível, a realização de um acolhimento adequado do paciente que está mais fragilizado é fundamental para minimizar seu sofrimento. Se uma pessoa sente culpa ou medo do divórcio, isso vai impactar nos outros familiares também. O atendimento de saúde deve colocar a família no centro do processo.

CONCEITOS FUNDAMENTAIS

O divórcio rompe com o vínculo conjugal reconhecido por lei. Juridicamente tem diversas consequências, tais como o fim do regime de bens e dos deveres de coabitação, fidelidade e assistência mútua estabelecidos pela lei.

CENÁRIO DE INTERVENÇÃO

Em 2018, segundo dados do Instituto Brasileiro de Geografia e Estatística (IBGE), foram registrados 385.246 divórcios no país. Um aumento de 3,2% em relação ao ano anterior. A maioria das famílias (46,6%) é composta de filhos menores de idade; 27,8% eram casais sem filhos; em 17,3% dos casos os filhos já eram maiores de idade e em 7,8%, havia filhos menores e maiores de idade.

Como se vê, esse é um fenômeno extremamente presente nas famílias hoje em dia. Por isso, o profissional de saúde não pode fechar os olhos aos desequilíbrios que isso pode gerar em seus pacientes. Essa é uma situação que exige protagonismo e corresponsabilização, características que dificilmente as pessoas conseguem desenvolver sozinhas em um momento de tanta instabilidade.

Da mesma forma que as pessoas são capazes de escolher se casar, elas têm a capacidade de se divorciar de forma respeitosa e digna. O que acontece, muitas vezes, é que precisam de ajuda para ultrapassar esse momento de dor e pensar com clareza.

A tristeza que acompanha o fim da união é natural e, mesmo que ela pareça não ter fim, é um processo de luto que tem começo, meio e final. O profissional de saúde age como essa "ponte para o futuro", que ajuda o paciente a imaginar-se onde gostaria de estar no futuro e o auxilia a escolher um percurso que o leve para lá, ao invés de o encaminhar para caminhos que reforçam o rompimento dos laços.

IDENTIFICAR O PROBLEMA

A família é um sistema e, como tal, possui um estado de homeostase (estabilidade). O divórcio, como um fenômeno que traz muitas mudanças, desestabiliza esse estado e afeta todos os seus elementos, isto é, os membros da família.

Durante o processo de divórcio, a maioria das pessoas vive uma gama de sentimentos e, mesmo assim, precisa tomar uma série de decisões a respeito do seu futuro (e, às vezes, do futuro dos filhos também). O fim de um casamento, por si só, gera sentimentos de tristeza e mágoa, mas a pessoa pode escolher as formas como isso irá acontecer. Algumas despertam as piores versões de uma pessoa, outras dão luz ao que importa e ao processo individual de cada um. O

170 Saúde mental na atenção primária

processo de tomada de decisão pode ser bastante difícil e afetar a saúde física e emocional do paciente.

Como esse evento é sistêmico e afeta a toda comunidade que envolve a pessoa, compreender os estágios do luto pelo fim do casamento e a fase do ciclo de vida que o seu paciente está é muito importante e irá auxiliar no seu atendimento. Normalizar os sentimentos e ajudar o paciente a entender o processo o auxilia a atravessar, de maneira construtiva, as mudanças que irão acontecer.

DISSECAR O PROBLEMA E DOMINAR A SITUAÇÃO

Um obstáculo durante esse período é a desinformação e a existência de falsas crenças que envolvem o divórcio. Já referimos a inexistência de prazo mínimo para o pedido de divórcio e, antes de ingressar nas fases do divórcio, vamos explorar sucintamente mais alguns dos obstáculos. Lembramos que isso não exclui a necessidade de as pessoas envolvidas em um divórcio procurarem informação jurídica com um profissional da área.

Ausência de culpa

Antigamente a culpa pelo fim do casamento era um tema que precisava ser abordado durante o processo de divórcio, já que o cônjuge, que era culpado, tinha uma série de consequências para si. Atualmente não se discute a culpa de forma jurídica, mas ainda é frequente que o cônjuge que recebeu a notícia do divórcio perceba o outro como o único culpado do fim.

A natureza beligerante de um processo favorece esse pensamento, mas o cônjuge que quiser colocar fim à união não precisa de consentimento para fazê-lo e nem mesmo terá qualquer penalidade por dar início ao pedido de dissolução. Nem mesmo a traição é um fator que influencia no trâmite judicial ou extrajudicial de um divórcio.

Abandono do lar

Outro conceito recorrente e temido, principalmente pelas mulheres que sofrem abusos, é o abandono do lar. Qualquer dos cônjuges pode sair de casa sem que isso afete os seus direitos. Mesmo saindo de casa a pessoa tem direito ao patrimônio, à guarda dos filhos e a qualquer outro direito e dever decorrente do casamento. Existe no ordenamento jurídico uma possibilidade de o cônjuge que ficar na casa comum requerer o usucapião, mas, para que isso aconteça, alguns requisitos são necessários: (1) não haver qualquer pedido de divórcio e/ou partilha do bem no período de 2 anos após a saída; (2) o imóvel urbano precisa ter até 250 m² (duzentos e cinquenta metros quadrados) e ser usado para sua moradia ou da família; (3) não pode ser proprietário de outro imóvel urbano ou rural.

Fases do divórcio

Sendo um importante rito de passagem na vida das pessoas e por ter múltiplos aspectos, o divórcio pode ser mais bem compreendido quando o percebemos como um processo que ocorre em etapas. Cada divórcio é único e, por isso, muitas vezes essas etapas não acontecem, necessariamente, uma após a outra de uma forma tão linear e sequencial, mas é importante que você conheça e ajude seu paciente a entender o que deve esperar desse momento de vida.

Por questões didáticas, separamos em quatro etapas: afetiva, econômica/financeira, legal e social.

Fase afetiva

Essa fase, em geral, é unilateral. Uma das pessoas percebe que algo mudou, que não sente mais o que sentia antes e, para colocar fim à insatisfação, começa a cogitar o divórcio. É aquele momento em que fica mais distante, pode começar a se afastar das atividades comuns e ter um misto de sentimentos.

O casamento é um momento de decisões conjuntas que envolvem a construção de sonhos em comum. O divórcio, porém, é uma decisão solitária e que coloca fim aos planos de felicidade compartilhada. Tomada a decisão, chega o momento de contar para o outro. Às vezes a outra pessoa já sentiu que o relacionamento não está bom e a conversa já era esperada, mas em outras vezes a pessoa é pega de surpresa com a decisão.

Quem toma a decisão começa o seu processo pessoal antes do outro e, por isso, pode estar mais à frente na elaboração emocional. O tempo de luto pelo fim do casamento varia de pessoa para pessoa, mas estima-se um período médio de 2 anos. O primeiro ano é, em geral, o pior deles por ser uma montanha russa emocional e, muitas vezes, um momento financeiro bastante conturbado. Cameron (2019, p.105) reforça que "o primeiro ano após a separação geralmente é uma época de altos e baixos para o casal – de questionamento, solidão, raiva e depressão, culpa e responsabilização, tropeços no escuro e novas formas de ver o mundo".

São muitas mudanças e, se a pessoa sabe o que esperar dessa fase, tende a passar por ela com mais tranquilidade. Se você sabe que uma tempestade se aproxima, quando ela chega você se sente mais preparado.

O divórcio não pode ser considerado como responsabilidade de só um dos cônjuges. Se o início do relacionamento só acontece por uma construção de ambos, o fim dele ocorre da mesma forma. Todos são corresponsáveis nesse processo. Mesmo em casos de traição, em que o traído sente que só o traidor tem culpa, é fundamental trabalhar a responsabilização conjunta do casal, não pelo fato em si, mas pelo contexto do relacionamento. Quando só um dos cônjuges se sente responsável pelo fim, é bastante comum que esse sentimento influencie na tomada de decisão quanto às consequências do término, como, por exemplo, deixando todos os bens para quem foi traído ou aceitando tudo que o outro exige.

Contar da decisão para a família estendida e os amigos é um momento também muito doloroso e o relato pode vir permeado de sentimentos como raiva e tristeza.

Quando perdemos o convívio com alguém em razão da morte, é natural nos permitimos filtrar a história, mantendo em nossa memória lembranças majoritariamente positivas ou menos evocativas de sentimentos que nos trazem sofrimento (são memórias "despidas de hoje"). No divórcio, porém, ocorre o contrário, nos fixamos nos sentimentos ruins como se eles fossem capazes de nos servir de muleta para os efeitos da saudade, da tristeza e do carinho do que foi vivido. Há que se ter um especial cuidado com esses sentimentos ao contar para os filhos, de forma a deixar claro que o que está terminando é a relação conjugal e não a relação parental.

Até o fim dessa fase, provavelmente, seu paciente ainda não procurou orientação jurídica de um profissional, haja vista que ainda é uma questão emocional a ser resolvida.

Fase econômica/financeira

O divórcio econômico de um casal pode gerar muita angústia em razão da diminuição de recursos dos envolvidos. Muitas vezes, somente um dos cônjuges cuida da questão financeira e no momento do divórcio é que o outro tem ciência da sua real situação econômica.

É natural que haja uma queda do padrão de vida com o divórcio, já que no casamento as contas se juntam e, por mais que só um dos cônjuges trabalhe fora, o casal só tem uma conta de luz, um aluguel, um condomínio a ser pago. Com o divórcio, essas contas dobram e o orçamento diminui.

Por melhor situação que se tenha, o divórcio sempre impacta a situação econômica de um casal. Transformar uma casa em duas sempre aumenta os custos e o padrão de vida pode mudar drasticamente, necessitando de revisão de despesas, receitas e investimentos da família. Essa reestruturação da vida financeira, absolutamente necessária para a tomada de melhores decisões, pode ser bastante desgastante. Isso pode se agravar quando existem filhos, já que será preciso relacionar os custos existentes e elaborar a forma como serão compartilhados entre os pais.

O fim do casamento coloca fim também no regime de bens e a divisão patrimonial irá considerar essa escolha feita no momento do casamento. Atualmente existem quatro regimes possíveis para o casal escolher:

- Comunhão parcial de bens: são partilhados os bens adquiridos após o casamento. Se o casal não escolher o regime, esse é o que vigora automaticamente.
- Comunhão universal de bens: todos os bens são do casal, mesmo os que a pessoa já possuía antes de se casar.
- Separação de bens: os bens são individuais, não importa se adquiridos durante o casamento. Para ser do casal, precisa estar em nome das duas pessoas. É o regime obrigatório de quem tem mais de 70 anos.
- Participação final nos aquestos: cada um tem seu patrimônio próprio e na dissolução partilha o que acresceu no patrimônio. Durante a união cada um administra o seu patrimônio como se fosse só seu e na partilha divide o que adquiriu durante a união. É um regime híbrido.

Essa análise quanto ao regime será importante na próxima etapa, já que ela é a formalização legal do divórcio.

Fase legal

Quando se trata de colocar um fim legal ao casamento, os cônjuges têm duas abordagens possíveis:

- Extrajudicial: no caminho extrajudicial, o pedido de divórcio é feito diretamente ao Tabelionato de notas, mas nesse caso alguns requisitos são necessários: (1) não haver litígio entre as pessoas; (2) não haver filhos menores ou incapazes; (3) a mulher não pode estar grávida. O casal pode contratar um ou dois advogados para representá-los e, além de mais barato, esse é um procedimento mais rápido que o judicial e tem a mesma validade da sentença dada por um juiz.
- Judicial: esse caminho pode ser trilhado de duas formas: a consensual, quando o casal tem filhos menores ou incapazes, mas não tem divergência sobre a partilha de bens e os cuidados com os filhos. Nesse caso, precisa ser judicializado em razão da menoridade ou incapacidade dos filhos e o Ministério Público opina no processo; ou de forma litigiosa, quando o casal está em conflito sobre algum dos pontos a serem decididos com o fim do vínculo. O juiz irá tomar todas as decisões necessárias. Infelizmente o sistema jurídico existente, além de não dar lugar às questões emocionais que envolvem o divórcio, ainda estimula que as pessoas se percebam como adversárias e incentiva o litígio.

Por vezes, o casal não tem consenso sobre as questões que precisam decidir, mas sabem que não desejam enfrentar um processo judicial para resolvê-las. Nesse caso, é possível usar um terceiro imparcial, um mediador de conflitos, que facilitará a comunicação e auxiliará na construção de um acordo entre o casal. Caso tenham filhos, o plano de parentalidade também será construído em conjunto pelos pais, visando o bem-estar dos filhos.

Quando as pessoas estão mergulhadas em conflito, optar pelo diálogo nem sempre é fácil, mas um terceiro devidamente capacitado para auxiliá-los na comunicação (como um mediador de conflitos) nesse momento pode ser um divisor de águas. Esse profissional atua de forma pontual, auxiliando os envolvidos naquela situação a colocarem seu foco na solução e a encontrarem pontos de convergência nas suas narrativas, ao invés de fazerem o caminho natural que fariam em casa, que é o de se afastarem a partir das suas diferenças.

Sendo possível a realização de um acordo, os trâmites que se seguem são os mesmos, ou seja, em caso de não haver gravidez, filhos menores ou incapazes, podem ir diretamente ao tabelionato de notas e, na existência destes, será levado à homologação judicial, mas ainda assim de forma mais célere e respeitando às necessidades individuais de cada família.

Enquanto o divórcio coloca fim ao par conjugal, nada coloca fim ao par parental e, nesse momento, é importante auxiliar os pais a estabelecerem um plano de parentalidade. O profissional de saúde pode ajudar nesse momento de construção das novas fronteiras. Já que a casa que era comum se transformará em duas, é necessário que os pais pensem sobre as rotinas e a construção das novas regras que serão estabelecidas em cada casa. Essa combinação de novos limites pode ser feita pelos pais, sem necessidade da interferência de um juiz, já que são eles que melhor conhecem os filhos. Vale lembrar também que ela não é imutável, já que a vida é bastante dinâmica e as combinações tendem a ir mudando conforme o crescimento e a necessidade das crianças ao longo dos anos.

O divórcio exige a configuração dos novos papéis parentais. Quem levará no médico, quem constará como responsável na escola, como será a comunicação entre os pais? O momento de tomar essas decisões pode ainda ser permeado de muitos sentimentos conjugais de raiva, mágoa ou tristeza. É preciso focar a comunicação e as decisões no interesse dos filhos, sobretudo para que eles não se sintam culpados pelo fim.

Fase social

Essa fase é o momento de reorganizar a rede social individual de cada um. Aqui estão os amigos, a rede de apoio, o sistema de saúde, vizinhos, familiares e, por ser um evento sistêmico, todos serão afetados.

Se durante o casamento a convivência com a família do outro era acordada por ambos, o divórcio traz a necessidade de novos pactos. Os filhos integram os sistemas de ambos e tudo o que passa a existir após o divórcio, incluindo os novos amigos e as novas relações amorosas. Muitas vezes, o fim não é bem administrado e as brigas do casal reverberam na família como um todo. A reorganização dos novos sistemas frequentemente exige a regulamentação da visitação da família extensa, como avós e tios, por exemplo.

Essas mudanças podem ser especialmente difíceis para as crianças, que percebem o sofrimento dos pais. Para os adultos, o divórcio é uma forma de lidar com uma insatisfação conjugal, mas para as crianças pode ser um momento de grande angústia, de medo de perder alguém ou de não serem mais amadas.

As decisões que precisam ser tomadas nesse período são de responsabilidade dos adultos, mas não podemos desconsiderar a forma como elas irão impactar na vida dos filhos. É de extrema importância que o casal separe o papel conjugal do papel parental.

Estima-se que 20 a 25% das crianças que passam pelo divórcio dos pais têm problemas emocionais ou psicológicos. Esse número sobe para 28% quando são vários divórcios. Em razão disso, é extremamente importante que o conflito, quando existir, se limite à esfera conjugal e jamais atinja a esfera parental.

Para ajudar nessa que pode ser uma difícil transição, os profissionais de saúde devem estimular que os pais cuidem de sua saúde mental e isolem os filhos do conflito. O exercício de uma parentalidade segura e o contato consistente e de qualidade com ambos os pais é uma forma de preservar os filhos nesse momento e passar para eles a certeza de que a família não acabou, ela está reestruturada.

O divórcio não interfere na autoridade parental, ambos os pais seguem tendo direitos e deveres com relação aos filhos. É preciso estabelecer novas configurações para que eles sejam exercidos de forma corresponsável.

CRIAR UM PLANO DE AÇÃO

Se um dos objetivos da atenção primária à saúde é acompanhar as famílias, o divórcio é um momento de crise na vida do qual vamos participar. Como já referido, muitas vezes o profissional de saúde é o primeiro para quem o paciente relata o desejo de desfazer seu vínculo conjugal. Desde esse momento se estabelece um vínculo de confiança para que ele possa tomar as decisões necessárias e crie um plano de ação que torne o seu desejo algo concreto.

Mesmo quando o paciente não referir antes de oficializar sua decisão, ou quando for surpreendido pela decisão do seu cônjuge, dificilmente ele deixará de comentar o fato de estar passando por um divórcio. Nesse contexto, cabe a quem o atende buscar auxiliá-lo a reforçar sua autoeficácia, isto é, a percepção que tem da sua capacidade de lidar com situações desafiadoras (BANDURA, 1994). Ao acompanhar o modo de funcionamento do paciente, as relações e vínculos existentes, será possível colaborar com a elaboração de um plano conjunto dos próximos passos que precisam ser tomados levando em conta a saúde física e mental do paciente e da família.

O profissional da atenção primária precisa conhecer a configuração da família que está atendendo e, também, as novas configurações que se darão após o divórcio. Não se pode perder de vista que, havendo filhos, há um laço parental (e não mais conjugal) que une essas pessoas no longo prazo. Por isso, deve-se ter um foco amplo, que considere todos os envolvidos na hora de auxiliar o paciente a criar o seu plano de ação, evitando que este tome atitudes apressadas e impensadas, com foco exclusivamente individual ou com base em sentimentos que pertencem ao presente, dos quais se arrependerá no futuro. O profissional de saúde funciona como alguém que auxilia o paciente a fazer sua ancoragem, analisando os aspectos práticos e efeitos futuros das suas decisões, considerando as necessidades reais, mas não alimentando a polarização e o litígio.

ACOMPANHAR A EXECUÇÃO DO PLANO DE AÇÃO

Em razão do turbilhão de sentimentos que as pessoas enfrentam nesse período, o profissional de saúde que atende essa família precisa estar especialmente atento às mudanças de comportamento do seu paciente. Ainda, é importante ter claro que cada família é diferente e conhecer os aspectos referentes à estrutura e à dinâmica daquelas relações familiares pode ser útil para compreender como ela tenderá a se comportar no longo prazo.

Como vimos, o divórcio ultrapassa a dissolução do vínculo conjugal em si e abrange uma série de outros fatores, como o comportamento que os cônjuges escolhem adotar, a sua capacidade de manejar sentimentos, as expectativas sociais e familiares, bem como todas as questões que dizem respeito às finanças e aos filhos. Todas essas variáveis podem se alterar – e rotineiramente o fazem. Sendo assim, um paciente pode apresentar reações emocionais distantes do fato da separação, uma vez que as consequências se prolongam no tempo.

CONSIDERAÇÕES

O divórcio impõe uma reconstrução pessoal de cada um dos envolvidos, seja perante os filhos, a família e a si mesmo. O atendimento primário precisa ter foco e compromisso com o sistema familiar, sendo imprescindível o preparo do profissional e a construção de intervenções condizentes com esse delicado momento.

Ao compartilhar o seu divórcio, o paciente estreita a relação com o profissional, buscando, muitas vezes, apoio, escuta e orientação. A criação de um ambiente empático traz segurança para que o paciente fale sobre o que está pensando e sentindo.

Esse momento traz muitos desafios para o paciente e a compreensão, por parte do profissional, dos impactos psicológicos e sociais gerados nos membros envolvidos é fundamental para que o atendimento os auxilie no processo de ajuste da nova fase.

DICAS

- A união estável é um fato social que faz parte da realidade brasileira. Em alguns pontos ela se parece muito com o casamento civil, mas é importante lembrar que sua dissolução não se dá pelo divórcio. Para dissolver uma união estável reconhecida em cartório os passos são parecidos com o divórcio e, caso ela não seja reconhecida, será preciso primeiro reconhecer a existência para depois dissolvê-la.
- Ao atender uma pessoa (ou uma família) passando pelo divórcio, tenha empatia, escuta ativa e demonstre interesse em entender a subjetividade que envolve esse momento.
- Quando os pais forem falar com os filhos sobre o divórcio, estimule que seja de um modo que as crianças entendam e não falem mal do outro. A relação parental continuará existindo e ambos os pais devem estar comprometidos com o bem-estar dos filhos e evitar desgastes quanto ao futuro.
- Faça uso do genograma. Essa ferramenta mostra informações da família, como padrões de repetição e a sua estrutura, auxiliando os envolvidos e o profissional a identificarem as dinâmicas que estão acontecendo naquele momento. Ele pode ser útil também como forma de auxiliar os pais a verem que, ainda que o vínculo conjugal se encerre, o parental permanece.
- Cada pessoa vivencia o divórcio de uma maneira diferente. Lembre-se de que você só tem um ponto de vista e não deixe que suas crenças pessoais sobre o divórcio interfiram no seu atendimento.

CUIDADOS ESPECIAIS NA COMUNICAÇÃO REMOTA

- Tendo em vista que esse assunto é bastante delicado, certifique-se de que o paciente está sozinho ao falar disso.

- Cuidado com as suas expressões não verbais no momento do atendimento, por vezes acreditamos que algumas coisas não aparecem na câmera, mas o outro as vê.
- Evite comunicações por escrito que nominem o período que o paciente está vivendo, especialmente se ele ainda não contou ao parceiro sobre a sua intenção de divorciar-se.
- Se for esperado de você que auxilie o paciente a tomar alguma atitude em relação aos cuidados com os filhos, prefira fazê-lo após uma consulta privada com ele.
- Atente para a possibilidade de estar sendo manipulado ou gravado em um vídeo e tome cuidado redobrado com a sua comunicação.

REFERÊNCIAS

1. ANDOLFI M. A crise do casal: uma perspectiva sistêmico-relacional. Porto Alegre: Artmed; 2002.
2. BANDURA A. Self-efficacy. In: RAMACHAUDRAN VS (ed.). Encyclopedia of human behavior. New York: Academic Press; 1994;4:71-81.
3. CAMERON NJ. Práticas colaborativas: aprofundando o diálogo. São Paulo: Instituto Brasileiro de Práticas Colaborativas; 2019.
4. CARTER B, McGOLDRICK M. As mudanças no ciclo de vida familiar. Porto Alegre: Artes Médicas; 1995.
5. DENARDI EG, MOURA IC, FERNANDES MC. As práticas colaborativas como um recurso para as situações de divórcio. Revista da Faculdade de Direito da UFRGS. 2017;(36):56-72.
6. HERRICK L, SCHARFF K. Mastering crucial moments in separation and divorce. Chicago: American Bar Association; 2016.
7. BRASIL. Instituto Brasileiro de Geografia e Estatística. Sistema de estatísticas vitais. Disponível em: https://www.ibge.gov.br/estatisticas/sociais/populacao/9110-estatisticas-do-registro-civil.html?edicao=26178&t=resultados. Acesso em: 15 nov 2020.
8. POPPE D. Manual do bom divórcio: para ler antes de se separar (ou de casar). Rio de Janeiro: Principium; 2017.
9. RUFO M. Me larga!: Separar-se para crescer. São Paulo: WMF Martins Fontes; 2007.
10. TESLER P, THOMPSON P. Collaborative divorce: the revolutionary new way to restructure your family, resolve legal issues and move on with your life. New York: Harper Collins; 2007.
11. TESLER P. Collaborative law: achieving effective resolution in divorce without litigation. Chicago: American Bar Association; 2015.

20
Parentalidade e guarda compartilhada

> "Frases ditas com afeto têm o poder de ecoar
> dentro de nós pela eternidade"
> (Lau Patrón)

 Ao final deste capítulo você deverá:

- Compreender o que é esperado quando se tem como pacientes casais separados ou em separação que estão com dificuldades de gerenciar as necessidades dos filhos.
- Saber como funcionam os tipos de guarda de filhos.
- Conhecer quais tipos de intervenção podem ser úteis a pares parentais em conflito.
- Identificar como aproximar pares parentais.

INTRODUÇÃO

Muitos pacientes que chegam ao atendimento de saúde mental na atenção primária à saúde são pais e/ou mães com o desafio de exercer uma parentalidade conjunta.

Os pais – que vivem juntos ou não – são os responsáveis por seus filhos, mas nem sempre é fácil manter uma relação harmônica e cooperativa quando se fala do bem-estar deles.

Quando esses pais com dificuldades na comunicação do par parental chegam ao seu consultório é preciso entender de forma sistêmica como isso impacta na saúde dos membros da família.

CONCEITOS FUNDAMENTAIS

Partindo do pressuposto de que as famílias podem se concretizar a partir dos mais diversos formatos e cada um pode amar e se relacionar com a pessoa que desejar, independentemente do sexo ou gênero, bem como da possibilidade de dissolverem-se as relações afetivas quando o amor tiver seu fim, abordaremos alguns modelos de guarda existentes na legislação atual.

A guarda é um instituto jurídico, que regula quem ficará responsável pelos cuidados com os filhos, sejam estes crianças ou adolescentes. Essa responsabilidade pode ser atribuída a um ou a ambos os pais, conforme exposto a seguir:

- **Guarda compartilhada**: atualmente é a guarda privilegiada nos processos judiciais. Nesse formato, os pais compartilham todas as responsabilidades e cuidados com os filhos.
- **Guarda unilateral:** nessa modalidade, somente um dos pais é o responsável pelas decisões referentes aos filhos. O outro genitor mantém o seu direito de convivência, mas tem menos poder decisório nas questões parentais.
- **Guarda alternada**: formato pouco aplicado quando falamos em uma decisão jurídica; nessa guarda a permanência dos filhos é alternada entre as casas dos pais, ou seja, passam o mesmo tempo na casa paterna e materna. Essa rotatividade pode ser mensal, semanal, quinzenal ou como os pais assim decidirem.
- **Guarda por nidação ou aninhamento**: esse, possivelmente, é o formato menos vivenciado em nossa sociedade, ainda que esteja em crescimento. Nessa modalidade são os pais que se revezam de casa, ou seja, os filhos moram em uma casa e os pais se mudam para essa casa de forma alternada e periódica.
- **Parentalidade:** independentemente do formato de guarda estabelecido (pelos pais ou pelo judiciário), a responsabilidade parental é de ambos os pais. A separação conjugal ou a inexistência de um relacionamento amoroso em nada afeta esse dever. A parentalidade é vínculo inquebrável que diz respeito à responsabilização conjunta e ao compromisso dos pais de cuidarem e educarem seus filhos.

CENÁRIO DE INTERVENÇÃO

Quando dois adultos decidem manter entre si uma união, muitas concessões e acordos são realizados, explícita ou tacitamente. Quando um filho passa a integrar a família, a dupla vira um trio e os rearranjos, para além das questões conjugais, precisam envolver as questões parentais.

Os conflitos entre os pais acontecem quando eles estão unidos e, mais ainda, quando estão separados. Ainda que as brigas diretas entre eles possam se reduzir em razão da escassez de convivência, os desacordos em relação aos filhos tendem a se agravar. Isso porque, primeiro, os pais tendem a enfrentar dificuldades no fato de não saberem o que acontece e o que é autorizado (ou não) na sua ausência. Segundo, porque frequentemente os filhos são a forma de relacionarem-se, ainda que de forma hostil. Assim, muitas vezes ocorre a confusão dos papéis parentais e conjugais.

É comum, nos serviços de saúde, a queixa frequente de um dos pais acerca do comportamento do outro, em relação aos cuidados e decisões parentais, seja no decorrer de uma relação ou após o rompimento.

Grzybowski (2011, p.115), ao falar sobre a confusão dos papéis, destaca que:

> "Casais com forte carga emocional conflitiva, provavelmente não conseguirão definir fronteiras nítidas entre a parentalidade e a conjugalidade. Nesses casos, é difícil que tenham êxito em manter a estabilidade necessária para garantir o bem-estar dos seus filhos".

Boa parte das vezes, os conflitos conjugais nascem da falha ou da falta de comunicação entre o casal. O exercício conjunto da parentalidade pressupõe uma separação dos papéis conjugais e parentais. É natural que existam divergências na criação dos filhos, mas a construção de uma parentalidade compartilhada habilita os pais a dialogarem a respeito dessas controvérsias.

IDENTIFICAR O PROBLEMA

Em 2020, o Instituto Brasileiro de Geografia e Estatística (IBGE) publicou uma pesquisa que aponta uma queda de 2,7% no número de total de casamentos e uma redução, nos últimos dez anos, na duração dos casamentos de 17,5 anos para 13,8 anos. Essa realidade chega aos consultórios e você precisa ajudar seu paciente a entender e passar por essa realidade, construindo uma parentalidade saudável e equilibrada.

A separação de um casal é uma forma de colocar fim aos problemas conjugais, mas ela pode dar início à complexa tarefa de exercer as responsabilidades com os filhos de forma conjunta, trazendo incertezas e medos para os pacientes. Para Asen et al. (2012, p.172), "o rompimento nem sempre é um mau resultado para casais em sofrimento", porém, a adaptação dos pais a um exercício conjunto de parentalidade pode ser um processo doloroso e que precisa da adaptação de todo o sistema familiar, por isso é importante que você os auxilie nessa transição.

Enquanto os laços de conjugalidade podem chegar ao fim, os de parentalidade nunca acabam. Essa separação entre conjugalidade e parentalidade é uma dificuldade presente em muitos casais que se separam e ainda permanecem, de alguma forma, ligados emocionalmente.

Segundo Cezar-Ferreira e Macedo (2016, p.58), "a separação, especialmente em uma família com filhos, não é uma crise tão simples de ser superada. O sofrimento é muito grande para todos, e a possibilidade de se chegar a uma solução razoável fica mais distante".

Essa transição pode não ser muito fácil para todos, especialmente quando se escolhe percorrer o caminho da judicialização, para que um juiz decida as questões relativas ao fim da conjugalidade e ao exercício da parentalidade.

DISSECAR O PROBLEMA E DOMINAR A SITUAÇÃO

O exercício da parentalidade compartilhada ocorre não somente ao falarmos de pais separados. Ainda que não tenha existido relação amorosa ou mesmo em situações de pais que vivam juntos, a parentalidade é um dever e um direito de ambos os pais.

A consulta é um bom momento para que você explore as emoções que o paciente está sentindo e identificando. Abra espaço para que ele fale sobre as emoções que vivencia e para as que deseja vivenciar. A parentalidade não é fato dado com o nascimento, mas construído no exercício do papel na vida do filho. A falta de vínculo pode aparecer em consulta e pode ser trabalhada com o paciente, a fim de que possa existir essa conexão.

Caso o seu paciente esteja vivendo um processo de separação, esse é um momento para que ele tenha consciência do que sente, reconheça que é uma fase e planeje como deseja se sentir no exercício da parentalidade compartilhada.

Nesse caso, duas situações, quando identificadas em seu atendimento, merecem um sinal de alerta:

- **Uso dos filhos para a manutenção do vínculo.** Muitas vezes, pensar em seguir a vida sem o par conjugal é algo inimaginável para as pessoas. O caminho, diante de um fim para o qual não se tem ingerência, pode ser usar os filhos como forma de manter o contato, mesmo quando ele é conflituoso ou desnecessário. Observe se o seu paciente está tendo esse comportamento e o auxilie a elaborar o fim da relação, dando lugar aos sentimentos e ao luto que pode envolver esse momento.
- **Uso dos filhos como barganha para "conseguir o que quer".** Essa é uma prática bastante comum em separações conturbadas. Um dos pais ameaça o outro dizendo que "não vai deixar visitar" ou "não vai pagar a pensão" se não conseguir o que quer, por exemplo.

Caso identifique que seu paciente está tendo esse comportamento, é importante orientá-lo no sentido de interromper a prática. Os direitos e deveres que envolvem a paternidade e a maternidade não podem ser barganhados pelo ex-casal. Essa orientação tem especial sentido porque, apesar do que seu paciente imagina, ele não está prejudicando somente o ex-cônjuge, mas também causando grandes prejuízos para o filho.

Seu papel de trazer luz às atitudes que o paciente está tendo é fundamental, uma vez que há grande redução da capacidade geral das pessoas envolvidas em um conflito, especialmente quanto às habilidades de ouvir e transmitir uma ideia, pois estão absortas naquela realidade que lhes é tão custosa (FERNANDES e HAIMENIS, 2016, p.179).

Sua abordagem não deve ser direcionada para que você ou o paciente encontre um vilão ou uma causa para os conflitos, mas sim para que promova a mudança de comportamento e permita o entendimento de um outro ponto de vista. Lembre-se, o seu foco é o bem-estar de toda a família.

POSSIBILIDADES

Muitas vezes, em decorrência dos sentimentos negativos experimentados no fim da união, os pais não conseguem ter um padrão produtivo de comunicação e precisam de intervenção profissional para a condução de um diálogo assertivo.

Como profissional, você ajuda seu paciente a identificar os arranjos que deseja construir com o seu par parental, incluindo, além da residência e convívio, itens como escola e cuidados relativos à saúde, por exemplo.

Deixe que o paciente traga suas preocupações. Faça perguntas para auxiliar que ele próprio observe a sua realidade e pense nas mudanças que deseja e precisa fazer quanto ao exercício da parentalidade.

Como essas questões dizem respeito à vida dessas pessoas e são elas que vão precisar conviver com os combinados que fizerem, evite aconselhar sobre aspectos que não são da sua área. Asen et al. (2012, p.169) destacam que "cada pergunta é uma intervenção ao trazer novos pensamentos e possíveis formas de pensar e sentir". Seu atendimento pode promover grandes mudanças na vida dos pacientes.

Como um terceiro que está fora do turbilhão emocional que os pais estão vivendo, você pode auxiliá-los na criação de um plano de parentalidade.

Para Falceto e Waldemar (2013, p.106), "é habitual que, no processo de divórcio, sejam comuns os sentimentos de fracasso, frustração, raiva e desejos de vingança". A ideia, ao fazer um plano parental, é isolar ao máximo esses sentimentos (que são da relação conjugal) e oportunizar aos pais que estabeleçam, de forma detalhada e específica, alguns aspectos norteadores dos cuidados com os filhos.

Para que os pais criem o plano, uma boa comunicação é fundamental, pois somente assim se permite que façam acordos qualificados e adequados às suas necessidades e dos filhos. Se você não atende a dupla parental, coloque foco em auxiliar que seu paciente reflita sobre os aspectos que devem compor o plano, ou seja, itens como: residência dos filhos; convivência, como se dará o auxílio financeiro, como será a divisão de férias, aspectos da educação, gestão de bens, por exemplo.

Não existem decisões "certas ou erradas" nesse momento. Deixe que eles construam o seu próprio plano de parentalidade, respeitando a história dessa família. Ele é um documento personalizado para a realidade daqueles pais e daqueles filhos, portanto, sua função é questionar e fazer o seu paciente refletir, mas não decidir por ele. A autonomia de decisões é um ponto bastante importante nessa etapa.

Afaste os seus sentimentos da situação e não busque apresentar opções como melhores somente porque você concorda com elas. Essa situação se altera somente se você verificar que há prejuízo real e concreto para a família e que essa decisão vai contra a legalidade ou a saúde. Se você estiver com dificuldade de manter-se isento na situação, lembre-se de contar com outros profissionais da sua equipe. Misturar-se com a história da família e tomar decisões por ela pode prejudicar mais do que auxiliar.

Você pode ajudar seu paciente a pensar e planejar como deseja que o exercício parental seja fazendo perguntas como:

- Sabendo que a separação vai acontecer, como seria a separação dos seus sonhos?
- O que te deixaria orgulhoso nesse processo?
- Como você acha que seus filhos gostariam que esse momento fosse?
- Que tipo de relacionamento com o pai/mãe do seu filho você gostaria de ter daqui a três anos?

Incentive que seu paciente tenha um caderno ou bloco de notas para registrar o que acredita que precisa ser conversado com o outro cônjuge. Dessa forma, o pensamento se organiza e as combinações são baseadas em situações reais. Os problemas que precisam ser resolvidos são de comportamentos específicos ao invés de relatos vagos.

Por mais que os pais possam estar em conflito no que diz respeito aos laços conjugais, é preciso desmembrar as funções parentais e, assim, construir conjuntamente um plano parental.

Um plano de parentalidade bem estabelecido evita conflitos e desgastes emocionais entre os pais, já que estabelece as diretrizes importantes para momentos turbulentos. Como o relacionamento que os pais têm entre si é um modelo para as relações futuras dos filhos, ter um padrão de comportamento pode direcionar os pais para uma comunicação adequada e construtiva.

A colaboração entre os pais é muito mais do que uma palavra bonita ou politicamente correta, ela é uma necessidade para o exercício da parentalidade.

ACOMPANHAR A EXECUÇÃO DO PLANO DE AÇÃO

O plano de parentalidade é dinâmico e deve ser alterado quando os pais identificarem que as combinações precisam ser revistas ou que as necessidades dos filhos mudaram. O desenvolvimento das crianças e adolescentes é dinâmico e em cada fase as necessidades deles podem (e vão) mudar e o plano parental precisa acompanhar essas mudanças.

Oriente seu paciente para que busque ajuda caso existam problemas futuros com relação às combinações. Você pode acompanhar os pais (ou somente um deles) na execução do plano para saber como está o funcionamento.

☑ DICAS

Distância não é motivo para não estar "próximo" aos filhos: o profissional pode mostrar várias opções de interação a distância: apresentar aplicativos, cartas à mão, vídeos etc. Busque ultrapassar o óbvio e expanda a comunicação para além dos aplicativos de troca de mensagens instantâneas.

Filmes são uma boa opção para que seus pacientes assistam e reflitam sobre a situação que estão vivendo. Separamos duas indicações:

- *Uma babá quase perfeita* (direção: Chris Columbus; 1993) apresenta a história de Daniel e sua esposa, que pede o divórcio. Ela resolve pedir o divórcio por causa do comportamento dele e, consequentemente, ele fica sem a guarda das crianças. A forma que ele encontra para ficar próximo dos filhos é se disfarçando de mulher e trabalhando como babá da casa deles. O filme mostra o esforço que esse pai faz para conviver com os filhos e o quanto pode ser complexo para os pais separarem os seus papéis.
- *A lula e a baleia* (direção: Noah Baumbach; 2006) retrata os desafios dos pais em processo de separação para distinguir as questões parentais das conjugais e o sofrimento que isso causa nos filhos.
- *Split* (https://splitfilm.org/) é um documentário que traz o relato de crianças sobre o divórcio dos pais.

CUIDADOS ESPECIAIS NA COMUNICAÇÃO REMOTA

- Se ambos os pais forem chamados a uma consulta e estiverem em conflito, o ambiente do atendimento pode ser hostil. Chamar profissionais especializados para ajudar e/ou manter-se à pauta ajuda.

- Certifique-se sempre de que os filhos não estão no mesmo ambiente ao falar de parentalidade. Lembre-se: parentalidade é exercício parental e, portanto, é responsabilidade dos pais e não dos filhos. Pais que entregam aos seus filhos a responsabilidade dessa relação precisam trabalhar os papéis dentro da família.

- Se houver desacordos entre os pais sobre a forma de criar um plano parental e a comunicação estiver acontecendo a distância, pode ser que eles busquem que você, como profissional, decida. No entanto, a sua opinião frequentemente vai concordar com um deles e isso pode diminuir o vínculo com o outro. Quando possível, saia da situação sem manifestar sua opinião e relembre-os de que eles são os pais.

- Se um dos integrantes do par parental sair do atendimento e você estiver atendendo ambos, encerre aquela reunião e marque uma nova, seja com ambos ou com somente um. A manutenção da reunião após a saída de uma das pessoas cria uma forte aliança com quem fica, o que não é saudável para a construção da parentalidade conjunta.

REFERÊNCIAS

1. ASEN E, TOMSON D, YOUNG V, TOMSON P. 10 minutos para a família: intervenções sistêmicas em atenção primária à saúde. Porto Alegre: Artmed,;2012.

2. CAMERON NJ. Práticas Colaborativas: aprofundando o diálogo. São Paulo: Instituto Brasileiro de Práticas Colaborativas; 2019.

3. CEZAR-FERREIRA VAM, MACEDO RMS. Guarda compartilhada: uma visão psicojurídica. Porto Alegre: Artmed; 2016.

4. FALCETO OG, WALDEMAR JOC. O ciclo vital da família. In: O ciclo da vida humana: uma perspectiva psicodinâmica. Porto Alegre: Artmed; 2013.

5. FERNANDES FA, HAIMENIS E. Alguns aportes da filosofia e da negociação para a mediação de conflitos. In: ALMEIDA T, PELAJO S, JONATHAN E (coords.). Mediação de Conflitos: para Iniciantes, praticantes e docentes. Salvador: Ed. JusPodivm; 2016.

6. GRZYBOWSKI LS. Ser pai e ser mãe: Como compartilhar a tarefa educativa após o divórcio? In: WAGNER A. Desafios psicossociais da família contemporânea. Porto Alegre: Artmed; 2011.

7. BRASIL. Instituto Brasileiro de Geografia e Estatística (IBGE). Estatísticas do Registro Civil; 2020. Disponível em: https://biblioteca.ibge.gov.br/visualizacao/periodicos/135/rc_2019_v46_informativo.pdf. Acesso em: 17 jun. 2021.

8. OMER H. Pais e filhos em tempos de crise: como construir presença, autocontrole e uma rede de apoio. São Paulo: Ágora; 2020.

9. RAPOSO HS, FIGUEIREDO BFC, LAMELA DJPV, et al. Ajustamento da criança à separação ou divórcio dos pais. Disponível em: https://www.scielo.br/scielo.php?script=sci_arttext&pid=S0101-60832011000100007. Acesso em: 30 jan. 2021.

10. RIBEIRO MA. Consequências do divórcio parental em crianças e adolescentes. Disponível em: http://ojs.bce.unb.br/index.php/revistaptp/article/view/20383. Acesso em: 01 fev. 2021.

21
Alienação parental e a importância da sua identificação pelo profissional que atende em atenção primária à saúde

> "Se eu pudesse voltar atrás eu diria pai, liga sempre, fica mais presente, não desiste, não desiste..."
> Depoimento do documentário: *A morte inventada*

 Ao final deste capítulo você deverá:

- Conhecer o que significa alienação parental.
- Entender qual o papel do profissional que atende em atenção primária à saúde nesse contexto.
- Descobrir que atitudes podem alertar para uma situação de alienação parental.
- Saber o que fazer quando identificar um caso suspeito.

INTRODUÇÃO

A família mudou e as separações conjugais, diferentemente do que aconteceu durante muito tempo, são comuns hoje em dia. Durante esse término, muito do que era elogio e amor pelo outro se torna ofensa e ódio.

O clima de busca pela harmonia se torna cenário de atrito. Nesse contexto, com frequência o ambiente se torna gravemente conturbado e os filhos são usados como armas de ataque ao outro. Essa utilização é de especial crueldade, pois é feita a partir do sentimento de afeto com o filho.

Quando esse comportamento tem a intenção de afastar os filhos do convívio parental de um dos pais (ou outro familiar) e, mais do que isso, gerar ódio nessa relação, estamos diante da alienação parental. Essa prática foi definida em 1985 pelo psiquiatra infantil da Universidade de Colúmbia Richard Gardner e é um fenômeno presente nos consultórios e nos tribunais.

Esse tema é de extrema relevância, uma vez que essa atitude é contra a criança e o adolescente, podendo ter variações ou estágios. Desse modo, e sendo o profissional de saúde aquele que detém maior confiança de muitas pessoas, é necessário que ele esteja preparado para identificar a ocorrência desse fenômeno, bem como encaminhá-lo da melhor forma possível.

CONCEITOS FUNDAMENTAIS

O que é alienação parental?

Bastante identificada quando existem processos litigiosos de guarda de filhos, a alienação parental é uma interferência com a intenção de afastar a criança de um dos genitores. Segundo Paulino da Rosa (2017), a alienação consiste "no mínimo, tortuosa e ardilosa prática de diuturna desqualificação do outro progenitor com um claro objetivo: o de criar um filho órfão de um pai e mãe vivos."

Fiorelli e Mangini (2021, p.247), por sua vez, referem que o fenômeno estudado por Richard Gardner "consiste em programar uma criança para que ela odeie um de seus genitores sem justificativa, por influência do outro genitor com quem a criança mantém um vínculo de dependência afetiva e estabelece um pacto de lealdade inconsciente".

Na intenção de punir o ex-par parental, o alienador busca construir uma imagem negativa do outro perante o filho, mas não leva em conta que, nesse processo de vingança, a parte mais atingida sem dúvida nenhuma é o filho, que, privado da convivência com um dos pais, perde uma referência tão necessária para um bom desenvolvimento.

Essa atitude, conforme ressalta Rocha (2012, p.60), "não é um problema novo, é uma maldade discreta disfarçada pelo sentimento de amor e dos cuidados parentais". No entanto, em que pese a existência dessa atitude há muito tempo, não é tão antiga a sua vedação no ordenamento pátrio.

É de 2010 a Lei n. 12.318, que dispõe sobre a alienação parental e a classifica, em seu artigo 2º, como:

> "a interferência na formação psicológica da criança ou do adolescente promovida ou induzida por um dos genitores, pelos avós ou pelos que tenham a criança ou adolescente sob a sua autoridade, guarda ou vigilância para que repudie genitor ou que cause prejuízo ao estabelecimento ou à manutenção de vínculos com este".

A guarda não é somente materna

Muitos pacientes podem chegar à consulta com a antiga crença de que quem deveria ser responsável pela prole é a mãe. A base disso vem de que tradicionalmente no ordenamento jurídico brasileiro era isso que ocorria. Existia previsão somente em relação à guarda unilateral e isso, aliado a outros fatores sociais, fazia com que os filhos quase sempre ficassem com a mãe em detrimento do pai.

CENÁRIO DE INTERVENÇÃO

Quem pode alienar?

Em razão de a guarda antigamente ser majoritariamente da mãe, existe uma crença de que somente mães são alienadoras e pais são alienados. Isso não reflete a realidade.

A alienação parental apresenta uma diversidade de atores que se encontram envolvidos. Da redação do próprio artigo que conceitua a alienação, art. 2º da Lei n. 12.318, já mencionado, se pode inferir que pode cometer alienação "um dos genitores, pelos avós ou pelos que tenham a criança ou adolescente sob a sua autoridade, guarda ou vigilância". Na prática, o alienador (sujeito ativo) é, em geral, o genitor que tem a guarda unilateral do filho ou, em casos de guarda compartilhada, é aquele com quem a criança ou adolescente tem residência base.

Apesar de mais infrequentes, existem casos em que o alienador é o genitor que não tem a guarda. Uma outra situação que precisa ser levada em conta é a presença cada vez mais frequente de outros familiares residindo na mesma casa de um dos genitores, o que torna mais possível a prática da alienação por um familiar bastante próximo, como avós, tios etc. O que caracteriza uma pessoa como agente alienador é o comportamento que tem a intenção de provocar o afastamento da criança do genitor.

Quem é o alienado?

O alienado (sujeito passivo) é o genitor (ou outro parente) que sofre os efeitos da alienação, de quem a criança é afastada. É importante destacarmos que a alienação parental pode envolver todos da família. A criança em primeiro plano, seus genitores e a família mais extensa, como avós, tios, madrinhas e padrinhos. Além disso, está presente em todas as classes sociais, e por diferentes motivos, como uma separação mal resolvida, ciúmes, dinheiro e poder.

Os efeitos da insistência constante do agente alienador em destruir a imagem do outro resultam em uma criança ou adolescente que tem a sensação de ter sido rejeitado, o que o faz rejeitar de volta o alienado, como se este fosse o verdadeiro culpado pela atitude.

IDENTIFICAR O PROBLEMA

Como identificar a ocorrência de alienação parental?

Encerrar um relacionamento é difícil. Sentimentos de frustração, mágoa, tristeza e raiva se misturam. Sem desmerecer o esforço que fazem os envolvidos para superarem a dor desse momento, é de se salientar que ela, por si, não é sentença de adoecimento. A má gestão da situação, todavia, aponta nesse sentido. Os efeitos podem incluir a alienação.

A consulta com um profissional de saúde é um dos poucos espaços de individualidade da criança ou do adolescente e, por isso, é importante que se preze pela confiança que os pacientes têm nesses profissionais. Se a alienação se afigura como exercício abusivo do guardião, o relato direto do filho pode ser a única forma de identificar a ocorrência dessa situação.

Quando a criança ou adolescente relatar sua situação familiar, esteja atento para discursos prontos, especialmente em relação a um dos seus pais, e sentimentos de ódio para com ele ou de idealização em demasia do outro. Tradicionalmente, a alienação se apresenta por meio de táticas de distorção da realidade e perceber esse padrão é o primeiro passo para se certificar de que isso está ocorrendo naquele caso.

Se você, como profissional, notar esses indicativos, busque reuniões separadas com a criança ou adolescente e com o genitor potencialmente alienador. Nos espaços individuais, faça perguntas para entender mais profundamente a situação. No caso do filho, busque a dicotomia entre bem e mal, vilão e mocinho, certo e errado e, se houver, procure sua real percepção sobre os vínculos com seus pais. No caso do adulto, é comum que o alienador se coloque no papel de vítima, buscando aliança com o profissional e mostrando a ele como é exemplar.

DISSECAR O PROBLEMA E DOMINAR A SITUAÇÃO

Os níveis de alienação parental

A alienação parental é descrita em três níveis, a depender do tipo de comportamento apresentado pelo alienador.

No nível entendido como leve, os laços afetivos entre o filho e o genitor alienado ainda são existentes e fortes. O alienador tem atitudes que dificultam as visitas, mas elas ainda existem e são tranquilas. A campanha de desmoralizar o outro genitor cessa quando a criança não está com o alienador.

No nível médio, a exclusão do alienado se intensifica e o filho tende a criar uma aliança mais forte com o alienador, o que fortalece a dinâmica de construir a imagem do alienado como alguém ruim. A convivência com o genitor alienado ainda acontece, mas é mais difícil.

No nível grave, as atitudes se intensificam. O contato é evitado e o filho se nega a ver o alienado, podendo apresentar medo ou até mesmo, conforme Pereira (2015, p.279) destaca, "já entram em pânico por terem de conviver com o outro genitor e evitam qualquer contato". Nesse estágio, o genitor é tido como um inimigo. Esse sentimento frequentemente recai também sobre a família extensa do alienado.

A presença da alienação impacta negativamente o desenvolvimento da criança e do adolescente, podendo causar diversos danos como uso de álcool, drogas, ansiedade, depressão e até suicídio. Pinheiro (2019, p.106) destaca que "a alienação parental é tanto mais intensa e passível de gerar danos psíquicos quanto mais jovem for a criança".

Casos de falsas denúncias

Em alguns casos também ocorrem falsas denúncias, especialmente de abuso sexual. Quando essas denúncias chegam ao judiciário, a tendência é que as visitas sejam suspensas até que se investiguem os fatos. Nesse momento, o alienador tem uma sensação de vitória, de estar sendo validado e apoiado pelo juiz. Essa atitude favorece que o vínculo entre o genitor e seu filho seja rompido. Trindade (2004 p.154-181) destaca que "uma vez suscitada a suspeita de abuso sexual, as autoridades passam também a vigiar mais rigorosamente o alienado, chegando, não raro, a restringir as visitas, como forma de cautela".

Por certo que é preciso ter um olhar ainda mais cuidadoso nesses casos, uma vez que muitos abusos realmente acontecem e devem ser sempre investigados, entretanto, como forma de preservar o filho e também os vínculos parentais, sempre que possível deveriam ser determinadas as visitas assistidas.

PENSAR EM POSSIBILIDADES

Identificando práticas comuns durante a consulta

É preciso intervenção precoce para prevenir os efeitos que a alienação parental produz nas crianças e nos pais. A atuação dos profissionais da saúde mental poderá evitar os desgastes de um processo judicial que, frequentemente, deteriora ainda mais a relação entre os genitores, revitimizando os filhos já abalados pela separação conflituosa dos pais.

O artigo 2º da Lei n. 12.318/2010 traz algumas condutas comuns por parte do alienador, mas vale destacar que as estratégias para alienar a criança são variadas e não taxativas, já que cada alienador pode agir de uma forma, a depender do seu contexto.

Conhecer a alienação parental é fundamental para proteger a criança do comportamento destrutivo do alienador. A alienação acontece, principalmente, dentro de casa, dificultando a sua identificação por uma pessoa externa ao convívio. Como descreve Mendonça (2014, p.111), "é no dia a dia, numa refeição, numa volta da escola ou antes do beijo de boa-noite que a campanha difamatória do pai ou da mãe ausente acontece – e num discurso que quase sempre inclui uma boa chantagem emocional". Por isso, o momento da consulta, no qual você tem oportunidade de escutar o paciente, é uma oportunidade importante para que você identifique que a alienação está acontecendo.

Lembre-se de que a atitude do agente alienador pode ser não intencional. Por mais ativa que seja essa conduta, por estar interpretando equivocadamente seus sentimentos, ele pode fazer isso sem perceber. Pode ser que haja um direcionamento equivocado dos afetos, então tente não julgá-lo como "mau", ou há risco de envolvimento pessoal na dinâmica bom/mau que se impõe na alienação. A preocupação do profissional devem ser as emoções, a convivência e o bem-estar das crianças e adolescentes e não a culpabilização de uma das pessoas envolvidas.

Algumas práticas comuns:

- Dificultar as visitas.
- Não compartilhar informações sobre a escola, comemorações, saúde etc.
- Mudar de cidade sem avisar o outro.
- Falar mal do genitor para a criança, culpando-o pela separação ou por qualquer outra coisa que tenha acontecido.
- Proibir a criança de brincar ou usar coisas que ganhou do outro.

Exemplos de frases que crianças alienadas dizem:

- "Não quero ver meu pai/mãe."
- "Não gosto do meu pai/mãe."
- "Prefiro ficar com meu pai/mãe."
- "Meu pai/mãe me abandonou."
- "Meu pai/mãe não gosta de mim."

Exemplos de frases ditas pelo alienador:

- "Sua mãe/pai abandonou você (ou a gente)."
- "Se você vai passear com seu pai/mãe eu fico sozinha e com saudade."

- "Seu pai/mãe é um louco, desequilibrado."
- "Ele/ela não tem responsabilidade, não sabe cuidar do meu filho."
- "É um péssimo pai/mãe."
- "Ele/ela quer roubar meu filho de mim."

Comportamentos que a criança/adolescente pode apresentar:

- Ansiedade.
- Medo de ir para as visitas.
- Choro sem motivo.
- Mentir de forma compulsiva.
- Agressividade.
- Apatia.
- Dificuldades na escola.
- Uso de drogas/álcool.

CRIAR UM PLANO DE AÇÃO

O que fazer quando identificar um caso suspeito

É natural que o alienador tenha tanta determinação para atacar e destruir o outro que ele mesmo acredite que o afastamento é favorável à criança. Além disso, pode ser que a pessoa tenha aprendido, ao longo da vida, que esse é um tipo de comportamento normal e não entenda isso como negativo.

Quando uma relação se encerra, o sofrimento pode durar por anos. Nesse momento, pode ser difícil para o alienante perceber o que está fazendo. Como profissional da rede, você deve sinalizar o que está acontecendo e falar sobre o problema.

Faça o seu paciente refletir sobre a forma como está conduzindo essa situação e esclareça sobre os prejuízos sofridos pela criança ou pelo adolescente. Caso seja possível, é importante conscientizar também a família e a rede de apoio do alienador, para que ajudem a combater a prática e, assim, evitar danos à formação da criança e do adolescente.

A sua escuta qualificada, paciente e empática é ferramenta essencial para que o alienador elabore a separação conjugal e ressignifique seu papel parental.

Recomendar acompanhamento psicológico, tanto para os adultos quanto para os filhos, é de suma importância, seja para entender o fenômeno que está acontecendo ou para a superação dos fatos e minimizar as consequências.

Outro caminho possível é indicar que busquem a mediação de conflitos. Com a facilitação do diálogo é possível restabelecer a comunicação entre os pais (mesmo quando não há qualquer diálogo entre eles) e mudar o foco das conversas, que passarão a ser centradas nos filhos e na relação parental.

ACOMPANHAR A EXECUÇÃO DO PLANO DE AÇÃO

Caso perceba que não houve qualquer mudança por parte do alienador, é importante acionar Conselho Tutelar e Ministério Público. Outros órgãos que compõem o amplo sistema de saúde e assistência social, como o Centro de Referência de Assistência Social (CRAS) ou o Centro de Referência Especializada de Assistência Social (CREAS), podem ser solicitados a trabalhar no caso conjuntamente com o profissional da APS.

Caso um dos familiares identifique que há uma campanha sendo feita contra ele, pode ser encaminhado, também, à Defensoria Pública. Nesse órgão, ele poderá buscar a identificação da situação e, a depender do caso, medidas para aumentar a convivência com a criança e, em situações mais graves, a inversão de guarda.

> **DICAS**
>
> Filmes são excelentes estratégias para que seu paciente perceba o comportamento nocivo. Separamos duas indicações:
> - *A morte inventada: alienação parental* (direção: Alan Minas; 2009): traz o relato dos filhos e pais que viveram a alienação.
> - *Tranças* (direção: Lívia Sampaio; 2019): traz o relato de uma avó vítima da alienação.

REFERÊNCIAS

1. BRASIL. Lei n. 12.318 de 26 de agosto de 2010. Dispõe sobre a alienação parental e altera o art. 236 da Lei n. 8.069, de 13 de julho de 1990. Disponível em: http://www.planalto.gov.br/ccivil_03/_ato2007-2010/2010/lei/l12318.htm. Acesso em: 20 jun. 2021.
2. FIORELLI JO, MANGINI RCR. Psicologia jurídica. São Paulo: Atlas; 2021. p. 247.
3. MENDONÇA M. Filhos: amar é compartilhar. In: SILVA AMR, BORBA DV. A morte inventada: alienação parental em ensaio e vozes. São Paulo: Saraiva; 2014. p.111.
4. PAULINO DA ROSA C. A guarda compartilhada como forma de cogestão parental: avanços, desafios e contradições. Tese de doutorado; 2017. Disponível em: http://tede2.pucrs.br/tede2/bitstream/tede/7787/2/Tese%20-%20Conrado%20Paulino%20da%20Rosa.pdf. Acesso em: 24 jun. 2021.
5. PEREIRA RC. Dicionário de direito de família e sucessões: ilustrado. São Paulo: Saraiva, 2015, p. 279.
6. PINHEIRO C. Manual de psicologia jurídica. São Paulo: Saraiva; 2019. p.106.
7. ROCHA MJ. Alienação parental: a forma mais grave de abuso emocional. In: PAULO BM. Psicologia na prática jurídica. São Paulo: Saraiva; 2012. p.60.
8. TRINDADE J. Síndrome de alienação parental. In: Manual de psicologia jurídica para operadores do direito. Porto Alegre: Livraria do Advogado; 2004. p.154-81.

22
Violência doméstica

> "A violência doméstica e familiar é a principal causa de feminicídio no Brasil e no mundo."
> (Ministério da Mulher, da Família e dos Direitos Humanos, 2020)

 Ao final deste capítulo você deverá:
- Saber os conceitos fundamentais sobre a violência doméstica.
- Compreender aspectos sobre o processo de violência.
- Reconhecer sinais de violência doméstica.
- Identificar as principais abordagens em casos de violência em geral.
- Compreender algumas características sobre o agressor e como lidar quando ele é o paciente.

INTRODUÇÃO

A violência de qualquer tipo é uma experiência perturbadora e considerada um problema de saúde pública por ser muito frequente no cotidiano das pessoas. "Suas consequências se expressam em diferentes âmbitos da vida e das relações humanas e sociais, inclusive no processo saúde-adoecimento" (MENDONÇA et al., 2020).

Muitos profissionais da atenção primária à saúde (APS) sentem-se desconfortáveis e despreparados para lidar com as situações de violência doméstica que se apresentam na rotina da unidade de saúde; alguns não detectam as nuances de situações que expressam tal condição e, por isso, não realizam a abordagem. Outros não sabem o que realmente podem e devem fazer mediante o diagnóstico do problema e, ainda, outros sentem-se pouco preparados em atender o perpetrador quando este é o paciente. Independentemente da situação, o reconhecimento do impacto que o problema causa e a necessidade de ação para o enfrentamento justifica a sistematização desse assunto de maneira que possa facilitar o trabalho do profissional de saúde para lidar com a violência doméstica.

Como refere Starfield (2002, p.136), sobre as bases teóricas de trabalho para o médico da atenção primária e que podemos estender para todos os profissionais da APS:

> "Eles devem sentir-se confortáveis em estabelecer e manter um relacionamento com os pacientes e em lidar com problemas para os quais não há nenhuma aberração biológica demonstrável. Eles também devem ser capazes de manejar vários problemas de uma vez, mesmo que os problemas não estejam relacionados em etiologia ou patogênese."

Propomos que o principal trabalho do profissional de saúde em APS seja reconhecer os sinais de violência doméstica e, em seguida, usar os recursos existentes na família e na comunidade para proteger o indivíduo, a família e a comunidade (GAWINSKI e RUDDY, 2005, p.376).

CONCEITOS FUNDAMENTAIS

A definição utilizada pelo senso comum sobre o entendimento de violência envolve um ato físico de agressão que uma pessoa dirige contra a outra. Entretanto, a Organização Mundial da Saúde (OMS) define violência como uso proposital de força física ou poder, efetivamente ou em forma de ameaça, que resulta ou tenha grandes chances de resultar em ferimento, morte, dano psicológico, mau desenvolvimento ou privação, contra si mesmo, outra pessoa ou um grupo ou comunidade (DAHLBERG e KRUG, 2006).

Dessa forma, violência não se limita ao nível interpessoal, ela também é infringida ao nível social mais amplo. Portanto, a guerra, o genocídio, a escravidão e todas as manifestações de opressão sociocultural – seja o racismo, o sexismo, a homofobia ou a pobreza – são atos de violência. Cada um desses atos envolve, invariavelmente, alguma forma de dominação associada a desigualdades baseadas no acesso diferenciado ao poder, influência e recursos.

Quando essas condições coexistem nas relações humanas, independentemente do nível, a violência é inevitável. A violência também pode ser perpetrada de forma passiva por meio de atos de omissão (HARDY e LASZLOFFY, 2005).

Segundo Mendonça et al. (2020), "entende-se que todos os grupos populacionais são vulneráveis à violência, ainda que a exposição se diferencie segundo gênero, faixa etária, condições socioeconômicas e tipos de violência a que cada grupo está mais ou menos exposto".

A violência contra outra pessoa, também chamada interpessoal, é a que ocorre entre membros de uma família, parceiros íntimos, amigos, conhecidos e, também, entre estranhos. Quando restrita à família, chama-se intrafamiliar, e restrita ao ambiente do lar, denomina-se doméstica (DAHLBERG e KRUG, 2006; TJRS, 2021).

As formas mais comuns de violência no contexto familiar, no mesmo ambiente ou não, incluem maus-tratos à criança e ao idoso, violência juvenil, violência praticada por parceiro íntimo, violência sexual e abuso de idosos.

As estatísticas revelam que os homens jovens estão mais expostos à violência por arma de fogo; as mulheres, à violência baseada no gênero, que permeia as relações sociais e a violência sexual, física, emocional e psicológica perpetradas pelos parceiros íntimos; as crianças estão mais sujeitas à negligência, abuso sexual e físico; e os idosos e deficientes, à violência física, emocional, psicológica e patrimonial perpetrada, na grande maioria, por seus cuidadores (MENDONÇA et al., 2020).

CENÁRIOS DE INTERVENÇÃO E IDENTIFICAÇÃO DO PROBLEMA

A APS tem um papel fundamental no cenário da abordagem da violência doméstica; além de ser a porta de acesso ao Sistema Único de Saúde (SUS), é também responsável por articular ações que facilitem a resolução dos problemas. Dessa maneira, espera-se que realize a detecção precoce, notificação, coordenação do cuidado e assistência.

Cenário geral

Situações de alerta que aumentam o risco para violência no âmbito familiar (GAWINSKI, e RUDDY, 2005, p.377-78):

- Histórico de violência ou abuso na família.
- Dados na consulta ou no prontuário da família que possam sugerir vulnerabilidades (doença mental, dependência econômica, acidentes frequentes, rede de apoio frágil ou inexistente).
- Abuso de álcool e drogas.
- Fronteiras geracionais confusas.
- Isolamento familiar.
- Pacientes que impõem barreiras para detectar e tratar doenças.

- Profissionais de saúde que impõem barreiras no reconhecimento da violência e evitam tratar do assunto.

Conduta: orientações em casos de violência (GAWINSKI e RUDDY, 2005, p.377-78):

- Avaliar sintomas que possam sugerir situações de violência.
- Conversar com a vítima em ambiente protegido.
- Incluir no prontuário a natureza da agressão e a identidade do possível agressor referido pela vítima.
- Auxiliar a vítima a identificar forças e estrutura de suporte.
- Identificar redes de apoio na família, comunidade e equipe de saúde.
- Encorajar o paciente a denunciar (de forma presencial ou *on-line*) o caso à polícia, mas respeitar sua decisão em caso de recusa. Em caso de violência contra crianças e adolescentes, a denúncia por parte do profissional de saúde é obrigatória.
- Detectar oportunidades de ações preventivas diante do risco de futuras agressões, assim como prevenir doenças transmissíveis, em casos de abuso sexual, e gestações não desejadas.
- Estimular vínculos sadios nos diversos ambientes.
- Notificar os órgãos competentes de proteção.
- Informar a chefia da unidade de saúde e trabalhar em equipe.

Cenários específicos

Violência na infância

O que mais mata crianças e jovens, segundo a Abrasco (2019):

"As violências e os acidentes são as maiores causas das mortes de crianças, adolescentes e jovens de 1 a 19 anos, no Brasil. Entre essas chamadas causas externas, **as agressões são as que mais matam crianças e adolescentes**, a partir dos 10 anos. O **suicídio** (a violência contra si mesmo) tornou-se a **terceira maior causa das mortes** de nossos adolescentes e jovens, entre 15 e 25 anos. A violência é ainda mais letal contra o sexo masculino, os **homicídios são a causa da metade dos óbitos de rapazes** de 15 a 19 anos. E ao se fazer o recorte de raça da taxa de homicídios, verificamos o extermínio da juventude negra. Não é à toa aparecemos como a quinta nação mais violenta do mundo, com taxa de homicídio maior do que a de países em guerra." (grifo dos autores)

Um conjunto de agências internacionais, como a Unicef, que estudam violência infantil, revelaram dados da pesquisa publicada no trabalho *Ending Violence in Childhood: Global Report 2017*, que, em 2015, pelo menos três de quatro crianças do mundo (1,7 bilhão) experimentaram violência interpessoal no ano anterior. Quase sete em cada dez crianças (67%) da América do Sul e do Caribe, com idades entre 1 e 14 anos, já sofreram punições corporais. E o Brasil não foge dessa tendência: 68% das crianças brasileiras com até 14 anos, o equivalente a 30,3 milhões de crianças, já sofreram violência corporal em casa (LENCIONI, 2018; GLOBAL REPORT, 2017).

Dados do Ministério da Saúde do Brasil (2002) referem que entre 20 e 25% das meninas sofrem algum tipo de violência, principalmente aquelas entre 5 e 12 anos; já entre os meninos, o índice baixa para 1% e ocorre mais frequentemente entre 3 e 7 anos de idade. Os responsáveis pelo abuso, em geral, são os adultos próximos, sendo o pai o responsável em aproximadamente 60% das vezes e o padrasto ou quem exerce a função em 30%.

A violência contra a criança ou adolescente é todo o ato cometido pelos pais, responsáveis ou outro adulto que, por ação ou omissão, seja capaz de causar dano do ponto de vista físico, sexual ou psicológico. A violência física (ou abuso físico) compreende toda ação que cause dor física à vítima. A violência sexual (ou abuso sexual) é todo ato cometido que vise estimular sexualmente a vítima ou através dela obter satisfação sexual. A violência psicológica compreende as ações realizadas com a intenção de lesar a integridade psicológica, como ocorre em situações de desvalorização, humilhação pública, ameaças, isolamento e manipulação. As ações de violência por omissão são aquelas geradas por negligência, nas quais os adultos responsáveis deixam de prover as condições mínimas – físicas, educacionais e emocionais – de sobrevivência (GAWINSKI e RUDDY, 2005, p.378-81; ABRASCO, 2019).

As diferentes formas de violência não acontecem necessariamente de maneira isolada, podendo ocorrer simultânea ou alternadamente.

Os profissionais de saúde são legalmente obrigados a registrar uma denúncia quando ocorrem atos de lesão física, sexual ou psicológica, quando existe suspeita, ou as crianças ou adolescentes são expostos a riscos substanciais por qualquer uma dessas situações.

Segundo Fernandes et al. (2018):

"A maneira como a criança que sofreu abuso chega a um serviço de saúde tem algumas características típicas, como ocorrer geralmente em consulta clínica não agendada, apresentar queixas comuns e agudas (com duração dos sintomas de, aproximadamente, 1 semana) e com profissional com quem não tem vínculo prévio. Se a vítima for pré-escolar, geralmente ela vem acompanhada pela mãe, a irmã mais velha ou a madrinha afetiva. Caso a criança já esteja na escola ou na creche, mais frequentemente, ela é encaminhada pela instituição por problemas no comportamento, e o abuso já ocorre há mais tempo (em torno de um ano)."

Quadro 1 Como identificar a violência infantil – sinais e sintomas

5 anos de idade ou menos	Pré-adolescentes	Adolescentes
Dificuldade de desenvolvimento	Ansiedade, medo,	Queixas psicossomáticas
Comportamento de extremo	depressão, insônia	Mudanças no apetite ou
apego	Perda ou ganho súbito de	distúrbios alimentares
Distúrbios do sono e terror	peso	Suposição de
noturno	Encoprese e enurese	responsabilidades na casa
Marcas no corpo de mãos, cintas,	Dificuldade ou evasão	anteriormente mantida
beliscões ou mordidas	escolar	pela mãe
Feridas ou hematomas pouco	Conhecimento ou	Depressão crônica e risco
explicados na área genital,	comportamento sexual	de suicídio
nádegas ou região lombar	inadequado à idade	Isolamento social
Múltiplas contusões em	da criança	Promiscuidade sexual
diferentes estágios de cura	Preocupação ou medo de	
Queimaduras (cigarro,	atividade sexual	
queimaduras nas mãos e nos pés)	Histórias inconsistentes	
Ansiedade grave ao exame físico	sobre contusões e feridas	
	nas áreas genitais	

Tradução livre de Lêda Chaves Dias com base no texto original de Gawinski e Ruddy, 2005, p.379.

Os comportamentos que podem sugerir violência infantil incluem (GAWINS-KI e RUDDY, 2005, p.378-81):

- Atraso inexplicável em levar a criança ao tratamento.
- A criança/adolescente é levada às consultas por pessoas que não são os seus responsáveis.
- Explicação implausível ou contraditória do histórico de lesões.
- Crianças com lesões incomuns.
- Reação de embotamento emocional da criança ao seu trauma.
- Pai ou mãe culpando o filho pela lesão.
- Pai ou mãe com histórico anterior de comportamento abusivo.

CONDUTA

O profissional deve relatar suspeita de violência quando houver indícios de que:

- Um membro da família cometeu um ato de abuso sexual ou físico. Na maioria dos casos, o profissional informa primeiro aos pais e, enquanto ainda estiverem no consultório, deve ligar para os Serviços de Proteção à Criança. Como a segurança da criança vem em primeiro lugar e um dos pais pode estar envolvido, o profissional deve primeiro ter apoio do familiar não envolvido. A criança não deve voltar para casa até que um órgão de proteção tenha sido envolvido no caso.
- Os pais não previram a segurança e o bem-estar da criança em casos de abuso extrafamiliar. Quando o agressor não é um membro da família, o profissional deve imediatamente relatar sua suspeita a ambos os pais. E orientar os pais a agirem e relatarem o incidente à polícia, bem como empoderá-los para que cuidem responsavelmente da criança. O profissional deve incentivar os pais a apoiarem e tranquilizarem a criança de que eles a protegerão. Nos casos de abuso sexual, os pais devem enfatizar à criança de que ela não tem culpa.
- Quando a situação de violência ocorreu na escola, os profissionais da APS podem se reunir com os profissionais da educação e promover ações que visem a detecção precoce da violência, realizar o acolhimento, o atendimento (diagnóstico, tratamento e cuidados), oferecer atendimento psicológico quando necessário, notificar os casos e encaminhar para a rede de cuidados e de proteção social (ABRASCO, 2019).

☑ DICA

Em caso de necessidade de ajuda urgente existe o Disque 100.

"O Disque 100 funciona diariamente, 24 horas por dia, incluindo sábados, domingos e feriados. As ligações podem ser feitas de todo o Brasil por meio de discagem gratuita, de qualquer terminal telefônico fixo ou celular, bastando discar 100. O serviço pode ser considerado como "pronto socorro" dos direitos humanos pois atende também graves situações de violações que acabaram de ocorrer ou que ainda estão em curso, acionando os órgãos competentes, possibilitando o flagrante. O Disque 100 recebe, analisa e encaminha denúncias de violações de direitos humanos relacionadas aos seguintes grupos e/ou temas: Crianças e adolescentes; Pessoas com deficiência; em restrição de liberdade; População LGBT; em situação de rua; discriminação ética ou racial; tráfico de pessoas; trabalho escravo; moradia e conflitos urbanos; violência contra ciganos, quilombolas, indígenas e outras comunidades tradicionais; violência policial e de forças de segurança pública. O Disque 100 recebe denúncias anônimas." (ABRASCO, 2019)

VIOLÊNCIA ENTRE PARCEIROS NA ATENÇÃO PRIMÁRIA

É fundamental que os profissionais saibam abordar as situações que possam sugerir ou evidenciar violência, tendo em vista que: "estudos realizados em vários países demonstram a ocorrência de violência de maridos e companheiros contra suas esposas, em um dentre cada quatro casais" (BRASIL, 2002).

O Ministério da Saúde (BRASIL, 2002) refere que em uma "Pesquisa realizada pela FIBGE (Fundação Instituto Brasileiro de Geografia e Estatística), em 1989, 63% das vítimas de violência no espaço doméstico são mulheres e que, destas, 43,6% têm entre 18 e 29 anos; e outros 38,4%, entre 30 e 49 anos. Em 70% dos casos, os agressores são os próprios maridos ou companheiros. Com base nesses dados, pode-se afirmar que a violência nas relações de casal é tão significativa que assume caráter endêmico."

São considerados sinais suspeitos de violência entre parceiros dignos de acompanhamento:

- Sintomas de queixas somáticas vagas (por exemplo, dor de cabeça, insônia, hiperventilação, problemas gastrointestinais, dor no peito, costas ou pélvica).
- Depressão e ansiedade.
- Lesões na cabeça, pescoço, peito, seios e abdome (especialmente seios e abdome durante a gravidez).
- Contusões, lacerações, fraturas, entorses ou queimaduras.
- História inconsistente com a apresentação.
- Várias lesões em diferentes estágios de cura.
- Uso de tranquilizantes ou analgésicos de forma inexplicada ou excessiva.

CONDUTA

Um bom plano de segurança deve conter três condições (GAWINSKI e RUDDY, 2005, p.388):

- Uma lista de recursos da comunidade para mulheres agredidas (por exemplo, abrigos, polícia, centros de aconselhamento etc.).
- Um local seguro (p. ex., abrigo, parente ou casa de amigos), um meio de chegar ao lugar com segurança e, se possível, alguém que saiba o que está ocorrendo.
- Um estoque de necessidades para levar a um local seguro: roupas, dinheiro, documentos de identificação para a(o) paciente. Em casos com crianças, além dos itens citados, também são importantes os objetos de conforto.

Quadro Como abordar a violência entre parceiros – perguntas seguras

Segurança contra o estresse	Medo/abuso	Amigos e família	Plano de emergência
Conte-me sobre os tipos de estresse no seu relacionamento. Você se sente seguro em seu relacionamento? Existem armas de fogo em casa?	O que acontece quando você e seu parceiro discordam? Você já teve brigas com gritos? Alguma vez ocorreu de você ser empurrada? Alguma vez seu parceiro ameaçou ou feriu você?	Estão seus amigos ou família cientes de que você tem sido ameaçada ou ferida? Se não, você pensa que poderia contar-lhes, e eles seriam capazes de lhe dar suporte?	Você sente que tem um lugar seguro para ir em caso de emergência? Se você sente que está em perigo agora, gostaria de ajuda para localizar um abrigo ou desenvolver um plano de emergência?

Em todas as intervenções, é imprescindível que os profissionais enfatizem sua compreensão de quão difícil é deixar um parceiro abusivo e, sobretudo, respeitem o direito da pessoa de decidir.

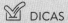

DICAS

- Cuidar da elaboração e execução do plano, pois se o agressor perceber, o risco de violência aumenta.
- A denúncia pode ser feita de forma presencial na delegacia especializada de atendimento à mulher, quando houver, ou, não havendo, na mais próxima da residência. Os canais de denúncia por telefone são o Disque 180, da Central de Atendimento à Mulher, ou o Disque 190, da Polícia Militar. Também é sugerido que se ofereça o contato das Casas da Mulher Brasileira, dos Centros Especializados de Atendimento à Mulher (CEAM) e/ou Casas-abrigo. Além das estruturas fornecidas pelo poder público, existe uma ferramenta de amparo às vítimas em situação de violência doméstica que as auxilia quando não possuem qualquer auxílio familiar ou estatal (https://www.mapadoacolhimento.org/).

VIOLÊNCIA CONTRA IDOSOS

Os maus-tratos contra idosos incluem abuso físico, psicológico, negligência, exploração financeira e violação de direitos.

Minayo (2021) refere que a Rede Internacional para a Prevenção dos Maus Tratos contra o Idoso define violência contra esse grupo etário como: "O maltrato ao idoso é um ato (único ou repetido) ou omissão que lhe cause dano ou aflição e que se produz em qualquer relação na qual exista expectativa de confiança".

Segundo Fernandes et al. (2018), "nem sempre os maus-tratos contra os idosos são praticados de forma intencional, podendo ser resultado do despreparo para lidar com a situação ou das condições socioeconômicas da família ou da comunidade"; muitas vezes, o excesso de demanda causada pelos cuidados gera o abuso, sendo a violência causada em mais de 65% das vezes pelo cuidador (GAWINSKI e RUDDY, 2005).

Comportamentos específicos a serem observados nos cuidadores:

- Negligência.
- História conflitante dos relatos entre cuidador e idoso.
- Histórias que mudam ao longo do tempo ou não coincidem.
- Ressentimento expresso com o idoso.
- Apresentação de justificativas para seu próprio fracasso em fornecer os cuidados adequados.
- Alegações de que o idoso quer autonomia.
- Dependência financeira do idoso.
- Comportamento agressivo/defensivo, como mudança de humor e dificuldade para aceitar uma visita domiciliar, humor deprimido e conduta regressiva.

CONDUTA

Fazer perguntas comportamentais específicas ao idoso sobre o comportamento do cuidador enquanto este não está no recinto. As perguntas apropriadas incluem:

- Como é o relacionamento entre você e (*nome do cuidador*)?
- Como estão cuidando de você?
- Alguém já te machucou? Gritou?
- Alguém te repreendeu?
- Alguém te deu remédio que não precisava ou esqueceu de fornecê-lo?
- Alguém já te tocou sem o seu consentimento?
- Alguém já pegou coisas que pertencem a você sem o seu consentimento?
- Alguém o forçou a assinar documentos que você não queria ou não entendeu?
- Alguém costuma lhe pedir dinheiro ou pediu para cuidar das suas finanças?

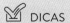

> **DICAS**
>
> Onde você pode procurar orientação ou denunciar (BRASIL, 2020):
> - Unidades municipais de saúde.
> - Delegacias.
> - Disque 100 (Direitos Humanos).
> - Polícia Militar – 190 (para situações de risco eminente).

- Alguém já se recusou a cuidar de você ou ajudá-lo quando você realmente precisava?
- Alguém já fez você sentir medo?

Em muitas localidades, existem serviços específicos para denunciar abuso de idosos. Verifique quais ações são obrigatórias no seu local ou disque 100 para denunciar. Notifique.

O Estatuto do Idoso declara que:

"Os casos de suspeita ou confirmação de violência, praticados contra idosos, serão objeto de notificação compulsória pelos serviços de saúde públicos ou privados à autoridade sanitária, bem como serão obrigatoriamente comunicados por eles a quaisquer dos seguintes órgãos: autoridade policial; ministério público; conselho municipal do idoso, conselho estadual do idoso; conselho nacional do idoso (art.19 do Estatuto do Idoso)."

CONTINUIDADE DO CUIDADO COM PESSOAS VÍTIMAS DE VIOLÊNCIA DE QUALQUER NATUREZA

Em casos de violência é importante manter contato com a família. Os profissionais de saúde podem desempenhar um papel fundamental na descoberta, enfrentamento e prevenção da violência nas famílias. Reconhecer os sinais de abuso é o primeiro passo. Ao relatar suas suspeitas às autoridades apropriadas, o profissional ativa os sistemas legais e comunitários que fornecem segurança ao membro da família em risco. Essa etapa também pode levar ao envolvimento de recursos que fortaleçam a capacidade de toda a família lidar com o estresse de maneiras não violentas.

DICAS

- A situação de violência exige trabalho de equipe e sensibilidade individual.
- Evite trabalhar sozinho.
- Converse com o paciente em um local reservado.
- Registre a história de violência de forma clara, dando preferência a descrever as palavras dos envolvidos.
- Inclua a natureza da agressão e a identidade do agressor.
- Ajude o paciente a identificar forças e estruturas de suporte.
- Considere utilizar toda a potencialidade da equipe em todo o atendimento.
- Encoraje o paciente a denunciar o caso à polícia.
- Respeite a decisão do(a) paciente se ele(a) se recusar.
- Notifique.

CONDUTA E DICAS QUANDO O AGRESSOR É SEU PACIENTE

Os profissionais de cuidados primários que trabalham com vários membros da mesma família podem enfrentar situações nas quais o agressor também seja seu paciente. Isso é particularmente difícil por uma variedade de razões, tais como: saber lidar com o agressor, saber ouvi-lo e tentar descobrir se existem possibilidades de mudar o comportamento.

É importante ter em mente que divulgar a história de um membro da família para o outro não é apropriado, e que a sua prioridade é manter a segurança da vítima. Se o agressor acreditar que a vítima contou o «segredo» do abuso, ou está se preparando para sair da casa, isso pode aumentar muito o risco de novos atos violentos. O momento mais perigoso para a vítima é a hora do fim do relacionamento.

Se os pacientes esperam ser questionados sobre sua vida e seu estresse em casa durante os atendimentos, porque o profissional estabeleceu esse padrão, é relativamente improvável que essas perguntas façam com que o agressor se sinta ameaçado. Por outro lado, se essa linha de questionamento não for a norma ou se o profissional não tiver um relacionamento estabelecido com o agressor, esse tópico não deverá ser abordado. Mantenha em mente que, mesmo que você tenha um bom relacionamento com o agressor, o mais importante é concentrar esforços para deixar a vítima em segurança.

Quando o agressor consegue conversar sobre sua vida e o estresse que tem vivenciado pelo reconhecimento da violência e assume a responsabilidade, é sinal de que essa situação poderá ser trabalhada. Entretanto, se o agressor reconhece a violência, mas acredita que ocorra por ser provocado pelo outro (sendo a culpa do outro), pode ser oferecida a ajuda, mas o profissional deve reconhecer a resistência e seguir com cautela na abordagem.

Os pacientes hostis fazem parte de um grupo especialmente difícil de tratar porque são, em geral, pessoas difíceis de conviver.

CUIDADOS ESPECIAIS NA COMUNICAÇÃO REMOTA

A comunicação remota merece cuidado especial em situações de violência. O profissional da saúde deve ter como premissa a proteção e o objetivo de cessar o processo de violência. Para tanto, o trabalho com diversos profissionais e setores institucionais deve estar envolvido conforme a situação da vítima e as leis municipais. O trabalho do setor saúde deve ser de detectar a violência, orientar vítimas adultas e com autonomia, proteger vítimas indefesas e sem autonomia indicando o cuidado por meio dos demais setores responsáveis, dando o acolhimento e o apoio suficientes e mediando conflitos quando possível.

REFERÊNCIAS

1. ABRASCO, Associação Brasileira de Saúde Coletiva. PSE pela Paz nas Escolas 25-03-2019. Rio de Janeiro, 27 de março de 2019. Disponível em: https://www.abrasco.org.br/site/noticias/posicionamentos-oficiais-abrasco/sobre-a-violencia-contra-criancas-adolescentes-e-jovens-brasileiros/40061/attachment/pse-pela-paz-nas-escolas-25-03-2019. Acesso em: 16 fev. 2021.
2. ABRASCO, Associação Brasileira de Saúde Coletiva. Sobre a violência contra crianças, adolescentes e jovens brasileiros. Rio de Janeiro, 27 de março de 2019. Disponível em: https://www.abrasco.org.br/site/noticias/posicionamentos-oficiais-abrasco/sobre-a-violencia-contra-criancas-adolescentes-e-jovens-brasileiros/40061/. Acesso em: 15 fev. 2021.
3. BRASIL. Ministério da Mulher, da Família e dos Direitos Humanos. Governo Federal. Como caracterizar a violência doméstica e familiar contra a mulher? 23/07/2020. Disponível em: https://www.gov.br/mdh/pt-br/assuntos/denuncie-violencia-contra-a-mulher/violencia-contra-a-mulher. Acesso em: 11 jan.2021.
4. BRASIL. Ministério da Saúde. 15/6 – Dia mundial de conscientização da violência contra a pessoa idosa. 2020. Disponível em: http://bvsms.saude.gov.br/ultimas-noticias/3209-15-6-dia-mundial-de-conscientizacao-da-violencia-contra-a-pessoa-idosa-2. Acesso em: 07 mar.2021.
5. BRASIL. Ministério da Saúde. Violência Intrafamiliar: orientações para a prática em serviço. Brasília: MS, 2002 (Cadernos de atenção básica – nº 8).
6. BRASIL. Secretaria de Direitos Humanos da Presidência da República. Manual de enfrentamento à violência contra a pessoa idosa. É possível prevenir. É necessário superar. Secretaria de Direitos Humanos da Presidência da República; Texto de Maria Cecília de Souza Minayo. Brasília, DF: Secretaria de Direitos Humanos da Presidência da República; 2014. Disponível em: https://www.gov.br/mdh/pt-br/centrais-de-conteudo/pessoa-idosa/manual-de-enfrentamento-a-violencia-contra-a-pessoa-idosa Acesso em: 07 mar.2021.
7. DAHLBERG LL, KRUG EG. Violência: um problema global de saúde pública. Ciênc Saúde Coletiva. 2006;11(supl.):1163-78.
8. FERNANDES CLC, MAZZONCINI LC, DIAS LC. Violência na atenção primária à saúde. In: Augusto DK, Umpierre RN (orgs.). Programa de Atualização em Medicina de Família e Comunidade (PROMEF), Ciclo 13, Volume 3. Porto Alegre: Artmed Panamericana; 2018.

9. GAWINSKI B, RUDDY N. Protecting the family: domestic violence and primary care clinician. In: McDaniel SH, Campbell TL, Herpworth J, Lorenz A (orgs.). Family-oriented primary care, 2.ed. Springer: New York, 2005. p. 376-398.

10. GLOBAL REPORT. Ending violence in childhood. Disponível em: http://globalreport.knowviolenceinchildhood.org/. Acesso em: 04 abr.2021.

11. HARDY KV, LASZLOFFY TA. Teens who hurt: clinical interventions to break the cycle of adolescent violence. New York: The Guilford Press; 2005. p.13.

12. LENCIONI C. Observatório do terceiro setor. 57% dos casos de violência contra crianças ocorrem dentro de casa. 02/07/2018. Disponível em: https://observatorio3setor.org.br/carrossel/57-dos-casos-de-violencia-contra-criancas-ocorrem-dentro-de-casa/. Acesso em: 15 fev.2021.

13. MENDONÇA CS, et al. Violência na atenção primária em saúde no Brasil: uma revisão integrativa da literatura. Ciênc Saúde Coletiva. 2020;25(6):2247-57.

14. MINAYO MCS. Eixo temático: violência contra idosos. Disponível em: http://www.observatorionacionaldoidoso.fiocruz.br/biblioteca/_eixos/3.pdf. Acesso em: 07 mar.2021.

15. STARFIELD B. Atenção primária: equilíbrio entre necessidades de saúde, serviços e tecnologia. UNESCO e Ministério da Saúde, 2002, p.135. Disponível em: https://www.nescon.medicina.ufmg.br/biblioteca/imagem/0253.pdf Acesso em: 06 fev. 2021.

16. TJRS. Coordenadoria Estadual da Mulher em Situação de Violência Doméstica e Familiar do Tribunal de Justiça do Rio Grande do Sul. Tipos de violência doméstica e familiar. Porto Alegre, RS. Disponível em: https://www.tjrs.jus.br/novo/violencia-domestica/orientacoes/tipos-de-violencia-domestica-e-familiar/. Acesso em: 12 fev.2021.

23
Famílias reconstituídas

"Pesquisas mostram que o casamento é o fator
familiar mais poderoso que influencia a saúde."
(McDANIEL et al., 2005, p.124)

 Ao final deste capítulo você deverá:

- Saber o que é uma família reconstituída.
- Conhecer as características de uma família reconstituída.
- Conhecer questões frequentes de impasse nas famílias reconstituídas.
- Utilizar o genograma familiar para compreender os novos laços.

INTRODUÇÃO

Existe uma crença social, particularmente ocidental, de que a união de duas pessoas gera a formação de um corpo único. Dessa ideia derivam mais formulações como a de que a felicidade familiar seja resultado da indiferenciação do casal, que a longitudinalidade da relação seja decorrente da uniformidade do casal e que em uma família saudável ocorra a inexistência de conflitos. Entretanto, como referem Gottman e Silver (2000, p.29), o fator determinante de satisfação é a qualidade da amizade do casal. Já segundo Anton (2012, p.38): "muitas infelizes relações não terminam nunca, justamente porque os indivíduos nelas envolvidos sentem-se incapazes de estabelecer laços mais felizes com outras pessoas e preferem estar mal acompanhados a ficarem sós...".

A tipologia familiar contemporânea coloca em evidência uma série de elementos que caracterizam uma relação feliz e que podem espelhar diversas famílias, como a capacidade de compartilhar momentos, ideias e sentimentos, mostrar a habilidade em entender, honrar e respeitar um ao outro; ter a sabedoria de compreender o outro, mesmo que discordando das percepções individuais e promovendo o acolhimento; ter a qualidade de elaborar seus próprios conflitos e de aproveitar a experiência passada nas vivências presentes, assim como saber preservar um espaço individual sem implicar no isolamento ou exclusão do outro (ANTON, 2012, p.42; GOTTMAN e SILVER, 2000, p. 13-36). Estas são características comuns a algumas famílias reconstituídas.

A família reconstituída se apresenta como um exemplo contemporâneo de construção familiar. Suas características a direcionam para a busca da colaboração e respeito com base nas experiências anteriores ou para a repetição de padrões que propiciam a ruptura. A presença frequente dessa tipologia justifica a necessidade de melhor reflexão para a abordagem.

CONCEITOS FUNDAMENTAIS

O que são famílias reconstituídas?

Segundo Andolfi (2003, p.90), é a construção de uma nova família em que uma das pessoas do casal ou os dois convivem com os filhos nascidos no casamento anterior e talvez com os filhos nascidos nessa nova união.

Quais são as principais características das famílias reconstituídas?

As principais características são complexas e consequentes da ampliação do grau de parentesco expandido, especialmente dificuldades em relação aos papéis familiares.

A partir da nova união, passa a estar presente "um pai ou uma mãe funcional", que não são os genitores, mas estão posicionados como tais. Isto gera confusão na compreensão de papéis (que é aquilo que cada pessoa representa) e funções (que é como cada pessoa funciona), assim como torna complexo o aspecto relacional e comportamental nos setores econômicos, jurídicos e demográficos.

Quais são os principais impasses nas famílias reconstituídas?

- A negociação para a tentativa de equilíbrio do novo casal.
- A adaptação de novos papéis e funções nos adultos da família reconstituída.
- A adaptação dos filhos aos processos de mudança.
- A adaptação das famílias de origem de cada parte do casal aos novos papéis e funções.

IDENTIFICAR O PROBLEMA

A união entre duas pessoas é mais do que criar filhos, dividir contas, tarefas e ter relação sexual, ela é recheada de expectativas e buscas de significados em comum. Em uma família reconstituída, um dos anseios é vencer os medos de repetir padrões falidos da última experiência. O primeiro acordo é a tarefa de criar um sistema equilibrado e coerente para a formação da nova família. Cabe ao profissional de saúde estar atento aos objetivos em comum e auxiliá-los a realizar os possíveis acordos.

A acomodação dos adultos aos novos papéis e funções passa por um processo de limites imprecisos do ser e do fazer e por sentimentos de ambiguidade. Aquele que não é o pai ou mãe biológico(a), sente-se, muitas vezes, perdido com as novas atribuições, as quais muitas vezes sequer foram escolhidas por eles.

A adaptação dos filhos pode ter como base sentimentos de perda, como o sofrimento pelo distanciamento com o genitor que ficou mais afastado e emoções de estranhamento com o novo par formado.

Cabe ao profissional checar as possíveis angústias que a família está vivenciando e se estas são referentes ao processo de adaptação, acolhendo-as e apoiando os envolvidos para que possam se adequar à nova realidade sem ampliação do sofrimento.

DISSECAR O PROBLEMA E DOMINAR A SITUAÇÃO

Uma das formas de abordar a família e que facilita o entendimento da atual estrutura é a construção do genograma da família atual, incluindo todas as pessoas que dela fazem parte.

O genograma é um desenho que pode ser construído com a família e utilizado para mostrar aspectos diferentes da história familiar. É uma forma de registrar as informações sobre os membros e suas relações em pelo menos três gerações. A visualização desse desenho ajuda tanto o paciente quanto o profissional a identificar e compreender os padrões familiares (McGOLDRICK et al., 2012, p. 21).

A seguir estão dispostos alguns símbolos utilizados para a realização do desenho do genograma familiar.

Para melhor entendimento da ferramenta, propõe-se o desenho do genograma da Figura 5, a partir do relato sobre a família Silveira:

Jorge, 32 anos, vendedor, vem à consulta inicialmente sozinho, pois tem tido muitas brigas com sua nova companheira, Milena, de 34 anos e técnica de enfermagem.

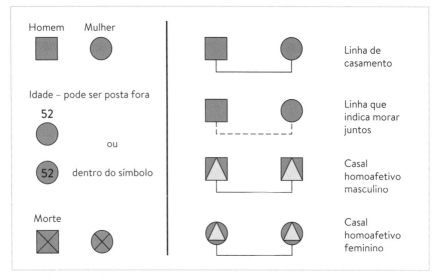

Figura 1 Símbolos básicos para o desenho do genograma.

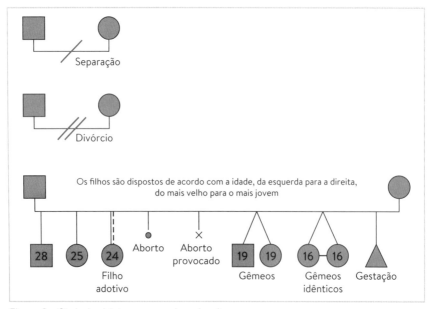

Figura 2 Símbolos básicos para o desenho do genograma.

23 · Famílias reconstituídas **213**

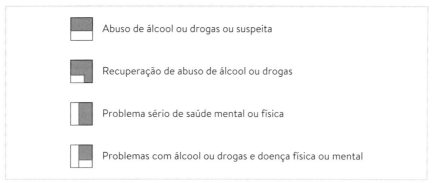

Figura 3 Símbolos básicos para o desenho do genograma.
Abuso de álcool ou drogas ou suspeita

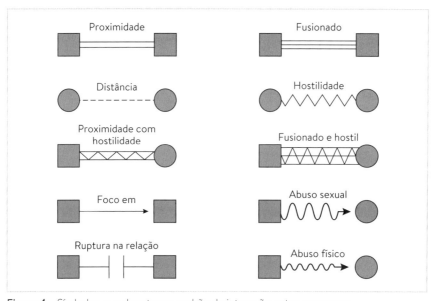

Figura 4 Símbolos que denotam o padrão de interação entre as pessoas.

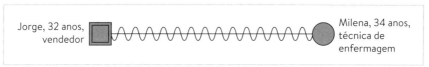

Figura 5 Genograma da família Silveira.

Como na consulta Jorge referiu muitos conflitos com sua companheira, o profissional que o atendia sugeriu que viessem juntos nas próximas consultas para dar início ao entendimento da situação por meio do genograma.

Jorge teve um relacionamento anterior com Ana, de 27 anos, com quem teve Mateus, de 7 anos. As brigas eram muito frequentes e, na época, passou por uma avaliação psiquiátrica e teve o diagnóstico de transtorno afetivo bipolar (TAB). Essa união durou 3 anos.

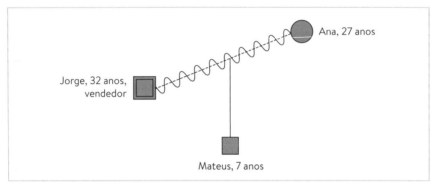

Figura 6   Genograma da família Silveira.

Em seguida conheceu Milena, com quem está casado hoje e tem Cauã, de 2 anos.

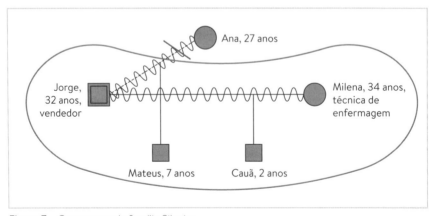

Figura 7   Genograma da família Silveira.

Moram na mesma casa: Jorge, Milena, Cauã e, por quatro dias na semana, Mateus. A maior parte das brigas ocorre porque Jorge participa de campeonatos de futebol e pede para Milena cuidar de Mateus. Quando está em casa e tem a lida com Mateus, acredita que cumpriu sua parte e que Milena tem de assumir Cauã sozinha, já que ele fica sobrecarregado com as atividades com o mais velho. A mãe de Jorge, D. Leonor, de 63 anos, para aliviar "a sobrecarga" de Jorge, pede para ficar com o primeiro neto, o que causa revolta em Milena, por achar que a sogra passa a mão sobre a cabeça de Jorge. A mãe de Milena, D. Lenir, por sua vez, questiona a filha, porque Mateus fica mais na casa deles do que com a sua própria mãe. E isso estimula Milena a posicionar-se contra Mateus e ampliar a briga com Jorge.

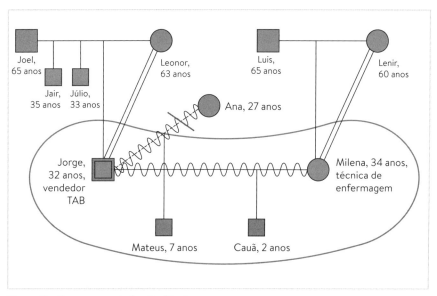

Figura 8   Genograma da família Silveira.

POSSIBILIDADES

Assim como a linguagem falada pode expressar os processos do pensamento e ajuda no contexto da comunicação, os genogramas auxiliam visualmente na expressão dos padrões de relações e na descrição da vivência das pessoas (McGOLDRICK et al., 2012, p. 23).

O mapeamento da estrutura da família, de sua anatomia pelo desenho do genograma, recheada pelas histórias e o entendimento do ciclo de vida familiar, é uma das formas de abordagem que facilita não somente ao profissional que está realizando o desenho, mas a família presente, que está contando a história ao se deparar com ele.

Nesse sentido, a facilidade dessa composição tem como objetivo clarear as questões que possam ser trabalhadas. Na família Silveira, sugere-se a análise de alguns pontos:

- O diagnóstico de transtorno afetivo bipolar em Jorge está adequado e merece alguma abordagem?
- Seria importante saber quais foram os acordos relativos ao processo de adaptação entre o casal sobre Mateus.
- A história da gestação de Cauã poderia ser mais bem compreendida.
- Poderia ser avaliado com o casal o que cada um pode fazer para melhorar.
- Seria importante deixar claro o plano para implementar o que é desejável mudar.
- Às vezes, trabalhar com pequenas tarefas pode ser positivo para a construção do bem-estar.
- Deve-se, sempre que possível, fornecer *feedback* sobre as conquistas do casal.

CONSIDERAÇÕES

Como descreve Anton (2012, p.14), "Viver bem está relacionado a conviver bem". E como Andolfi (2003, p.92) refere: "Os primeiros anos de vida de uma família reconstituída, requer muito esforço por parte dos adultos para negociar e criar um sistema equilibrado e coerente de múltiplas relações, dentro e fora do núcleo e dos núcleos envolvidos."

O papel do profissional de saúde na Atenção Primária é considerar que as incongruências dos ajustes do casal possam estar repercutindo na saúde da família. É importante determinar qual o tipo de ajuda que a família precisa para desenvolver os padrões necessários para a nova estrutura (CARTER e McGOLDRICK, 1995, p.356).

CUIDADOS ESPECIAIS NA COMUNICAÇÃO REMOTA

As consultas virtuais do casal também devem ser feitas com a presença da dupla. O contato com apenas uma das partes pode ocorrer se tiver sido acertado previamente. O atendimento com partes da família, se não combinado anteriormente, pode causar desconforto a quem está ausente e sugerir cumplicidades não favoráveis ao casal.

REFERÊNCIAS

1. ANDOLFI M. Manual de psicología relacional: la dimensión familiar. Colombia: La Silueta; 2003. p.90-3.
2. ANTON ILC. A escolha do cônjuge: um entendimento sistêmico e psicodinâmico. 2.ed. Porto Alegre: Artmed; 2012. p.14, 38.
3. CARTER B, McGOLDRICK M. As mudanças no ciclo de vida familiar: uma estrutura para a terapia familiar, 2.ed. Trad.: Maria Adriana Veríssimo Veronese. Porto Alegre: Artes Médicas; 1995. p.356.
4. GOTTMAN J, SILVER N. Sete princípios para o casamento dar certo. Trad.: Ferreira IMS. Rio de Janeiro: Objetiva; 2000. p.13-36.
5. McDANIEL SH, et al. Working with couple in primary care: one plus is more than two in family-oriented primary care. 2.ed. New York: Springer; 2005. p. 124.
6. McGOLDRICK M, et al. Genogramas: avaliando a intervenção familiar. Trad.: Rosa SMM; rev. téc.: Ladvocat C. 3.ed. Porto Alegre: Artmed; 2012. p.21, 23.

24
Conhecendo a resiliência familiar

> "À medida que as famílias aumentam a capacidade de se recuperar de crises iminentes e de resistirem ao estresse persistente, elas também conquistam recursos vitais para lidar mais eficientemente com os desafios futuros. Assim, na construção da resiliência familiar, toda intervenção é também uma medida preventiva."
> (WALSH, 2005)

 Ao final deste capítulo você deverá:

- Saber o que é resiliência familiar.
- Distinguir quais os elementos considerados fundamentais para a resiliência.
- Identificar resiliência.
- Saber como o sistema de crenças familiares cria resiliência.
- Conhecer fatores protetores das crises familiares.

INTRODUÇÃO

A resiliência é um conceito criado a partir de investigações importantes sobre a capacidade de enfrentar desafios, crises e sair bem ou com mais capacidades do que antes da crise (capacidade de uma pessoa de vencer as adversidades de forma competente).

As mudanças biopsicossociais que ocorreram de forma rápida e com uma série de adversidades têm tornado o entendimento desse tema uma necessidade para intervenções em diversas áreas do conhecimento (educação, saúde, engenharia, economia, sociologia e outras).

A família muda sempre, adapta-se às necessidades pessoais, culturais, sociais e econômicas, passa por desafios e crises. Algumas ficam melhores, outras piores. Algumas se reorganizam, outras terminam. Nosso grande desafio é entender o que faz com que famílias submetidas a tensões semelhantes tenham resultados diferentes.

Todas as famílias têm crises e todas possuem aspectos positivos e negativos em seu funcionamento. Esse é um processo dinâmico, contextual, histórico e passível de mudança ao longo da vida familiar. Quando pensamos em resiliência familiar mudamos o jeito de ver as famílias em crise, deixando de entendê-las como defeituosas (com faltas) e passando a vê-las como famílias que estão enfrentando um desafio, mas que possuem potencial de recuperação e de crescimento.

Falaremos aqui da resiliência familiar, com o objetivo de que, ao fazermos uma abordagem familiar, possamos identificar e fortalecer os processos que levam famílias a enfrentar seus problemas e a renascer a partir destes.

CONCEITOS FUNDAMENTAIS

Resiliência

É a capacidade da pessoa de renascer da adversidade fortalecida e com mais recursos. É um processo ativo de resistência, reestruturação e crescimento em resposta à crise e ao desafio. Ela é construída no enfrentamento da adversidade pela abertura a novas possibilidades e na interdependência com outras pessoas (Walsh 2005). Para um bom entendimento, é importante salientar que a resiliência está em oposição à autossuficiência, invulnerabilidade, negação ou desviar-se do enfrentamento.

Visão sistêmica da resiliência

A resiliência é um modelo interacional complexo, transacional, que vai além do indivíduo e que influencia e sofre a influência da família e do meio social em que está inserido. Os desafios familiares (crises) atingem todos os membros da família e a resposta se dará individualmente, pela família e pelas relações que estabelecem.

Abordagem da resiliência familiar

Intervenção com o objetivo de fortalecer a família por meio de uma estrutura positiva e pragmática para o enfrentamento exitoso dos desafios e crises ao longo da vida familiar.

Abordagem familiar para a resiliência

Intervenção familiar para o enfrentamento do estresse familiar com potencial heurístico de articulação teórica, clínica e psicossocial de famílias vulneráveis.

Fatores de risco

São variáveis que aumentam a probabilidade de um desfecho desfavorável (disfuncional, patológico). Quando falamos de resiliência, podemos ter fatores de três tipos segundo Gomez e Kotliarenco (2010):

- Exposição cotidiana e crônica a situações adversas.
- Exposição a um evento desfavorável significativo, traumático.
- Combinação de alto risco e exposição a um evento traumático particular.

Fatores de vulnerabilidade

São variáveis que elevam ou somam fatores de risco de forma a aumentar a chance de desfecho negativo.

Fatores de proteção e recuperação

São variáveis que auxiliam as famílias a manter a estrutura, o funcionamento e as competências no enfrentamento e recuperação das crises. Alguns exemplos são as rotinas, o humor, os rituais, a comunicação, a escolaridade, o apoio familiar, ter uma rede de apoio e uma renda.

Famílias multiproblemáticas

Famílias vulneráveis com múltiplos riscos, muitos sintomas, muitas crises, mais de um membro da família com sintomas, problemas na estrutura e na dinâmica familiar, problemas na comunicação e no desempenho de papéis e funções na família. Os sintomas de violência, adições, isolamento e exclusão social são comuns nesse tipo de família. Colapinto (1995) as define como sendo as famílias nas quais a adversidade se tornou crônica, transgeracional e que, frequentemente, necessitam de intervenções institucionais.

Elementos fundamentais

Elementos fundamentais para a resiliência familiar segundo Walsh (2005, p. 23) podem se apresentar de maneiras diferentes, com intensidades adequadas aos valores, recursos e desafios familiares. Estão identificados em três domínios:

A. Sistema de crenças
- Extrair significado da adversidade – a crise é um desafio compartilhado.

- Perspectiva positiva – focar nas fortalezas e dominar o possível.
- Transcendência e espiritualidade – aprender e crescer.

B. Padrões organizacionais
- Flexibilidade – recuperação, reorganização.
- Conexão – apoio mútuo, respeito, reconciliação.
- Recursos sociais e econômicos – mobilizar rede e ganhar segurança econômica.

C. Processos de comunicação
- Clareza – buscar coerência entre palavras e ações.
- Expressão emocional aberta – evitar acusações e compartilhar experiências.
- Resolução cooperativa dos problemas – medidas concretas, aos poucos, e prevenção.

COMO AVALIAR A RESILIÊNCIA FAMILIAR?

Existem vários questionários e modelos, mas o mais comumente usado é o FAAR Model (*Family Adjustment and Adaptation Response*) (Patterson, 1988).

O modelo FAAR de resiliência utiliza cinco parâmetros para avaliar o processo de equilíbrio entre demandas, capacidades e o significado na família para um adequado funcionamento dela.

- As famílias enfrentam o estresse previsível nas crises desenvolvimentais ao longo do ciclo de vida da família.
- Possuem fatores protetores e de recuperação que se desenvolvem com o objetivo de proteger e apoiar seus membros.
- As famílias ajudam e são ajudadas por uma rede comunitária nos períodos de estresse.
- A família é um grupo com regras de funcionamento que possui um sentido, um propósito e uma perspectiva compartilhada.
- As famílias que passam por estresses/crises importantes buscam restaurar a ordem, o equilíbrio e a harmonia mesmo durante o processo.

COMO AUMENTAR A RESILIÊNCIA?

Reduzir as demandas familiares (estresse)

- Trabalhe as tensões familiares, fatores de risco e vulnerabilidades.

Aumentar as capacidades

- Amplie e certifique as competências, fatores de proteção e de recuperação.
- Busque recursos pessoais, familiares e da rede de apoio.

Trabalhar os significados

- Entenda o significado do contexto e reenquadre a realidade se necessário, e avalie outras possibilidades.
- Procure entender como a pessoa, a família e o contexto se inter-relacionam.

CENÁRIO DE INTERVENÇÃO

A residente Brenda vem à supervisão porque atendeu uma paciente de nome Gabriela, de 36 anos, parda, boa aparência. Veio à consulta para revisão após ter tido um abortamento espontâneo de uma gestação muito desejada.

Na consulta, referiu estar muito deprimida, desanimada e chorando muito apesar do uso de fluoxetina 20 mg. Refere estar sem dormir e preocupada com o marido, que está desempregado. Relata cansaço desde que cuidou de João, seu segundo marido, por 4 anos de tratamento para um câncer.

A paciente relata que tem faltado ao trabalho e que ficou afastada dele na semana anterior por estar com cefaleia intensa e paresia do lado esquerdo do corpo. Consultou-se e foi constatado que sua TA (Tensão Arterial) estava elevada, com 160/95 mmHg, e foi orientada a procurar a UBS para tratamento.

Identificar o problema

- Abortamento espontâneo de gestação desejada.
- Depressão com insônia.
- Marido desempregado.
- TA elevada.
- Cefaleia.
- Hemiparesia à esquerda, transitória.

Dissecar o problema e dominar a situação

Brenda ficou muito sensibilizada com a condição de Gabriela e convidou-a a vir a uma consulta para que pudessem conversar, que ela queria conhecê-la melhor e também o momento de vida e à sua família. Combinaram a consulta e a residente comentou que iriam fazer um genograma da família. Perguntou se ela queria trazer alguém na consulta e ela disse que não, talvez depois em outro dia.

Na segunda consulta, fizeram o genograma e Gabriela pode falar um pouco de sua vida, da vida familiar e do seu contexto no momento da consulta.

Brenda pode falar que eles estavam consolidando a relação de casal, mas o ciclo da família atual já apresentava necessidades de adaptação à adolescência da enteada.

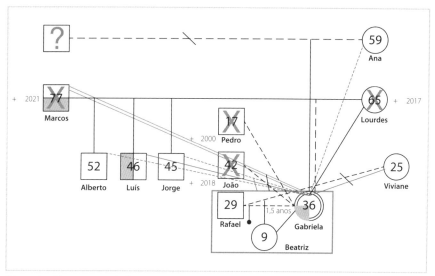

Figura 1 · Genograma da família.

Gabriela é filha biológica de Ana e não conheceu o pai. Foi criada por Lourdes, falecida em 2017 por um câncer de mama, e pelo Marcos, falecido recentemente (6 meses), por cirrose alcoólica. Ambos eram conhecidos de sua mãe biológica. Marcos era a pessoa com quem Gabriela tinha mais vínculo, ela cuidou dele até o fim da vida. Possui três irmãos adotivos, sendo que com o Alberto e o Jorge tem uma relação conflituosa, sofreu violência sexual deles na idade de 9 anos. O irmão, Luís, é o mais próximo e ela se sente responsável por ele, que tem sofrimento mental e necessita de cuidados.

A paciente tem um histórico de adição à cocaína e está abstinente há 2 anos. Ela teve três companheiros, sendo que o primeiro faleceu por afogamento há 10 anos. João, o segundo companheiro, faleceu há 2 anos por mieloma múltiplo. Atualmente ela vive com Rafael há 1,5 ano, com quem planejava ter um filho. Ele é 7 anos mais jovem que ela e possui uma filha, Beatriz, de 9 anos. No momento, seu companheiro está fazendo "bicos" e, por esse motivo, ela se obriga a trabalhar e fazer extras. Desde que ele foi demitido é ela quem sustenta a casa e auxilia a enteada, com quem tem uma boa relação. Beatriz veio morar com o casal faz 3 meses. A mãe biológica (Viviane) da menina tem uma boa relação com a paciente.

Possibilidades

Vulnerabilidades
- Perda recente do pai.
- Guardar segredo do uso de droga.
- Abuso de substância pessoal e familiar.
- Doença mental na família.
- Relação frágil com o companheiro.
- Abuso na adolescência.
- Mãe biológica distante.
- Enteada vem morar de forma não planejada.
- Aborto espontâneo de uma gestação desejada.
- Situação financeira frágil.

Fatores de proteção (potencialidades)
- A Gabriela é resiliente e altruísta.
- Vivência de lutos anteriores parecem resolvidos.
- Percebe que pode contar com a mãe biológica, não há rompimentos.
- Abstinente de cocaína há 2 anos.
- Bom vínculo com a enteada e sua mãe.
- Acolhe o irmão com sofrimento mental.
- Escolaridade de 2º grau completo.
- Possui emprego com renda definida.
- Boa relação com a equipe de saúde.

Criar um plano de ação
- Oferecer uma escuta ativa, afetiva, empática e de apoio.
- Explorar sentimentos, ideias e expectativas.
- Fortalecer potencialidades.
- Estimular o vínculo com a mãe biológica.
- Ampliar a rede de apoio pessoal e familiar.
- Encaminhar o irmão Luís para avaliação em saúde mental.
- Discutir direitos e deveres dos irmãos com o Luís.

- Avaliar a vontade do casal em decidir ter filhos.
- Trabalhar o luto da gestação.
- Estimular o autocuidado e o cuidado clínico.
- Disponibilizar recursos da rede no enfrentamento dos problemas.

ACOMPANHAR A EXECUÇÃO DO PLANO

O acompanhamento dos casos de família não é diferente do atendimento de pessoas, é o método clínico centrado na família. Nele é elaborado o levantamento de problemas com a família, contextualizando-os e buscando possibilidades de resolução cooperativa.

Marca-se uma nova consulta para combinar as prioridades dentro da lista que já criamos e como vamos enfrentá-las. Avaliam-se os recursos e a necessidade de ampliar a rede de apoio pessoal, familiar e terapêutica. São estabelecidas metas e contratualiza-se o seguimento.

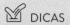
DICAS

- Famílias difíceis geralmente são difíceis para todos. Construa sua rede de apoio para o enfrentamento da situação.
- Em situações de risco/vulnerabilidades, chame outros membros da equipe para auxiliar na avaliação da família. Faça uma intervenção por vez, aguarde o movimento da família e refaça sua avaliação e o plano de ação.

CUIDADOS ESPECIAIS NA COMUNICAÇÃO REMOTA

As intervenções familiares na APS devem ser presenciais sempre que possível, e quanto maior ou com mais demandas tiverem as famílias, maior a necessidade de participação de todos na busca de soluções para o enfrentamento da crise.

Lembre-se de revisitar o capítulo "Abordagem da família em crise".

REFERÊNCIAS

1. COLAPINTO J. Dilution of Family process in social services: implications for treatment of neglectful families. Family Process. 1995;34(2):59-74.
2. GOMEZ E, KOTLIARENCO M. Resiliencia familiar: un enfoque de investigación e intervención con familias multiproblemáticas. Revista de Psicologia. 2010;19(2):103-31.

3. MELILLO A. El desarrollo psicológico del adolescente y la resiliência. In: munits M et al. (comp.). Buenos Aires: Paidós; 2007.
4. PATTERSON JM. Famílias em situação de estresse: I. O modelo de adaptação e adaptação da família: II. Aplicação do Modelo FAAR a questões de saúde para intervenção e pesquisa. Family Systems Medicine. 1988;6(2):202–237.
5. SORDI AO, MANFRO GG, HAUCK S. O conceito de resiliência: diferentes olhares. Rev Bras Psicoter. 2011;13(2):115-32.
6. WALSH F. Fortalecendo a resiliência familiar. Lopes MF (trad.). Brascagin C (rev. téc). São Paulo: Roca; 2005.

25
Abordagem com doença crônica

> "Uma pessoa com uma doença crônica frequentemente luta durante um tempo prolongado para se adaptar ao seu ambiente."
> (FREEMAN, 2018, p.4)

 Ao final deste capítulo você deverá:

- Reconhecer os desafios da doença crônica.
- Entender o impacto da doença crônica.
- Saber as características familiares que afetam a resposta à doença.
- Identificar estratégias de abordagem em famílias que apresentam doenças crônicas.

INTRODUÇÃO

As tarefas centrais dos profissionais da atenção primária à saúde (APS) são entender a experiência com a doença e compreender a pessoa com o problema, dentro do seu contexto. Essas tarefas são inseparáveis e tornam-se um desafio maior quando é necessário lidar com doenças crônicas (FREEMAN, 2018, p.146).

As doenças crônicas exigem conhecimento técnico e parceria com a pessoa e a família que enfrentam o problema, pois afetam todos os aspectos da vida das pessoas.

Por definição, doença crônica é um mal que não tem cura. Dessa situação, surgem as outras características do problema, um verdadeiro processo de crise individual e familiar para promover a adaptação, aliviar o sofrimento, causar estabilidades, diminuir incertezas e desenvolver formas de enfrentamento.

Os sentimentos que envolvem a capacidade de lidar com novos funcionamentos, papéis e responsabilidades devem ser apreendidos pelo indivíduo, pela família e pelo sistema de saúde (McDANIEL et al., 1994, p.179).

Ter cronicidade está relacionado com o tempo, com a continuidade e o estilo de atendimento também crônico, daí a importância das parcerias. Nesse sentido, vários desafios irão se apresentar, alguns relacionados com o impacto do surgimento da doença em si; pelo processo de adaptação e perdas; e pelo curso do problema e das incapacidades geradas. Um desafio frequente é de o profissional de saúde manter-se sensível ao sofrimento com o passar do tempo, reconhecendo a experiência humana com a dor, apesar do empobrecimento de afetos que a doença possa gerar na vida das pessoas.

E é justamente nessa relação empática que se baseia o atendimento ao paciente com doença crônica. O tratamento é auxiliado por uma abordagem compreensiva dos efeitos complexos que a doença tem sobre o indivíduo e seu contexto (STEPHENSON, 2004, p.161).

PERGUNTAS-CHAVE

- Como surgiu o problema?
- Quais impactos gerou no ciclo de vida da pessoa e da sua família?
- Quais crenças de vida estão correlacionadas à situação?
- Como está o processo de adaptação?
- Que outros estresses estão associados?
- Quais situações positivas de suporte estão vinculadas?

CONCEITOS FUNDAMENTAIS

A percepção como algo agudo e passageiro, que se resolve e deixa o trânsito da vida seguir em frente, é parte do que é esperado pelas pessoas quando se deparam com uma doença. A compreensão e o desejo de uma situação com limites precisos norteiam os pensamentos e as auxiliam a passar por esse momento.

Segundo Stephenson (2004, p.162), "...a compreensão de que a doença pode estar aqui para começar, pode ir e vir, é um dos primeiros obstáculos a serem enfrentados para chegar a um acordo com a doença crônica." Ter conhecimento sobre a doença em si pode ajudar a evitar ou a diminuir a possibilidade de negar e rejeitar a situação.

Os primeiros obstáculos a serem enfrentados pelo paciente com doença crônica são as novas perspectivas indicadas por uma situação que parece não ter fim.

Uma situação decorrente da mudança de perspectiva, de passar de algo agudo para crônico, é avaliar se isto gerou alguma crise. Portanto, investigar se ocorreu uma nova direção no ciclo de vida familiar faz parte do contexto técnico do profissional de saúde.

Outro conceito fundamental para a abordagem da doença crônica é o de crenças familiares; lembrando que não há vantagens em fornecer informações sobre a doença se existirem preconceitos em aceitá-la. Crença familiar é o conjunto de significados e normas criados pela cultura única de cada família, que facilita o senso de controle e competência dela, relativo à experiência que está em questão (WALSH, 2016, p.471).

Reconhecer e identificar as crenças individuais e familiares facilitará a abordagem centrada na pessoa com o problema, pois a decisão de aceitar ou não a condição e o tratamento se alinha com a maneira que as crenças familiares foram desenvolvidas.

Para compreender a experiência da pessoa com a doença também será importante aprender a lidar com mecanismos de defesa do paciente e da família. Estes são processos psicológicos inconscientes para a compreensão das relações entre a emocionalidade e a doença. Segundo Geada (1996):

"A função de tais mecanismos de defesa seria a de proteger o indivíduo da vivência de estados afectivos negativos intensos e crónicos susceptíveis de interagir nos sistemas biológicos, dessa forma desencadeando a doença ou influenciando a sua progressão."

CENÁRIO DE INTERVENÇÃO E DISSECAR O PROBLEMA

A lógica de abordagem de pessoas e famílias com doenças crônicas não foge da organização do Método Clínico Centrado na Pessoa (MCCP), que coloca em evidência as peculiaridades que a situação de cronicidade traz para o problema relatado pelo paciente.

Qual é o entendimento que a pessoa e a família têm sobre a doença? O que sabem sobre o problema? Quais foram os principais sentimentos gerados? É necessário ouvir cuidadosamente nesse momento.

Quais impactos a situação traz ou trará para a pessoa e a família?

A descrição detalhada da situação, associada ao ciclo de vida, dá início ao entendimento do contexto familiar. Isto direciona, ou não, à busca de crenças que estejam facilitando ou comprometendo a adaptação do processo. O que se sente é atravessado por uma lógica regrada, geralmente definida pelo modo com que, ao longo do tempo, as famílias lidaram e resolveram as situações anteriores. Conhecer a crença familiar é a chave para uma melhor abordagem, pois o processo de compreensão das crenças ocorre quando as lógicas comuns entre os integrantes da família são evidenciadas. De certa forma, é como se buscássemos a "legislação vigente da família" na resolução de seus problemas.

Vai fazer parte do cenário construir com a pessoa e a família o aprendizado de como lidar com a doença, e não com a obtenção da cura, bem como lidar com as frustrações, os momentos de raiva, fúria, indignação e ajudar a projetar visões de bem-estar. Como está o processo de adaptação?

Quais são os planos? Quem tem responsabilidade com o quê?

Stewart et al. (2017, p.101) referem que:

"Não é essencial que o médico concorde plenamente com a formulação do problema feita pela pessoa, mas sua explicação e o tratamento recomendado devem pelo menos ser consistentes com o ponto de vista dela e fazer sentido para seu mundo."

A sequência e a continuidade da abordagem se concretizam em cada encontro com a pessoa e a família ao se estreitarem os laços entre os profissionais envolvidos com o cuidado.

POSSIBILIDADES

- O que sabem? Como fazem? O que sentem?
- Essas perguntas dão início à utilização do Método Clínico Centrado na Pessoa (MCCP).
- Como lidam com o problema?
- Significa observar crenças, pela importância já mencionada.
- Qual é a adaptação?
- Definição de expectativas individuais e familiares.
- Existem planos?
- Trabalhar planos e negociar cumprimento de responsabilidades com o paciente e com a família é importante como forma de realizar o MCCP, já que é parte do método.
- Como estreitar os laços e manter-se sensível à condição de cuidado?

A construção da relação pode ser compreendida por ser a doença crônica facilitadora da continuidade do atendimento ao longo dos anos, e pela capacidade dos profissionais de se manterem sensíveis às condições. Essa situação, apesar de ser um grande desafio, é também uma oportunidade de rever o caminho do cuidado.

CONSIDERAÇÕES

Ao pensar nos obstáculos que as doenças crônicas desencadeiam, McDaniel et al. (1994, p.194) sugerem algumas estratégias:

- Respeite defesas, remova a culpa e aceite sentimentos inaceitáveis.
- Mantenha a comunicação.
- Reforce a identidade familiar.
- Obtenha a história da doença familiar e seu significado.
- Ofereça psicoeducação e apoio.
- Aumente o senso de agenciamento da família.
- Mantenha uma presença empática com a família.

Os profissionais de saúde podem ajudar as pessoas a compreenderem sobre a doença e a intrusão dela em suas vidas. Ajudar no processo de adaptação é essencial, porém cansativo, portanto, é importante que a equipe de saúde possa trabalhar interdisciplinarmente.

A tarefa constante da equipe de saúde é manter em evidência os pontos fortes e de apoio na família, assim como estar atenta aos sinais de alerta e que possam evidenciar aspectos de isolamento social, negligência e violência.

CUIDADOS ESPECIAIS NA COMUNICAÇÃO REMOTA

A oferta de cuidados psicológicos, via remota, pode ser compreendida tanto como uma crítica aos cuidados da família com o paciente como um processo para manter a distância da equipe, que não conhece suficientemente os envolvidos. Portanto, sugere-se que esse formato seja utilizado com famílias que previamente já tenham uma boa aproximação, sendo mais um recurso disponível.

REFERÊNCIAS

1. FREEMAN TR. Manual de medicina de família e comunidade de McWhinney. Islabão AG, Burmeister AT (trads.). Lopes JMC, Dias LC (rev. téc.). 4.ed. Porto Alegre: Artmed; 2018. pp.4,146.
2. GEADA M. Mecanismos de defesa e de coping e níveis de saúde em adultos. Análise Psicológica. 1996;2-3(XiV):191-201.
3. McDANIEL S, HEPWORTH J, DOHERTY WJ. Terapia familiar médica: um enfoque biopsicossocial às famílias com problemas de saúde. Batista D (trad.). Starosta (rev.). Porto Alegre: Artes Médicas; 1994. pp.179,194.
4. STEPHENSON A. A textbook of general practice. London: Arnold; 2004. pp.161,162.
5. STEWART M, et al. Medicina centrada na pessoa: transformando o método clínico. Burmeister A, Rosa SMM (trads.). Lopes JMC (rev. téc.). 3. ed. Porto Alegre: Artmed; 2017. p.101.
6. WALSH F. Processos normativos da família: diversidade e complexidade. 4.ed. Porto Alegre: Artmed; 2016. p.471.

26
Cuidado domiciliar

"Ninguém ignora tudo. Ninguém sabe tudo. Todos
nós sabemos alguma coisa. Todos nós ignoramos
alguma coisa. Por isso aprendemos sempre."
(Paulo Freire)

 Ao final deste capítulo você deverá:

- Avaliar a importância do cuidado domiciliar.
- Conhecer os tipos de atenção oferecidos.
- Aprender como fazer uma abordagem domiciliar.
- Planejar um cuidado domiciliar efetivo.

INTRODUÇÃO

A casa é o lugar onde podemos avaliar como vivem as pessoas, como circulam, como é o espaço em que interagem e de que forma se dão os limites com o mundo externo. Mais do que um lugar concreto, é o espaço da dimensão afetiva de seus membros. Ela é um ambiente de conhecimento e de diagnóstico de como o paciente e sua família se relacionam.

O cuidado domiciliar remete ao final do século XIX, início do século XX, iniciando com a figura do médico, que atendia no domicílio e era um frequentador da casa. Ele compartilhava momentos significativos do ciclo da vida familiar, não sendo então uma relação restrita ao cuidado médico. Recentemente, a atenção domiciliar passou a ter um caráter mais abrangente, extrapolando a figura do médico e do enfermeiro e assumindo um caráter multidisciplinar, de integralização do cuidado. Esse cuidado é, portanto, dividido com uma equipe multiprofissional que participa como recurso para a escuta e apoio à família.

Existem diferentes tipos de atenção domiciliar descritos pela Organização Mundial da Saúde, conforme o grau de complexidade da atenção a ser desenvolvida nesse ambiente. O atendimento é sempre multiprofissional, com equipes que vão ser construídas conforme a necessidade da pessoa atendida.

A partir dos anos 1930 e 1940, com o aumento da expectativa de vida e com a necessidade de oferta diferenciada de serviços, uma série de atendimentos migrou dos serviços especializados para o atendimento no domicílio e na comunidade. Essas atividades frequentemente estão ligadas à promoção da saúde, à prevenção de doenças, à avaliação e monitoramento de vulnerabilidades e à inclusão de populações marginalizadas ao serviço de saúde. Inicialmente, esse tipo de atenção estava restrito à atividade privada e em grandes centros urbanos. Hoje, encontra-se disponível em todos os tipos de comunidade, desde a implantação da estratégia de saúde da família, em 1994.

Quando nos referimos especificamente ao acompanhamento domiciliar por questões de saúde mental, alguns aspectos já comentados se tornam ainda mais relevantes, como a observação da interação entre as pessoas da casa; sua disposição no ambiente; seus papéis, suas funções e limites, sua comunicação e a forma como estabelecem alianças distribuem o poder e demonstram afeto. Isso nos permite compreender a saúde do paciente, tendo uma dimensão infinitamente maior e mais ampla do que em outras formas de atendimento feitas em ambientes onde esses dados não são conhecidos e, portanto, não contemplados no plano de ação.

O processo de adoecimento exige adaptação, enfrentamento de situações difíceis e mudanças no funcionamento familiar, fazendo então que o sistema como um todo se modifique e que pessoas com doenças crônicas ou múltiplas comorbidades apresentem também uma maior incidência de problemas relacionados à saúde mental.

Com a cronificação do problema e o desgaste da saúde mental, adoecem o paciente e o cuidador – com o aumento do estresse, a comunicação fica dificultada e a interação se torna mais ríspida, havendo uma vulnerabilidade para questões de violência e um isolamento social que, em muitos casos, inclui um afastamento da equipe de saúde.

É importante destacar que também é necessário manter avaliação clínica e psicológica durante todo o cuidado e que com o aparecimento de sintomas diferentes do esperado também devem ser considerados os diagnósticos diferenciais de causas orgânicas para os transtornos de saúde mental e estar atento aos sinais de complicações físicas ou psicossociais, com intervenções da equipe sempre que necessário.

CONCEITOS FUNDAMENTAIS

- Atenção domiciliar – é todo atendimento feito no domicílio que inclui atendimento multiprofissional, de forma contínua, à pessoa ou família, que ocorre conforme a demanda. Envolve as atividades de promoção, prevenção, assistência e reabilitação, além de intervenções que atendem a saúde como um todo e todos os fatores que podem influenciar o bem-estar físico e psicossocial.

  "[...] Pessoas que, estando em estabilidade clínica, necessitam de atenção à saúde em situação de restrição ao leito ou ao lar de maneira temporária ou definitiva ou em grau de vulnerabilidade na qual a atenção domiciliar é considerada a oferta mais oportuna para tratamento, paliação, reabilitação e prevenção de agravos, tendo em vista a ampliação de autonomia do usuário, família e cuidador" (BRASIL, 2016, art. 535).

- Assistência domiciliar – atendimento multidisciplinar, com diferentes graus de complexidade, que ocorre no domicílio.
- Atendimento domiciliar – refere-se à atuação profissional no domicílio, independentemente da complexidade. Ligada a uma demanda pontual.
- Visita domiciliar – é o procedimento multiprofissional que tem por objetivo conhecer e avaliar a realidade e ser o local para intervenções ou coleta de informações para a elaboração de um plano de intervenção.
- Intervenção em situação de rua – esse tipo de intervenção deve ser feito da mesma forma que uma visita domiciliar, considerando que, para as pessoas moradoras de rua, esse é um lar. Independentemente de questões teóricas e conceituais, o ambiente que o paciente reconhece como seu espaço de estar, "casa", passará a ser denominado domicílio e seguirá o mesmo padrão estabelecido para outros tipos de domicílio.
- Internação domiciliar – tipo de intervenção específica com uso de aparato tecnológico, adequado à situação, com a finalidade de acompanhamento clínico do paciente.
- Categorias da atenção domiciliar – AD1, AD2 e AD3.

  "A assistência domiciliar 1 (AD1) é de responsabilidade das equipes de atenção básica, incluindo equipes de Saúde da Família e Núcleos de Apoio à Saúde da Família, por meio de visitas regulares em domicílio, no mínimo, uma vez por mês. As modalidades AD2 e AD3 é de responsabilidade da Equipe Multiprofissional de Atenção Domiciliar (EMAD) e da Equipe Multiprofissional de Apoio (EMAP), ambas designadas para esta finalidade, por meio de visitas regulares em domicílio, no mínimo, uma vez por semana." (HILZENDEGER et al., 2014)

CENÁRIO DE INTERVENÇÃO

A equipe de saúde recebeu uma solicitação de dona Zilda, vizinha do Sr. Manuel. Ele tem 74 anos, é casado com dona Ana e está restrito ao domicílio há cerca de 5 anos. Zilda relata que o Sr. Manuel tem quedas frequentes no domicílio, que durante o dia fica sozinho em casa e que tem dificuldade para as atividades diárias, como alimentar-se e mover-se. Relata ainda que a esposa dele é cuidadora de pacientes das 8h às 18h, de segunda a sábado. O casal não tem filhos, não recebe visitas e a vizinha, frequentemente, ouve discussões e fica preocupada com a possibilidade de que algo aconteça e o Sr. Manuel fique sem atendimento. A equipe conversa e define que a agente de saúde e a técnica de enfermagem farão a visita para trazer informações para a discussão na microequipe.

A equipe avalia que o Sr. Manuel permanece muito tempo sozinho em uma casa escura e úmida, sem ventilação adequada. No dia da visita feita pela agente de saúde ele refere não conseguir abrir a porta, que está com cadeado, mas conta que tem tossido muito, que emagreceu e que não vai ao médico ou faz exames há muito tempo. Quando perguntado o motivo de não consultar, refere que sua esposa trabalha muito durante toda a semana e não tem tempo para levá-lo ao serviço de saúde.

Identificar o problema

Ao avaliar a situação familiar para planejar o acompanhamento domiciliar, é necessário contemplar todos os fatores envolvidos. O ambiente em que o paciente está inserido, quem é o cuidador, em que condições ocorre o cuidado e qual era a relação entre o cuidador e a pessoa em questão antes do estabelecimento da relação de cuidado. Também deve ser avaliada a forma como se dá a interação com o núcleo familiar, de que maneira se comunicam, que tipo de afeto demonstram na relação e se as relações ocorrem de modo espontâneo ou pela necessidade do ambiente. As questões de infraestrutura devem ser avaliadas de maneira a legitimar o cuidado domiciliar prolongado ou a necessidade de que o paciente seja encaminhado para o ambiente hospitalar ou para instituições de longa permanência.

No caso do Sr. Manuel, há uma limitação da avaliação inicial na medida em que o acesso ao paciente já é restrito. Existe também a dificuldade de conciliar horários para o contato com a esposa, sua cuidadora. O ambiente é inadequado, escuro e pouco ventilado, dificultando o deslocamento do paciente, a insegurança na mobilidade e a alimentação. Quando encontramos o Sr. Manuel e dona Ana percebemos uma comunicação truncada, com a dificuldade dela em acolher as demandas dele, na qual ela atribui desvalorização frente ao excesso de outras demandas que precisa atender no seu cotidiano.

Observamos uma relação distante, sem afeto, com características de um cuidado operacional. Quando questionados sobre outras pessoas na casa, dona Ana refere que não autoriza por ter medo de que sejam roubados ou que alguém maltrate o Sr. Manuel.

Dissecar o problema e dominar a situação

A equipe (médico, enfermeiro, técnico e agente de saúde) faz uma primeira avaliação em horário marcado com a cuidadora. Conversando com ela, descobrem que Sr. Manuel fica em casa sozinho, trancado, pois ela tem medo de que alguém possa invadir o domicílio. Costuma deixar alimentos e água na mesa ao lado da cama, para que ele possa comer durante o dia.

À noite, quando chega, ajuda na higienização e faz janta, que também servirá de alimento no dia seguinte. Relata que os dois não contam com ninguém para auxiliá-los, nem na rotina diária nem financeiramente.

O Sr. Manuel tem alguns hematomas, aparentemente decorrentes das quedas. Ele relata que sua rotina diária é ficar na cama ouvindo rádio. Ele tem déficit visual, que o impede de ler, o que sempre foi seu maior prazer. Dona Ana demonstra cansaço e intolerância às solicitações de mudança de rotina feitas pelo Sr. Manuel. Sente-se esgotada e incapaz de obter um rendimento financeiro suficiente para ambos.

Atribui essa condição ao fato de o Sr. Manuel sempre ter sido muito "frouxo" com a questão financeira, emprestando valores a conhecidos sem pensar na necessidade que teriam. Ele relata que trabalhava como professor e isto lhe rendeu a aposentadoria, que reconhece ser insuficiente para as demandas hoje. Quando fala disso, Sr. Manuel chora e diz que acreditava que as pessoas entendessem a necessidade de pagá-lo e, por isso, nunca se sentiu à vontade de cobrar. Relata que a esposa também nunca aceitou favores e dificultou o acesso dos amigos à casa.

Possibilidades

- Acolher a queixa da dona Zilda e avaliar a possibilidade de visita domiciliar para o Sr. Manuel.
- Conversar com a agente de saúde e avaliar o seu conhecimento sobre a família em questão.
- Avaliar com a agente de saúde as informações sobre o domicílio, o acesso e os contatos com o cuidador.
- Verificar com o Sr. Manuel sua percepção sobre a situação.
- Conversar com a Dona Ana para avaliar a situação e marcar uma visita domiciliar.

> ### ☑ DICAS
>
> - Revise a documentação da família na Unidade de Saúde.
> - Converse com profissionais que já atenderam a família e pergunte sua avaliação sobre ela.
> - Sempre faça contato prévio com a cuidadora para informar sobre a visita.
> - Seja claro nas combinações para evitar problemas na comunicação.
> - Vá acompanhado de pessoas que possam contribuir para a situação, deixando a inclusão de outros membros da equipe para um segundo momento.
> - Após a consulta, faça imediata e imprescindivelmente um registro claro e abrangente, assinado e datado. Isso auxiliará o acompanhamento longitudinal.
> - A abordagem de pacientes em situação de rua deve focar nas avaliações de estado mental, condições de autonomia, independência e estruturação de uma rede de apoio informal, que serão decisivas para a manutenção do cuidado.
> - Ao fazer uma abordagem familiar no domicílio, aproveite para olhar o ambiente, observe a disposição das pessoas nele, as vulnerabilidades e só inicie o atendimento se estiver se sentindo seguro. Lembre-se de que o atendimento domiciliar deve seguir as mesmas regras daquele que é feito no ambiente clínico (ver capítulo "Fundamentos da abordagem familiar").
> - Quando o cuidador estiver em estado de sobrecarga, isto deve ser entendido como uma resposta multidimensional a estressores físicos, emocionais e financeiros, associados à experiência de cuidar. Esse grau de estresse pode ser medido por instrumentos específicos, entre eles o *Zariti Burden Interview*, o mais utilizado.

- Estruturar a visita domiciliar para planejar as intervenções.
- Revisar o prontuário da família.

Criar um plano de ação

- Estabelecer contato com a cuidadora e organizar um plano de cuidado.
- Elaborar uma lista de problemas e atualizá-la à medida que o acompanhamento for feito.
- Fazer avaliação clínica e solicitar exames para o Sr. Manuel.
- Propor avaliação clínica e de estresse da esposa.
- Avaliar a estrutura da casa e possibilidade de adaptações.
- Montar um plano de ação da equipe, de maneira a monitorar a possibilidade de violência domiciliar.

- Organizar um plano multiprofissional de acompanhamento psicológico do Sr. Manuel e avaliar a possibilidade de depressão dele e da esposa, com proposta de intervenção no domicílio.
- Fazer genograma e ecomapa, identificando a potencial rede de apoio (familiar, amigos e vizinhos) para o cuidado.
- Propor um acompanhamento do serviço social para avaliar a necessidade de benefícios à família e a possibilidade de intervenção de outras instituições com o objetivo de ampliação do cuidado.

CUIDADOS ESPECIAIS NA COMUNICAÇÃO REMOTA

- Questione exaustivamente para entender a situação.
- Avalie a urgência da consulta. Se emergência, repasse a solicitação ao serviço responsável.
- Avalie quem é o demandante.
- Não emita juízos previamente e não dê conselhos.
- Confira informações de dados pessoais e endereço.
- Converse com a agente de saúde e marque uma visita com a pessoa que solicitou o atendimento.

REFERÊNCIAS

1. BOFF L. Saber cuidar, ética do humano: compaixão pela terra. 9.ed. Petrópolis: Vozes; 2003.
2. BRASIL. Ministério da Saúde. Grupo Hospitalar Conceição. Manual de assistência domiciliar na atenção primária à saúde. Lopes JMC. Porto Alegre: Serviço de Saúde Comunitária do Grupo Hospitalar Conceição, 2003.
3. BRASIL. Ministério da Saúde. Portaria n. 825/GM/MS de 25 de abril de 2016. Redefine a atenção domiciliar no âmbito do Sistema Único de Saúde (SUS) e atualiza as equipes habilitadas [Internet] Brasília: MS, 2016.
4. BRASIL. Ministério da Saúde. Secretaria de Atenção à Saúde. Departamento de Atenção Básica. Manual de uso do sistema com prontuário eletrônico do cidadão PEC v3.2. Brasília, DF: MS; 2019.
5. BRASIL. Ministério da Saúde. Secretaria de Atenção à Saúde. Departamento de Atenção Básica. Caderno de atenção domiciliar / Ministério da Saúde, Secretaria de Atenção à Saúde, Departamento de Atenção Básica. Brasília: Ministério da Saúde; 2013.
6. FONSECA C. Família, fofoca e honra: etnografia de relações de gênero e violência em grupos populares. Porto Alegre: UFRGS; 2000.
7. GUSSO G, LOPES JMC, DIAS LC (orgs.). Tratado de medicina de família e comunidade: princípios, formação e prática. Porto Alegre: Artmed; 2019.
8. HILZENDEGER AL, ZANCHIN R, RICK ER, FELTRIN JO, SORATTO MT. A atuação da equipe multiprofissional do Serviço de Atendimento Domiciliar (SAD). Caçador. 2014;3(2):79-94.
9. LOPES JM, OLIVEIRA MB. Assistência domiciliar: uma proposta de organização. Rev Técnico-Científica do Grupo Hospitalar Conceição. 1998.
10. LOPES JMC (org.). Grupo Hospitalar Conceição: manual de assistência domiciliar na atenção primária à saúde. Porto Alegre: GHC; 2003.
11. MCWHINNEY IR. Manual da medicina de família e comunidade. 3.ed. Porto Alegre: Artmed; 2010.

27
Perdas e luto

> "A morte termina uma vida, mas não um relacionamento".
> (WALSH, 1998)

 Ao final deste capítulo você deverá:

- Reconhecer um processo de luto e avaliar a sua evolução.
- Acolher situações de perda e luto na dinâmica dos atendimentos de saúde mental na atenção primária à saúde (APS).
- Prevenir situações de evolução inadequada de luto.
- Fazer aconselhamento de luto.

INTRODUÇÃO

As perdas nos trazem lembranças muito intensas e têm o seu auge com a percepção delas como o fim, geralmente associado a crenças e experiências relacionadas à morte vivenciadas previamente. As perdas são, sem dúvida, processos vivenciados e ritualizados de acordo com a religiosidade, as influências familiares, a cultura e a etnia. O entendimento desses fatores é essencial para uma adequada avaliação dos sentimentos presentes no momento e permitem que a intervenção do profissional de saúde seja adequada à pessoa que está recebendo cuidados pessoais, familiares ou de um grupo.

Em 2020, e muito provavelmente nos próximos anos, o impacto da pandemia causada pelo coronavírus (Covid-19) apresenta perdas imensuráveis a indivíduos, famílias e à sociedade. As perdas e o medo destas constituem hoje uma demanda extremamente relevante de sofrimento mental.

A demanda nos serviços de atendimento por problemas de saúde mental vem crescendo de forma exponencial nos últimos anos em todo o mundo. Antes da pandemia já era reconhecida como presente essa realidade em uma em cada cinco pessoas, segundo o estudo *The Impact of COVID-19 on Mental, Neurological and Substance Use Services: Results of a Rapid Assessment* (WHO, 2020). Esse estudo apresenta como *fatores de risco para o* aumento do sofrimento mental cinco pontos essenciais:

- A adversidade é um fator de risco em curto e longo prazos para problemas de saúde mental.
- Luto, isolamento, perda de renda, desencadeamento do medo e o agravamento de transtorno mental já existentes.
- Distúrbios mentais, neurológicos e uso de substâncias (*mental, neurological and substance* – MNS) preexistentes aumentam o risco de morte, doença grave ou complicações de longo prazo.
- A própria Covid-19 está associada a doenças neurológicas, mentais e suas complicações.
- Aumento da demanda por serviços de saúde mental, neurológica e de abuso de substâncias em razão de sintomas decorrentes de situações de perda (pessoal, financeira, laboral e social) causa busca aos serviços (social e saúde) baseados na comunidade, que se encontram de forma muito limitada em comunidades mais carentes.

Todas as perdas envolvem crises/mudanças e uma reorganização no âmbito individual e familiar interno e externo, com o objetivo de criar a possibilidade de enfrentar uma nova realidade que se apresenta. Segundo Ariès (1977), a consciência da finitude traz uma série de indagações ao ser humano sobre a sua existência, e sentimentos como insegurança, medo, desamparo e ansiedade. Muitas vezes, coexistem sentimentos contraditórios e angustiantes resultantes da ambivalência entre aceitar e negar a morte fazendo, com isso, uma dualidade no enfrentamento da morte.

São muitas as adversidades que os indivíduos atravessam durante seu ciclo vital: além das transições das etapas esperadas, existem as inesperadas, como a perda da condição de saúde de um familiar, de um emprego, mudanças de residência, doenças graves e morte precoce. Dentre essas, a perda de uma pessoa significativa, de um filho, por exemplo, parece ser a maior delas e promove grande desgaste emocional e físico.

Este capítulo traz à discussão formas mais adequadas de trabalhar perdas e luto e o entendimento do que representam, qual o significado e o impacto que causam na pessoa, na sua família e no seu contexto representativo.

É importante que os profissionais de atenção primária se preparem melhor para essa demanda, que vem crescendo há décadas e aumentou exponencialmente com a Covid-19.

Muitas vezes, os sinais de sofrimento mental chegam na forma de sintomas clínicos. A ida ao serviço de saúde por motivos mal definidos, repetitivos, somatizados e com utilização acima do esperado é a forma e a oportunidade de buscar ajuda para o sofrimento.

Küber-Ross (2017) descreve o desconforto e a evitação que alguns profissionais fazem com esse tipo de problema como:

"uma das principais razões pelas quais muitos de nós evitam qualquer conversa sobre a morte é a sensação terrível e insuportável de não haver qualquer coisa que possamos dizer ou fazer para confortar o paciente. Tive um problema similar ao trabalhar com muitos pacientes idosos e enfermos no passado. Sempre senti que a velhice e a doença eram tão devastadoras que embora eu desejasse comunicar esperança a essas pessoas, apenas comunicava-lhes a falta de esperanças. Parecia-me que o problema da doença e morte era insolúvel e que, portanto, essas pessoas não podiam ser ajudadas".

A morte de uma pessoa é uma situação desafiadora e um momento de interação emocional na família com cuidadores e profissionais. Seu conhecimento sobre a família, suas crenças, sua espiritualidade, sua resiliência, seu ciclo de vida, a maneira como se relacionam e o tipo de morte (precoce, violenta, crônica) auxiliará no desfecho da perda e, consequentemente, diminuirá eventuais diferenças ou problemas na condução do caso.

CONCEITOS FUNDAMENTAIS

O sofrimento causado por perdas afetivas é responsável pelo desenvolvimento de sintomas em 10 a 15% da população e impacta nas condições de saúde e bem-estar de pessoas, famílias e comunidade por tempo indeterminado.

Perspectiva sistêmica do luto

- Morte e perdas afetam todos os membros da família, seus relacionamentos e o funcionamento familiar.
- O que acontece com um dos membros da família reverbera em todos os outros.
- Estressores contínuos agravam o sofrimento.
- A resposta da família depende de sua resiliência e do seu momento do ciclo vital. Isso vai influenciar a adaptação de todos os membros e a unidade familiar a uma nova realidade.
- As perdas não são pontuais, elas repercutem em todas as suas facetas (afetivas, relacionais, financeiras, saúde).

O luto e o processo de elaboração das perdas são semelhantes, porque ambos refletem a dor pela perda, mas a relação com o "objeto" (pessoa, sentimento, bem material ou não) ainda vai permanecer até que o processo de resolução termine. O tempo de elaboração de uma perda é individual e vai durar o período necessário ao cumprimento de uma série de tarefas afetivas em relação a ela.

IDENTIFICAR O PROBLEMA

Algumas das características do luto agudo ou recente são comuns e devem ser reconhecidas como normais em um período inicial:

- Estresse somático ou físico.
- Preocupação com a imagem da pessoa que perdeu.
- Culpa em relação à pessoa ou a circunstância da sua morte.
- Reações hostis com o entorno decorrente da inconformidade com o ocorrido.
- Incapacidade para funcionar como antes da perda e uma diminuição da capacidade de reagir.
- Desenvolver traços de identificação comportamental com a pessoa que perdeu.

Sinais de que o luto não está evoluindo adequadamente:

- A pessoa não consegue falar sem apresentar sentimentos intensos e recentes.
- Fatos menores desencadeiam reação de luto intensa ou desproporcional.
- O tema da perda surge em uma entrevista clínica.
- A pessoa não quer mexer nos pertences do "falecido".
- Sintomas físicos semelhantes aos da pessoa que faleceu.
- Mudanças radicais no estilo de vida.
- Depressão e/ou mania subclínicas.
- Compulsão a imitar a pessoa que perdeu.
- Impulsos autodestrutivos.
- Depressão sazonal.
- Fobia de doença e morte.
- Desempenho pessoal após a perda é estacionário ou decrescente.

Lembre-se:

- O consenso é de que medicações só devem ser usadas esparsamente e para o alívio da ansiedade ou da insônia, em oposição ao alívio dos sintomas depressivos.

Quadro 1 Manifestações esperadas no luto normal

Sentimentos
- Tristeza, raiva
- Culpa e autorrecriminação
- Ansiedade, solidão
- Fadiga, desamparo
- Choque, anseio
- Emancipação, alívio
- Estarrecimento

Sensações físicas
- Vazio no estômago
- Aperto no peito, nó na garganta, boca seca
- Hipersensibilidade ao barulho, irritabilidade
- Sensação de despersonalização
- Falta de ar, fraqueza muscular, falta de energia

Cognições
- Descrença, confusão
- Falta de concentração, preocupação
- Sensação de presença, alucinações

Comportamentos
- Distúrbios do sono, distúrbios do apetite
- Comportamento "aéreo", isolamento social
- Sonhos com a pessoa que faleceu, evitação
- Procurar e chamar pela pessoa, suspiros
- Hiperatividade, choro, labilidade emocional
- Visita a lugares ou carregar objetos significativos

- Observar as quantidades de medicação disponíveis no período de luto.
- Ajude nas tarefas adaptativas.

DISSECAR O PROBLEMA E DOMINAR A SITUAÇÃO

A elaboração do luto ou de uma perda significativa passa por cinco estágios, da notícia (ou percepção) até a resolução. Isso é particularmente importante para o profissional de saúde mental, porque conhecer o processo permite intervenções que auxiliam na adequação deste.

O luto pode ser ainda entendido como um processo evolutivo, segundo Kübler-Ross (2107). Esta afirma que o enlutado pode não passar por todas as fases, mas apresentará pelo menos duas e estas não têm uma ordem para serem vividas. Podem passar por mais de uma fase ao mesmo tempo.

Esses estágios, em lutos considerados normais, podem ser apresentados a partir de cinco etapas:

- **1º estágio: negação.** É o momento em que tomamos contato com a informação da perda. Pode durar horas ou semanas. É um período de não acreditar, de dúvida e de negação. Configura-se como um estado de choque seguido de inconformidade e negação do ocorrido.

Pergunte o que o paciente sabe, como soube, busque aproximação da realidade com o fato ocorrido aos poucos. Por exemplo: Estava doente? O que você achava que estava acontecendo? Um acidente? Como? Ele corria? Ele costumava fazer coisas desse tipo?

- **2º estágio**: **raiva.** O enlutado começa a associar os acontecimentos e se aproxima do fato. O paciente pensa na possibilidade de ser real a perda daquela pessoa querida e se revolta, buscando justificativas para não aceitar (era muito jovem, muito cedo, não deu tempo para...), também tem momentos de ambivalência e, no processamento da sua perda, chora, se revolta, pragueja e faz um movimento de acreditar, negar, chorar, alternando entre os estágios anteriores. Fica em angústia e busca pelo "objeto" da perda. Com a frustração oriunda da perda, encontra a raiva e, com ela, uma necessidade de exteriorizar o sentimento que lhe parece insuportável. Este é o momento da busca por um "culpado" pelo que ocorreu para poder direcionar os sentimentos. Ao longo de semanas e meses, esse sentimento vai se diluindo, até chegar em uma condição sadia. Quando as pessoas enlutadas não conseguem corrigir as suas impressões sobre o motivo da culpa, ficam com ideias e sensações obsessivas sobre o que ocorreu. As manifestações desse sentimento são variáveis e necessitam diminuir gradualmente até a aceitação. A aceitação é, em geral, acompanhada de depressão, adinamia, ansiedade, falta de vontade e de iniciativa.

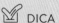

Nesta fase, você pode ajudar sendo empático com o momento e trazendo dados de realidade para o ocorrido, corrigindo percepções inadequadas e mostrando o quanto buscar um culpado não vai mudar o desfecho. Facilite a expressão dos sentimentos, mas lembre-se: catarse não ajuda!

- **3º estágio: negociação/barganha.** O momento é de negociação entre aceitar a realidade, pensar na perda e como fica depois desta, com projetos de reconstrução da vida e um reinvestimento pessoal. Aparece a necessidade de se ver sem o "objeto" da perda. Há tristeza, mas já existe movimento de recomeço da vida. O final do processo de luto pode ser entendido como o momento em que a pessoa consegue reorganizar a sua vida, desenvolve relações interpessoais e investe em um novo projeto pessoal. É comum, nessa fase, a aproximação com o "divino", representada por uma leitura religiosa, além de "encontrar, falar, buscar" contatos para se sentir autorizado a seguir vivendo.

DICA
Acolha, aceite o ir e vir do processo, ouça, auxilie na expressão dos sentimentos e seja suporte para a ansiedade do paciente.

- **4º estágio: depressão.** É o momento em que o paciente percebe que perdeu, sente a falta e tenta o consolo. Começa a ficar mais introspectivo em um primeiro momento e, após, faz conexões da perda com o seu contexto pessoal e a repercussão daquela perda na sua vida.

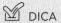
DICA
Ouça! Facilite a expressão da tristeza, autorize os sentimentos e conforte.

- **5º estágio: aceitação.** Os sentimentos se equilibram e são expressos de maneira clara. Os sujeitos percebem as suas limitações e elaboram as possibilidades para o futuro.

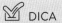
DICA
Demonstre interesse e se disponibilize para as necessidades da retomada dos projetos futuros, isso funciona como aceitação e autorização.

Algumas situações são consideradas perdas complicadas e necessitam de intervenção de profissionais treinados na abordagem de saúde mental na APS. São elas:

- Perdas repentinas e inesperadas (miséria, sequelas, limitações etc.).
- Sofrimento prolongado, decisões no final da vida (doenças crônicas, incapacitantes etc.).
- Mortes prematuras (morte de criança, perda parental ou do cônjuge).
- Perda ambígua (desaparecimento, não achar o corpo ou não poder reconhecê-lo).
- Morte violenta.
- Acidente (negligência, dano intencional, homicídio).
- Suicídio.
- Grande desastre, guerra.
- Trauma complexo e contínuo.
- Violência comunitária, zona de conflito, refugiados.
- Perda minimizada (p. ex.: perinatal, abortamentos repetidos, infertilidade etc.).
- Vínculo significativo (p. ex.: cônjuge, pet, amigos).
- Em que haja estigma envolvido (suicídio, LGBTQ, HIV/AIDs).
- Crise espiritual (pecado, castigo, assédio, questões de injustiça, sentido da vida).
- Relacionamento conflitivo ou distante na época da perda.
- Perda traumática no passado (dinâmica familiar complexa).
- Culpa do sobrevivente (por que não eu? Risco de autodestrutividade).

CRIAR UM PLANO DE AÇÃO

Avalie se o luto do paciente acabou. Para que isso aconteça, as fases precisam ter sido cumpridas e o paciente precisa ser capaz de:

- Aceitar a realidade e elaborar a dor da perda.
- Ajustar-se a um ambiente onde está faltando a pessoa que "partiu".
- Reenquadrar emocionalmente a perda e pensar na continuidade da vida, podendo pensar na "pessoa" sem dor.
- Não voltar ao estado anterior. O processo é longo, e deve haver um retorno do interesse, da gratificação e uma crescente adaptação a novos papéis.

O luto e a depressão são estados que modulam o afeto para baixo, manifestam-se por meio de uma série de sentimentos e sensações que apresentam diferenças entre si, e quando percebidas podem mudar substancialmente a avaliação e a conduta do profissional.

A depressão apresenta perda da autoestima e uma sensação de esvaziamento e empobrecimento pessoal. No luto não há perda da autoestima, existe uma sensação de vazio.

A intensidade e a capacidade de resolução do luto estão diretamente associadas a uma série de determinantes. São eles:

- Quem era a pessoa perdida.
- A natureza da ligação entre o paciente e a pessoa que faleceu: força, representação, ambivalência, conflitos, dependência.
- Forma da morte: súbita, violenta, cronicamente esperada.
- História pregressa: doença crônica, acidentes, uso de substâncias, violência.
- Variáveis de personalidade: autoritário, dócil, agressivo, amoroso, resignado.
- Variáveis sociais: próximo, distante, consanguíneo, dependente, provedor.
- Estresses concorrentes: tipo e momento da morte, depressão ou outras doenças, ser o provedor, único familiar, pessoa de referência.

Dica: para avaliar se estão presentes riscos de depressão ou luto, observe:

- Rede de apoio não responsiva ou homogênea (todos fornecem o mesmo tipo de apoio).
- Situações traumáticas e com uma rede de apoio inadequada.
- Crise vital pessoal e/ou familiar concomitante.
- Relação ambivalente, necessidades inadequadas e desfecho traumático.

PLANO PARA ENFRENTAR O PROBLEMA

Para podermos auxiliar a resolução do processo de luto, o primeiro passo é ter claro os seus objetivos:

- Aumentar a realidade da perda.
- Ajudar a pessoa a lidar com os afetos expressos e latentes.
- Ajudar a pessoa a superar os obstáculos para se reajustar depois da perda.
- Encorajar a pessoa a dizer adeus e a se sentir confortável para reinvestir na sua vida.

Como ajudar famílias enlutadas ou que estão frente a grandes perdas:

- Reconheça e compartilhe a realidade da perda (rituais, celebrações de morte e passagem).
- Seja um porto seguro.
- Estabeleça uma comunicação clara (construção de significado e emoções diversas).
- Reorganize o sistema familiar.

- Aceite o tempo para a resolução dessa etapa da vida.
- Fortaleça vínculos de continuidade (memórias, obras e legados).
- Aceite diferentes contextos (cultura, gênero, valores e subjetividades).
- Auxilie no investimento em outras relações e atividades de vida (evitar fugas e substituições precipitadas).
- Facilite processos interacionais (conexão e colaboração).
- Fortaleça a resiliência (enfrentamento + adaptação + crescimento positivo).

Aconselhamento em contextos de luto

O aconselhamento é um dos grandes momentos para a prevenção de sofrimento mental. É na prática da APS que o profissional conhece pessoas e famílias, sabendo quem morreu, quem perdeu familiar ou teve outro tipo de perda. Esse deve ser o momento para ter o foco de atenção na assistência e prevenção em saúde mental.

É possível fazer esse trabalho em todos os cenários de atuação da APS como comunidade, grupos, casa, ambulatório, hospital em atividades individuais, familiares ou grupos. Muitos profissionais, como Worden (1998), que se dedicam ao tema, sugerem a visita domiciliar como lugar preferencial.

Princípios e procedimentos do aconselhamento

- Ajudar a pessoa que ficou a se dar conta da perda.
- Ajudar na expressão dos sentimentos.
- Ajudar a seguir vivendo após a perda.
- Reposicionar emocionalmente a perda.
- Dar tempo e individuação.
- Interpretar o comportamento normal.
- Fazer concessões às diferenças individuais.
- Examinar formas e estilos de lidar com o problema.
- Oferecer apoio continuado.
- Identificar a patologia e encaminhar.

Técnicas úteis para o aconselhamento

- Linguagem evocativa, utilize símbolos.
- Escrever, desenhar, dramatizar.
- Reestruturação cognitiva.
- Livro de memórias, imaginação dirigida.

Dica: você pode ajudar facilitando o luto no ritual do enterro. Lembre-se:

- Ver o corpo ajuda a trazer a realidade e facilita a evocação de sentimentos.
- O velório é uma oportunidade de expressar pensamentos e sentimentos e compartilhá-los com pessoas significativas.
- O ritual deve refletir a história de vida da pessoa.
- É um espaço para formar e fortalecer a rede de apoio familiar e ampliar a rede de apoio com amigos, pessoas significativas para o momento.

CUIDADOS NA COMUNICAÇÃO REMOTA

Lembre-se de que foi difícil pedir ajuda e seja acolhedor. Faça perguntas para avaliar a possibilidade de riscos e de crise: solidão, aniversário de morte ou da perda, falta de apoio, uso de substâncias psicoativas e álcool.

Caso sua avaliação não lhe deixe seguro, chame o paciente para uma consulta presencial, faça uma visita domiciliar ou solicite a outro membro da equipe que oriente sobre o que deve ser avaliado.

REFERÊNCIAS

1. ARIÈS P. A história da morte no ocidente. Rio de Janeiro: Francisco Alves; 1977.
2. BERINATTO S. Esse desconforto que você está sentindo é luto. São Paulo: Harvard Business Review, abril 2020.
3. BOWLBY J. Apego e perda: tristeza e depressão, v.3. 2.ed. São Paulo: Martins Fontes; 1973/1998.
4. DAVEL APC, SILVA DR. O processo de luto no contexto do API-ES: aproximando as narrativas. Pensando Fam [online]. 2014;18(1):107-23.
5. Kübler-Ross E. Sobre a morte e o morrer. São Paulo: Martins Fontes; 2017.
6. MC-DANIEL SH, CAMPBELL TL, LORENZ AS. Family-oriented primary care, 2.ed. New York; 2005.
7. NETO PP, FREITAS FL. Tristeza, sensação de depressão e perturbações depressivas. In: Tratado de Medicina de Família e comunidade: princípios, formação e prática. Gusso G, Lopes JMC, Dias (orgs.). 2.ed. Porto Alegre: Artmed; 2019. p.2045-53.
8. WALSH F. Fortalecendo a resiliência familiar. São Paulo: Roca; 2005.
9. WALSH F. Mcgoldrick M. Morte na família: Sobrevivendo às perdas. Porto Alegre: Artmed; 1998.
10. WORDEN JW. Terapia do luto. Porto Alegre: Artes Médicas; 1998.
11. WORLD HEALTH ORGANIZATION. The impact of COVID-19 on mental, neurological and substance use services: results of a rapid assessment. World Health Organization, 2020. Disponível em: https://apps.who.int/iris/handle/10665/335838.
12. WRIGHT LM, NAGY J. Morte: O mais perturbador segredo familiar. In: Imber-Black E (ed.). Os segredos na família e na terapia familiar. Porto Alegre: Artes Médicas; 1993.

28
Terminalidade

> "Cuidar não tem nada a ver com categorias; mostra,
> isto sim, à pessoa que sua vida é valorizada, pois
> reconhece o que faz sua vivência ser única."
> (Arthur Frank, 1991)

 Ao final deste capítulo você deverá:

- Estabelecer uma comunicação clara com o paciente e a família sobre o problema, o diagnóstico e o prognóstico.
- Suspeitar se existe sobrecarga do cuidador.
- Criar um plano de acompanhamento que vise a qualidade de vida na terminalidade.
- Fazer uma entrevista na família que tem um de seus membros na terminalidade.

INTRODUÇÃO

A vivência do cuidado no final da vida e a morte são grandes desafios a serem enfrentados pelo profissional de atenção primária. Frequentemente, nessa fase da vida, o conhecimento acumulado ao longo do tempo e o cuidado contextualizado nos permitem auxiliar para uma terminalidade mais tranquila, acompanhada de pessoas significativas para quem está sob nosso cuidado.

O aumento significativo da longevidade e um melhor acompanhamento para os múltiplos problemas crônicos em saúde possibilitam o acompanhamento de pessoas e famílias, favorecendo intervenções que facilitem a resolução de problemas emocionais e relacionais decorrentes do cuidado prolongado. O profissional de atenção primária exerce a função de "advogado de defesa" e mediador entre cuidadores, família, múltiplos especialistas e o serviço de saúde como um todo.

A prática de atenção primária à saúde frequentemente é o primeiro e o último cuidado a pessoas que se encontram com diagnósticos graves, sem perspectivas de cura e/ou sintomas intratáveis. Essas pessoas apresentam medo de serem abandonadas se tiverem muitas queixas ou se forem recorrentes nos mesmos problemas.

Esse sentimento faz com que, frequentemente, os pacientes minimizem suas queixas ou até deixem de fazê-las, motivo de uma assistência insuficiente. Acredita-se que uma forma de melhorar o tratamento desses pacientes seja com acompanhamento regular, e não por demanda pessoal ou familiar. É impossível dissociar o adoecimento do sofrimento, por isso o profissional de saúde tem um papel importante nesse momento, uma vez que mesmo que o sofrimento seja uma questão individual, ele pode ser aliviado pela validação, pelo conhecimento, pelo esclarecimento sobre a doença e pelo planejamento para diminuir a dor e o sofrimento decorrentes dela.

Os pacientes, quando em estágio de terminalidade, podem apresentar uma série de dificuldades no autocuidado e, por esse motivo, devem ser ouvidos e acolhidos. Os profissionais de saúde, em conjunto com a família, devem buscar os elementos significativos para a manutenção da qualidade da sua vida. A família precisa, ainda, ser incluída no plano de acompanhamento e estar apta a assumir a responsabilidade pelas decisões junto ao serviço de saúde, quando necessário.

Perguntas-chave

Perguntas que orientarão os passos seguintes são fundamentais para que o profissional entenda os desejos, angústias e necessidades de seu paciente. Alguns exemplos do que deve ser questionado:

- O que você já sabe sobre o que está acontecendo?
- Você gostaria de entender melhor sua situação?
- Quais são as suas dúvidas sobre o que está acontecendo?
- Você gostaria que alguém participasse da construção do seu plano de acompanhamento? Quem?
- O que você quer que seja compartilhado com sua rede de apoio?
- O que você considera qualidade de vida e que tipo de intervenção você gostaria ou não que fosse feita?

CONCEITOS FUNDAMENTAIS

- **Adoecimento**: experiência única, percebida individualmente, construída ao longo do tempo, influenciada pela cultura e pelo contexto no qual o indivíduo está inserido. É significada pela vivência de afetos e relações de pertencimento adquiridos ao longo da vida.

- **Medo**: reação natural do nosso corpo, que faz parte do instinto de sobrevivência. Pode ser traduzido como um estado de alerta em resposta à sensação de ameaça, real ou percebida, tanto física como psicologicamente.
- **Ansiedade:** é uma emoção (sentimento) desagradável, caracterizada por um estado de agitação interior muitas vezes acompanhada de comportamento tenso. Expressa por apreensão, tensão ou desconforto derivado de antecipação de perigo, de algo desconhecido ou estranho. É a expectativa de uma ameaça futura. Ela pode ter diversas apresentações, de acordo com os objetos ou situações que induzem o comportamento ansioso.
- **Terminalidade:** é quando se esgotam as possibilidades de cura do paciente e a morte parece inevitável e previsível. Na fase final da vida, entendida como aquela em que o processo de morte se desencadeia de forma irreversível, o prognóstico de vida pode ser definido em dias a semanas (CREMESP, 2008).
- **Cuidador primário:** é a pessoa que atende às necessidades físicas e emocionais do doente, geralmente esposo/esposa, familiar próximo ou alguém significativo (OMS).

CENÁRIO DE INTERVENÇÃO

A equipe foi chamada para acompanhar o Sr. Manoel, 74 anos, casado, 2 filhos adultos, engenheiro aposentado, que apresentou dores intensas, impedindo-o de deambular. Relata que as dores começaram após ter ficado longo período fazendo ressonância magnética da sua coluna. Teve episódios de dor anteriormente, quando foi investigado, e há 4 anos apresentava lesões que não sabe o motivo. Refere que na época foi fazer exames em razão de problemas de intestino. Na avaliação, o paciente diz que não sabe o que está acontecendo, mas que sua família deve saber. Imagina que pode ter relação com os exames feitos anos atrás.

IDENTIFICAR O PROBLEMA

É necessário construir um plano para enfrentar a doença e proporcionar a melhor qualidade de vida possível ao paciente. Para uma construção adequada, a clareza na comunicação – entre profissional responsável pela assistência, paciente, família e equipe –, é sem dúvida, o grande pilar do processo de cuidado. Além disso, esse também é o preditor da relação entre a família e os prestadores de cuidados na fase do luto.

DISSECAR O PROBLEMA E DOMINAR A SITUAÇÃO

Converse diretamente com o paciente sobre o que deseja saber sobre o diagnóstico, prognóstico e os recursos para o acompanhamento. É importante que você olhe o paciente e/ou sua família nos olhos e fale calmamente – repita a informação central muitas vezes, se necessário. Seja honesto, diga o que sabe e o que desconhece sobre o tema. Espere o paciente e a família absorverem a informação, pois, frequentemente, no primeiro momento, as pessoas não conseguem entender más notícias (ver capítulo sobre más notícias). Evite discussões diagnósticas e outras distrações, mas deixe claro que fará o acompanhamento necessário. Avalie crenças, cultura e espiritualidade do paciente, isso deve ser considerado e o ajudará na criação e manutenção do vínculo.

POSSIBILIDADES

Passo que antecede a criação de um plano efetivo, a análise de possibilidades dentro do cenário específico daquela pessoa passa pela antecipação de possíveis necessidades. Nesse caso, é necessário avaliar o impacto do diagnóstico para a pessoa e para a família, considerando que já houve anteriormente um contato com exames diagnósticos e, aparentemente, não houve enfrentamento do problema. Como trata-se de um caso possivelmente relacionado à terminalidade, deve-se avaliar também a inclusão da pessoa no plano de acompanhamento domiciliar ou a necessidade de internação. Elemento-chave do problema do paciente, a dor sempre deve ser valorizada e precisaremos buscar alternativas para seu adequado controle. Em situações como essa, nas quais há pontos não esclarecidos, é fundamental refazer a história clínica e a cronologia diagnóstica. A partir de então, elaborar hipóteses de diagnóstico e avaliar a necessidade de seguir a investigação.

É de vital importância, nessa fase, a eleição de uma pessoa próxima, que será o cuidador primário, responsável pelo cuidado e interlocução com outros familiares. Ele deve ser uma pessoa acessível, próxima do paciente e com possibilidade de tomar decisões, isto é, ser o "advogado" do paciente nos seus desejos antecipatórios.

CRIAR UM PLANO DE AÇÃO

- Questionar o paciente sobre suas intenções, dúvidas e pessoas que devam ser envolvidas no seu cuidado.
- Iniciar a analgesia necessária.

- Criar uma rede de apoio (familiares, amigos, religião – quando houver).
- Otimizar a equipe para os cuidados (quais profissionais deverão ser envolvidos, com que frequência e para atender a quais demandas).
- Avaliar o preparo do cuidador (Está apto emocionalmente? Qual o nível de estresse a que está sendo submetido? Há alguma habilidade técnica envolvida que precise ser avaliada?).
- Agendar consultas regulares para o acompanhamento e coordenação do cuidado.

☑ DICAS

- Convoque a família quando tiver certeza de que é a hora. Esteja seguro disso, após discutir com o seu paciente essa necessidade.
- Prepare-se para ser acolhedor com os sentimentos, inseguranças e, muitas vezes, com o despreparo familiar diante da situação.
- Entenda que algumas atitudes são transferenciais e dizem respeito ao momento e à relação com o paciente.
- Organize para que o local da reunião seja tranquilo e continente. Não faça uma entrevista em pé, pois isso transmite uma impressão de pressa, vontade de sair.
- Quando for dar más notícias, inicie a conversa dizendo que precisa ter uma conversa sobre as suas preocupações com a doença.
- Seja claro, use uma linguagem simples e compreensível, evite medicalização ou intelectualização da informação, bem como otimismo e pessimismo excessivo. Não faça previsões e demonstre a sua vontade de que fosse diferente.
- Avalie como a família se adaptou em outros momentos em que necessitou fazer mudanças e se ela aceita ajuda de provedores de cuidado, externos à família.
- Avalie a espiritualidade e a necessidade de envolver algum representante significativo para a pessoa na construção dos rituais de terminalidade (adaptado de Mc DANIEL, 2005, P. 262).

Avalie o estresse do cuidador ao longo do processo:

- Se sentimentos de culpa, ressentimentos e raiva estão presentes.
- Se antes do adoecimento havia conflito entre paciente e cuidador.
- Se ele compreende adequadamente a situação.
- Se apresenta sinais de depressão ou outro problema para exercer o cuidado.
- A relação do cuidador com demais membros da família.
- Se o espaço pessoal do cuidador está sendo preservado.
- Sugerimos ler o capítulo "Perdas e luto" deste livro para auxiliar no acompanhamento na terminalidade.

CUIDADOS ESPECIAIS NA COMUNICAÇÃO REMOTA

Lembre-se de que ter um familiar com um problema terminal é causa de ansiedade, fazendo com que a família demande com frequência atendimento – por questões clínicas ou não. Seja acolhedor, mas evite fornecer informações importantes a vários membros da família. Para evitar problemas de comunicação, procure junto com a família estabelecer um interlocutor que se responsabilizará pelas demandas remotas.

REFERÊNCIAS

1. CONSELHO REGIONAL DE MEDICINA DE SÃO PAULO. Cuidado paliativo. Coordenação Institucional de Reinaldo Ayer de Oliveira. São Paulo; 2008.
2. GUSSO G, LOPES JMC, DIAS LC (orgs.). Tratado de medicina de família e comunidade: princípios, formação e prática. Porto Alegre: Artmed; 2019.
3. IMBER-BLACK E, et al. Os segredos na família e na terapia familiar. Porto Alegre: Artes Médicas; 1994.
4. KÜBLER-ROSS E. Sobre a morte e o morrer. São Paulo: Martins Fontes; 2017.
5. MC DANIEL SH. Terapia familiar médica: um enfoque biopsicossocial às famílias com problemas de saúde. Porto Alegre: Artes Médicas; 1994. p.225-242.
6. MC DANIEL SH, et al. Family-oriented primary care, 2.ed. New York: Springer; 2005.
7. MCWHINNEY Ian R. Manual da medicina de família e comunidade. 3.e. Porto Alegre: Artmed; 2010.
8. PROMEF - Programa de Atualização em Medicina da Família e Comunidade: Ciclo 10/ SBMFC; Ferramentas da Prática do Médico de Família e Comunidade: Abordagem Familiar. Porto Alegre: Artmed Panamericana; 2015. p.9-59.
9. WALSH F, MCGOLDRICK M. Morte na família: sobrevivendo às perdas. Porto Alegre: Artmed; 1998.
10. WORDEN JW. Terapia do luto: um manual para o profissional de saúde mental. 2.ed. Porto Alegre: Artes Médicas; 1998.

Índice remissivo

A

Abandono do lar 170
Abertura 115
Abordagem
  clínica centrada na pessoa 25
  emocional 50
  em saúde mental 26
  estrutural 44
  familiar 34, 40
    sistêmica 9, 30
  individual 30
  sistêmica 2
Abuso sexual ou físico. 201
Aceitação 245
Acolhimento 105, 143
Acomodação dos adultos aos novos papéis e
    funções 211
Acompanhamento longitudinal 17
Aconselhamento
  em contextos de luto 248
  psicológico 119
Adoecimento 251
Adulto jovem saindo de casa 59
Afeto presente 29
Agressor 201
  quando é seu paciente 206
Álcool 32
Alienação parental 187
Alienado 189
Ansiedade 32, 252
Apresentação 38
Assertividade no atendimento na APS 72
Assistência domiciliar 234
Atenção domiciliar 234
Atendimento domiciliar 234
Atos de violência 196
Atuação em atenção primária à saúde 95
Ausência de culpa 170
Autocrítica 111
Avaliação de desempenho 108

B

Bipolaridade 32
Burnout 98
  empático 97

C

Capacidade pessoal para lidar com conflitos 155
Características dos diferentes tipos de perguntas
    86
Casal 137
  de meia-idade e os filhos saindo de casa 64
  novo 147
Casamento 167
Causalidade 4
  circular 10
Cenário 130
Cibernética 3
Ciclo de vida familiar 30, 53, 147
Ciclo vital da família 57
Clareza 73
Cocaína 32
Combinações para o encontro 38
Como construir vínculos 104
Compaixão 92
Complementariedade 44
Comportamento 75
Compreensão 75, 80
  do paciente 81
Comunicação 68
  de notícias difíceis 126, 134
  empática 78
  ou linguagem 11
Conciliação 154
Concisão 76
Conflitos 152
  intergeracionais 22, 160
Conhecimento 130
Consideração 74
Consistência 74
Construção do vínculo 102
Consulta 35
  com uma abordagem rápida 49
Contexto 74
  de fundo 29
Contextualização 40
Convite 130
Coparticipação 43
Cordialidade 76
Covid-19 239
Credibilidade 76

Crença 20
Crise
  familiar 145, 219
  mudanças 240
  vital 56
Cronicidade 228
Cuidado domiciliar 232
Cuidador 204, 250
  estresse 254
  primário 252

D

Defensoria Pública 158
Denúncia 203
Depressão 32, 140, 245
Desafios familiares 219
Desequilíbrio 44
Dimensão afetiva da empatia 97
Divórcio 169, 171
  na família 167
Doença crônica 227
Dramatização 41

E

Ecomapa 30, 57
Ecstasy 32
Empatia 29, 91
  cognitiva 97
Encaminhamentos 27
Encontro com a família 38
Enlutado 244
Entendimento
  da situação 39
  sistêmico 9
Entrevista 36
  de família 30
Equifinalidade 12
Escravidão 196
Espontaneidade 43
Estado de espírito 29
Estatuto do idoso 205
Estratégia e síntese 131
Explore as emoções e empatize 130

F

Falsas denúncias 191
Famílias 8, 137
  autorregulação 3
  com adolescentes 147
  com filhos pequenos 62, 147
  em crise 145
  multiproblemáticas 220

no espaço da terapia 1
no estágio tardio da vida 147
no *setting* terapêutico 6
que apresentam doenças crônicas 227
reconstituída 209
vulneráveis 220
Fatores
  de proteção e recuperação 220
  de vulnerabilidade 220
Feedback 11, 108
Filhos na adolescência 63
Fim do casamento 173
Focalização 41
Forças 45
Formação
  de casal 60
  de vínculo 103
Fronteiras 40, 44
Função parental 22

G

Genocídio 196
Genograma 30, 57, 59, 212
Geração
  Alpha 162
  Baby Boomer 161
  X 162
  Y 162
  Z 162
Gestação ou adoção 61
Grupo familiar 9
Guarda 188
Guerra 196

H

Heroína 32
Homeostase 8, 10
Homofobia 196
Hospitalização 25

I

Identidade familiar 18
Incômodo 29
Intergeracionalidade 57
Internação domiciliar 234
Intervenção em situação de rua 234

J

Jovem solteiro saindo de casa 147

L

Lançando os filhos e seguindo em frente 147

258 Saúde mental na atenção primária

Ligação afetiva 103
Limites 40
Linguagem corporal 75
Lógica sistêmica 2, 5
Longevidade 250
LSD 32
Luto 170, 239

M

Maconha 32
Manifestações esperadas no luto normal 243
Manutenção de segredos 20
Mediação de conflitos 151
Mediadores autônomos 158
Medicamentos psicotrópicos 25
Medo 252
Membros da família 10
Metanfetaminas 32
Método clínico centrado na pessoa 27, 28, 120
Mito 21
Modelo
   da teoria da cibernética 3
   FAAR de resiliência 221
Momento pré-sessão 38
Morfogênese 11
Morte e perdas 241
Mudança 43

N

Negação 244
Negligência 204
Negociação/barganha 245
Notícia difícil 127
Nova união 210

O

Opressão sociocultural 196

P

Padrões de interação 12
Parentalidade 22, 61
Participação na consulta 14
Patrimônio afetivo e cultural 7
Percepção 130
   de escuta 95
Perda e luto 239
Perdas afetivas 241
Perguntar 81
   para fim de consulta 89
Pessoas vítimas de violência de qualquer nature-
   za 205
Planejamento 43

Plano de segurança 202
Pobreza 196
Poder Judiciário 158
Presença da família 35
Prevenção em saúde mental 137
Problema 29
Profissionais de atenção primária à saúde 24
Psicose 31, 32
Psicoterapia 50

Q

Quando a família não aceita participar 36
Queixas intergeracionais 23

R

Racismo 196
Raiva 244
Reação familiar 56
Rede de apoio 25
   da família 142
Reenquadramento 42
Reestruturação 44
Regras ou normas 12
Resiliência 219
   familiar 218
Resumos mutualizadores 156
Retroalimentação 11

S

Screening 31
Segredo 18
Sexismo 196
Símbolos que denotam o padrão de interação
   entre as pessoas 213
Sintonia emocional do profissional de saúde com
   o paciente 98
Sistema
   de crenças 220
   de *feedback* 4
   familiar 8
      sob a ótica da cibernética 4
Situação familiar 235
Situação-problema 41
SOAP 51
Superexcitação empática 97
Suspeita de violência 200

T

Técnica
   BATHE 28
   para uma consulta rápida 54
   para utilizar na entrevista 39

Teletransporte 116
Teoria
  geral dos sistemas 2
  sistêmica para a abordagem familiar 10
Terapia de família 1
Terceira idade 65
Terminalidade 250, 252
Trabalho sistêmico 5
Transformação 8
Transgeracionalidade 17
Transmissão
  transgeracional na abordagem sistêmica 18
  vertical da cultura familiar 17
Transtorno
  de ansiedade 31
  de humor 31

por uso de substâncias 31, 32

V

Vínculo 105
  com o paciente 85
  conjugal 167
  construído 82
Violência 195
  contra idosos 203
  doméstica 195
  entre parceiros 203
    na atenção primária 202
  na infância 198
    sinais e sintomas 200
Visita domiciliar 234